大是文化

看得見的營養學

カラー図解 栄養学の基本がわかる事典

吃錯了你會容易生病、快老，
該吃什麼、不能吃什麼，
最多醫療機構指定參考

聖馬利安那醫科大學醫院・營養部部長
川島由起子◎監修
林思吟、高宜汝◎譯
臺北醫學大學食品安全學系副教授
楊惠婷 審定

CONTENTS

第二章

營養素如何消化、怎麼吸收

CONTENTS

第三章 蛋白質、醣質、脂肪

第四章 水及電解質的作用

CONTENTS

第五章

維生素和植生素，攝取太多太少都不好

第六章

礦物質

CONTENTS

第七章 怎麼吃，疾病不上身

第八章 懷孕、成長、增齡，人生各階段的營養管理

推薦序

了解食物與自己的關係，使身體保持在最佳狀態

台灣全民健康促進協會理事長、美國自然醫學博士／陳俊旭

旅居美國多年，自從我二〇〇四年回臺推廣美國正統的自然醫學之後，我發現很多民眾對於基礎營養學的知識不足，以致於出現許多令人啼笑皆非的故事。

例如有一位記者的血糖不穩，我建議他可以多吃蛋白質，他說：「有啊！我每天幾乎都有吃麵！」事實上，麵和米飯是主要的澱粉來源，蛋白質含量很少。

很多人的三酸甘油酯太高，只擔心脂肪是否吃太多，殊不知，三酸甘油酯也會由澱粉或酒精轉變而成。換句話說，吃太多米飯麵食，也是造成三酸甘油酯過高的罪魁禍首。

曾有一本翻譯書請我推薦，但我婉拒了，因為書中提到，「一百大卡的高麗菜，所含的蛋白質比一百大卡的牛肉還多」，作者用此來誤導大眾，希望大家可

以多吃蔬菜，用意很好，但一般大眾卻看不出這句話的蹊蹺。

十多年來，我大力呼籲，每天吃幾顆蛋都沒關係，因為體內大多數的膽固醇是自行合成，並非從食物中的膽固醇而來。這個基本的營養學知識，也在這本書中闡述，但三十年來，有九九%的民眾卻被錯誤衛教影響而不自知。

累積了數十年的臨床經驗，我發現當今社會，大多數的慢性病和飲食錯誤有密切的關係。我在演講和著作中大力推廣的營養知識，屬於「營養醫學」範圍，雖然極為實用，但若讀者想要澈底了解，還是要具備基本的「營養學」知識。因此，我鼓勵讀者向下紮根，多閱讀一些淺顯的基礎營養學科普書籍，以了解食物中各種營養素的組成、差異與功能，以及身體如何消化與運用。

本書可說是正統營養學教科書的大眾版，圖表簡潔、色彩鮮豔，在艱澀的學術知識上，給人親切的感覺，讓一般人比較容易閱讀，也很適合作為醫護人員和飲食達人的入門參考書，以打好基礎，若再進修或研討更深入的營養知識，就比較不會出錯，希望大眾的營養知識能大大提升！

畢竟，健康是自己的，要多了解食物與自己的關係，才能使身體保持在最佳狀態。俗話說，知識就是力量，讓我們一起活到老學到老，常保健康！

前言 營養，是為了維持健康

我們為了生存，每天都要進食以維持生命。人只要活著，就必須攝取必要的營養，讓身體得到足夠的能量，進行新陳代謝，並將不要的物質排出到體外。「營養吸收」指的便是這一連串，生物體為了生存所進行的運作。

聽到營養學，或許大家都會以為是餐桌上的營養餐點，或是調查食物中所含的營養成分，甚至會以為這是一門著眼於「食物與營養」的學問。但事實上，「食物與營養」不過只是營養學的一部分，「人類與營養」才是主要內容。

本書講的「人類與營養」是以入口後的食物為主要論點。像是營養素如何被消化吸收、能量在體內是如何產生、各營養素的功能與代謝、水與電解質扮演著怎樣的角色、尿液的生成與老廢物質的排出、更甚者，營養與疾病的關係等，豐富的內容，都佐以插畫、圖解說明，幫助讀者更快理解內容。

不單單僅侷限於營養師等，從事醫療相關的人士想了解「營養」的意義，或是關心健康、想知道如何預防疾病的人，這本書能讓你了解這些重要的營養知識。

第一章

什麼是營養？

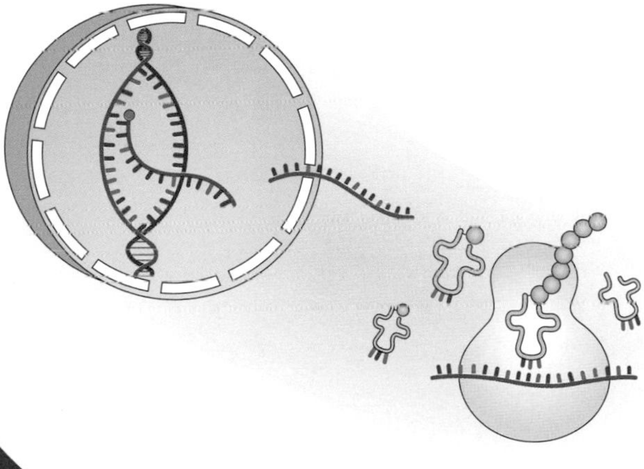

01 營養是為了那一兆個細胞

營養的定義

為了維持生命，人會從食物中攝取所需的物質（營養素），並且消化、吸收。這些被吸收的營養素，除了會成為人體的養分之外，也會轉化成維持生命所需的熱量，而不要的成分則會被排出體外。這一連串的消化、吸收、代謝與排泄過程，稱之為營養吸收（見左圖）。

營養素指的是，對人體有益的成分，營養素除了醣類、脂肪、蛋白質、維生素、礦物質這五大類外，還包含了膳食纖維、植物生化素（植生素）等，對人體有益的元素，當然水也是不可或缺的。

營養素的體內移動

從嘴巴進入體內的食物，經由口腔、胃、小腸的消化活動，分解成人體易於吸收的小分子，主要由小腸上皮細胞吸收進血液中。被吸收的分子（營養素）會先暫時集中於肝臟，之後再經由心臟運送至全身細胞。營養素會在各細

重要詞彙

代謝（metabolism）：是指生物體為了維持生命所進行的化學反應，被體內所吸收的物質會產生化學變化。代謝可分成兩種，分解營養素而獲得熱量的過程，稱為異化代謝；相反的，使用熱量將蛋白質等合成的過程，則稱為同化代謝。

營養吸收與人體

食物是人攝取養分的主要來源。人體的細胞會經常新生，而新生所需的主要元素就是來自食物。換言之，人的生命是靠著消化、吸收食物、代謝營養素以及排泄老廢物質，這一連串作用所支持，此即稱為營養吸收。

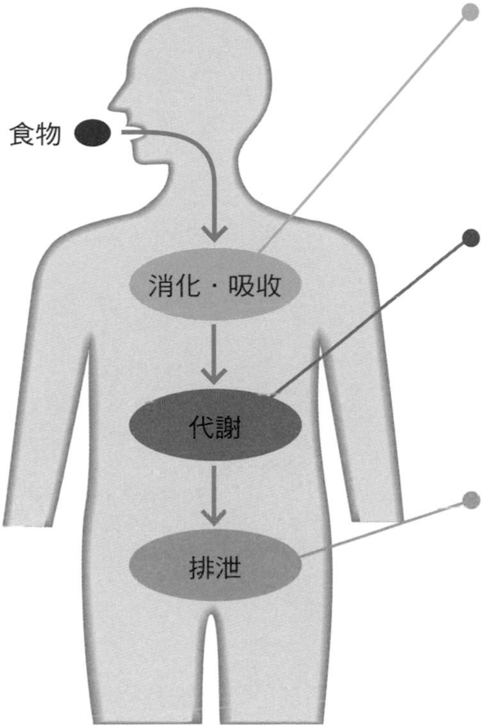

口腔所嚼碎的食物經由胃、小腸、消化酵素的運作，分解成更小的分子，主要經由小腸上皮細胞吸收。

被吸收的營養素在體內進行代謝。代謝指的是人體內所產生的化學反應，分解營養素產生能量，或是與營養素合成構成身體的材料。

無法吸收的食物殘渣、剝落的消化管細胞等，經由肛門以糞便的形式排泄至體外。細胞所產生的老廢物質，則會透過血液經腎臟排泄至尿液。

迷你知識

水與代謝：代謝中所有化學反應都得在水溶液中進行，而被稱為酵素的蛋白質，會在細胞內液或是在血液中反應催化。因此，水在生命活動中是不可缺的，而人體的構成成分中，水占了約60%。

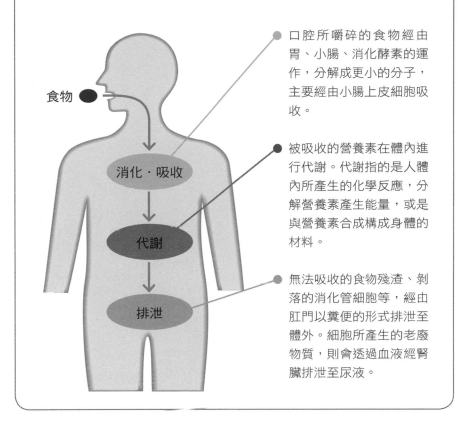

胞轉換為熱量，或是成為製造細胞的材料。在轉換成熱量的過程時，也會使用到呼吸時所吸入的氧氣。

而腸道不能吸收的食物殘渣，會變成糞便排出體外。至於囤積在體內各細胞所產生的老廢物質，則會集中於血液中，經腎臟過濾後，變成尿液排出。

有食物，才有身體

人體由近六十兆個細胞所構成，每天平均有將近一兆個細胞會進行新生。例如，小腸上皮細胞大約每天、皮膚的細胞約每二十八天、紅血球約每一百二十天便會進行新生，而且這些細胞都需要營養素與氧氣。

這些新誕生的細胞，是以我們每天所吃的食物為材料製造出來的，也就是說，我們的身體是由食物所創造的。若食物攝取不足，將無法建構健康的身體，也無法維持生命。所以，營養吸收可說是人體正常運作的根基。

用語解說

小腸上皮細胞：營養素靠腸黏膜表面的細胞進行吸收。其新陳代謝活潑，剝落的細胞會隨糞便一起排出體外。

02 營養不足，會瘦也可能會腫

若營養攝取不足，會對健康產生極大的影響。舉例來說，若是缺乏蛋白質，孩童會發育不良，成人則會出現體重減輕、組織及臟器也會產生功能低下的情況。人體的維生素、礦物質的需要量雖然不大，但若不足也會引發各種如：夜盲症（缺乏維生素A）、骨質疏鬆症（缺乏鈣）等的缺乏症（見第五、六章）。

什麼是蛋白質能量營養不良？

在營養不良狀態中，最常見的是，低蛋白質能量營養不良狀態，稱之為PEM（protein-energy malnutrition，PEM）。此種營養不良的患者往往伴隨有消瘦、浮腫、低體溫、免疫力低下等症狀。PEM的診斷方式有體重（體重低於標準體重一〇％以下）、血清白蛋白質（三．五克／毫升以下）等。

而PEM又可分為水腫型（又稱「紅孩兒症」或「瓜西奧科兒症」）、消瘦型、兩者混合型三種（見下頁圖），臨床最常見的是混合型。

重要詞彙

水腫型（kwashiorkor）：源自非洲某地方的詞彙，因第二胎誕生後，母體無法給予第一胎的孩子蛋白質豐富的母乳，造成小孩蛋白質不足。

消瘦型（marasmus）：希臘文，為「消耗」之意。

水腫型與消瘦型營養不良的特徵

消瘦型者，由於肌肉蛋白質被分解，身體會自動補充胺基酸的關係，血清總蛋白質得以保持正常，也因此肌肉蛋白質減少。

水腫型

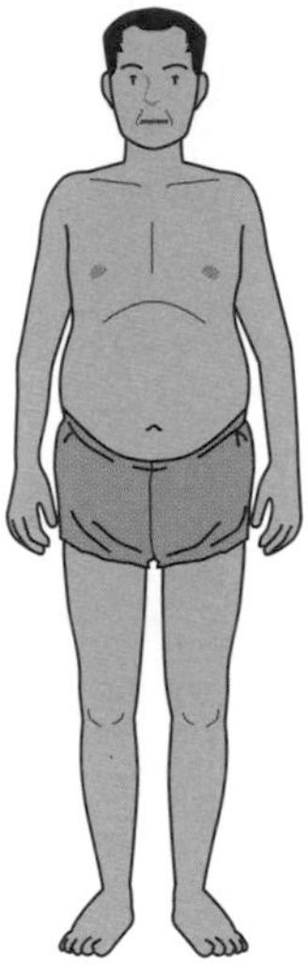

熱量……………………充足
蛋白質………………不足
體重……………………無變化
血清總蛋白質、血清白蛋白質……減少
體脂肪、肌肉量……正常
免疫力………………低落

消瘦型

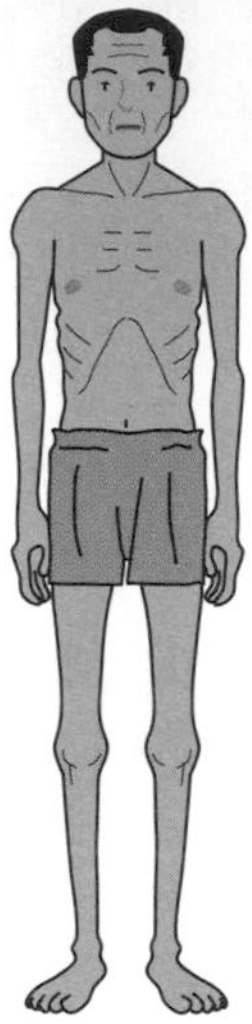

熱量……………………不足
蛋白質………………不足
體重……………………減少
血清總蛋白質、血清白蛋白質……正常
體脂肪、肌肉量……減少
免疫力………………低落

迷你知識

主要的維生素缺乏症

維生素A：夜盲症。
維生素D：佝僂病（幼兒期）、骨軟化症（成人）。
維生素B_1：腳氣病。
菸鹼素：蜀黍症（Pellagra）（又稱「蜀黍性紅斑」、「糙皮病」）。
維生素C：壞血病。

主要的礦物質缺乏症

鈣：骨質疏鬆症。
鋅：味覺障礙。
鐵：貧血。

肌肉蛋白質的異化與葡萄糖新生

蛋白質被胺基酸分解，稱為異化。當身體的能量不足時，肌肉蛋白質會被分解，所產生的胺基酸會為了製造產生熱量的葡萄糖而被使用。這樣的過程稱為葡萄糖新生。

水腫型是指在熱量攝取足夠，但蛋白質卻明顯缺乏的狀態下，引發的低營養狀態。由於熱量充足，不致出現蛋白質異化（分解）的情況，體重上雖不會有太大的變化，但肝臟所合成的血清總蛋白質及血清白蛋白質，會因養分不足而呈現低數值，並引發浮腫、腹水、免疫力低下等症狀。

消瘦型指的是長期缺乏熱量、蛋白質皆所引發的低營養狀態。一般會看到個案為體脂肪量、骨骼肌率減少、體重減少，但血清總蛋白質、血清白蛋白質仍保持在正常數值。這是因為人體為了彌補能量不足，而將蛋白質分解，於是胺基酸被動員到肝臟，當作合成蛋白質的底物，所以血清蛋白質等數值降得較少。

PEM的背景與影響

PEM在發展中國家是很嚴重的問題，而在日本，仍可在惡性腫瘤、肝硬化患者、老年人等身上看到，這和癒後復原狀況、治療後受到的照顧與生活品質等有著密切的關係。尤其是老年人，因為容易引發感染症、合併症，加上骨骼肌率減少，不僅會造成動作遲緩影響動力，甚至會演變為長期臥床。

此外，PEM所引起的免疫力低下，會導致患者傷口癒合緩慢、對細菌及病毒的抵抗率耗弱、容易併發感染症等癒後不良狀況。

迷你知識

住院患者的PEM

本身有基礎疾患的住院患者，容易發生PEM的情況，有報告指出約有一半都有PEM的狀況。

03 營養過剩，讓儉約基因不做好事

過度攝取營養素、熱量等，會產生健康問題。一般來說，蛋白質在人體構成的成分之中，是相當重要的元素，但若攝取過度，對肝臟、腎臟會造成極大的負擔。此外，部分的維生素、礦物質攝取過量，也會影響健康（見一七〇頁至二一八頁、二二六頁至二七三頁）。

肥胖的影響

當熱量攝取過剩，人體會堆積脂肪。脂肪組織在體內過度囤積的狀況，我們稱之為肥胖，要測定自己是否屬於肥胖的族群，可利用以身體及體重來計算的身體質量指數（BMI）來判斷（見下方重要詞彙）。

雖然胖不一定是疾病，但肥胖之所以會被視為問題，正是因為許多疾病都是由肥胖引起，甚至有調查結果顯示，肥胖者的壽命比BMI正常的人來得短。

重要詞彙

BMI（身體質量指數；Body Mass Index）

$$BMI = \frac{\text{體重 (kg)}}{\text{身高 (m}^2\text{)}}$$

臺灣標準：18.5＜正常＜24。
世界衛生組織：18.5＜正常＜25。

生活習慣病

因飲食、運動、睡眠不足、抽菸、喝酒等生活習慣所引起的疾病。如：高血壓、糖尿病等。

肥胖又可依脂肪組織的囤積部位，分成皮下脂肪型肥胖及內臟脂肪型肥胖。其中，內臟脂肪型肥胖容易發生第二型糖尿病（二八五頁）、脂質代謝異常（二九一頁）、高血壓、動脈硬化（二九七頁）、高尿酸血症及痛風等的慢性病（生活習慣病）（見左表）。此外，沉重的身體會給下肢極大的負擔，所以也容易發生變形性關節症。另外，睡眠呼吸中止症也跟肥胖有關。

肥胖所引發的疾病及症狀

疾病名稱	症狀
第二型糖尿病	胰島素分泌不足、胰島素作用不良所引起。會引發糖尿病視網膜症、糖尿病腎臟病變、糖尿病神經病變等合併症。
脂質代謝異常	低密度膽固醇（LDL）或中性脂肪的增加、高密度膽固醇（HDL）減少，是造成動脈硬化等的原因。
動脈硬化	脂肪大量黏附在動脈血管壁上，造成動脈血管內腔狹窄。容易引發狹心症、心肌梗塞等。
高尿酸血症及痛風	血液中的尿酸值過高（高尿酸血症）時，腳拇指等會出現尿酸結晶，感覺到強烈疼痛（痛風）。
高血壓	會促進動脈硬化，提高心臟、血管、腎臟等的負擔。
脂肪肝	脂肪囤積於肝臟細胞的狀態。
變形性關節症	膝蓋等關節變形，會感覺疼痛、關節難以活動。
睡眠呼吸中止症	睡眠中呼吸暫時停止。由於睡眠不足的關係，白天會感到昏昏欲睡。

用語解說

主要的維生素過剩症

維生素A：頭痛、噁心、脫毛等。
維生素D：高鈣血症、腎功能障礙。
維生素K：肝功能障礙。
菸鹼素：皮膚發紅等。
維生素B_6：末梢神經障礙。

主要的礦物質過剩症

鈉：血壓上升、腎功能障礙。
鈣：高鈣血症候群。
鎂：下痢。

生理知識

不在預期內的營養過剩

包含人類在內的動物歷史，一直都在與飢餓戰鬥，因此生物體具有應對食物缺乏的機制。

例如在血糖值（血液中的葡萄糖濃度）下降時，腎上腺素、升糖素（又稱胰高血糖素）等許多機制，會為了提升血糖值而動起來。但能夠降低血糖值的荷爾蒙只有胰島素一種。

此外，能夠將熱量轉化為脂肪儲存的還有「儉約基因」。儉約基因在生物體缺乏食物時，會為了生存而發揮作用，然而在營養過剩的情況下，反而會成為糖尿病等疾病的肇因。

營養過剩的狀況對生物體而言是絕不可能發生的事，因此若發生了，由於是在預期之外的狀況，幾乎沒有應對的方法。由於生物體無法應付營養過剩這種事，因此容易造成各種身體不適。

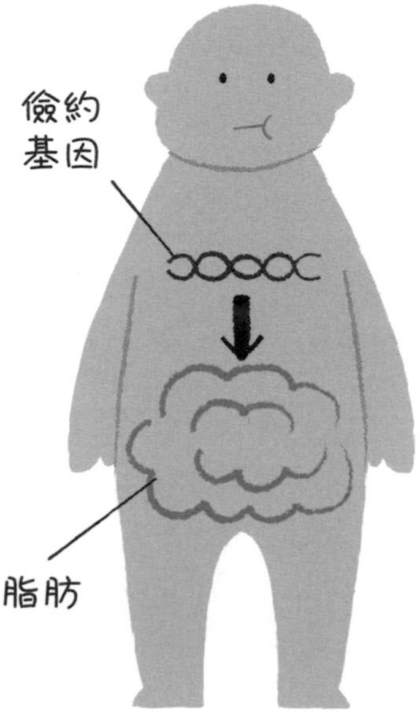

▲由於儉約基因作用使脂肪累積，形成營養過剩。

迷你知識

食慾的調節

人的食慾主要由飲食中樞與飽食中樞調節，這兩項中樞皆位於間腦的下視丘。會感應血液中的葡萄糖濃度，調整食慾。

儉約基因

儉約基因是一種能有效利用熱量、並將多餘的熱量盡可能轉換為脂肪儲存的基因，種類多達數十種。主要有與熱量消耗相關的β3腎上腺素能受體基因、一旦變異會助長肥胖的解偶聯蛋白基因（UCP−1）、促進脂肪細胞分化與肥大的PPARγ 基因等。

04 飲食攝取標準：看懂國民健康署說什麼

日本人飲食攝取標準（二〇一五年版）是日本厚生勞動省，以健康的人群為對象，為保持與增進國民健康、預防慢性病（生活習慣病），所制定之熱量及各種營養素攝取量的標準。於一九六九年開始制定，每五年進行改定（臺灣是由衛福部國民健康署修訂，民國一〇二年頒布）。

飲食攝取標準之策定方針與指標

日本的「飲食攝取標準」裡，訂定了熱量及三十三種營養素（二十七頁的上方表）。設定熱量的指標，又分為身體質量指數（BMI）及熱量需要量（EER）兩種、營養素指標有平均需要量（EAR）、建議攝取量（RDA）、足夠攝取量（AI）、上限攝取量（UL）、目標量（DG）五種（見二十八頁，臺灣定義同）。

不過，熱量以及營養素的真正理想攝取量，其實因人而異，就算是同一個

用語解說

建議攝取量

建議攝取量的計算，理論上是用平均需要量＋標準偏差的2倍（2SD）算出。

迷你知識

攝取量上限的設定

因健康食品的普及、飲食生活偏差等背景，營養素過度攝取的狀況越來越多，日本於2005年改定「飲食攝取標準」時，增加了攝取量上限。

人，也會因當時身體的狀況有所變動，因此飲食攝取標準採用的是機率論。

飲食攝取標準的閱讀重點

●**年齡區分**：年齡層分為嬰兒、兒童、成人、老年人、其他（見三十頁下方的表）。性別與年齡級別皆統一為一個代表值，所以在應用時必須將身高、體重等個別差異列入考慮。

●**對象**：飲食攝取標準的對象雖為健康人群，但也包含接受高血壓、脂質代謝異常、高血糖、腎功能障礙等需要保健指導的人。

●**攝取來源**：除了一般正常飲食之外的營養飲品、營養輔助食品等，以增進健康為目的所攝取之食品裡所含的熱量、營養素，也包含在內。

●**攝取期間**：飲食攝取標準中標示的數字，雖然寫著「每日分量」，但其實指的並不是每日的飲食標準，而是把每日攝取的變動納入考慮，以一個月為基準的平均值。

目標BMI

年齡（歲）	BMI（kg／m²）
18～49	18.5～24.9
50～69	20.0～24.9
70以上	21.5～24.9

（BMI範圍男女適用）
日本2015年版的飲食攝取量標準裡，BMI被用來作為熱量攝取量的指標。

訂定的熱量及營養素

熱量及營養素		設定項目
熱量		熱量
蛋白質		蛋白質
脂質		脂質、飽和脂肪酸、n−6系多元不飽和脂肪酸、n−3系多元不飽和脂肪酸
碳水化合物		碳水化合物、膳食纖維
維生素	脂溶性維生素	維生素A、維生素D、維生素E、維生素K
	水溶性維生素	維生素B_1、維生素B_2、菸鹼素、維生素B_6、維生素B_{12}、葉酸、泛酸、生物素、維生素C
礦物質	多量礦物質	鈉、鉀、鈣、鎂、磷
	微量礦物質	鐵、鋅、錳、碘、硒、鉻、鉬

產生熱量之營養素的理想分配比例（%熱量）

目標量（男女適用）				
年齡	蛋白質	脂質	飽和脂肪酸	碳水化合物
1～17（歲）	13～20（16.5）	20～30（25）	—	50～65（57.5）
18以上（歲）	13～20（16.5）	20～30（25）	7以下	50～65（57.5）

（上兩表是依據日本人飲食攝取標準2015年版製作）

2015年版裡，為避免各種營養素攝取不足，以及預防慢性病（生活習慣病）的發作、重症化，設定了產生熱量之營養素的理想分配比例。

迷你知識

嬰兒、兒童、成人、老年人、孕婦的攝取標準

嬰兒、兒童必須考慮身體組織合成所需的熱量，以及營養素的積蓄量。此外，孕婦因胎兒及母體組織增加，而哺乳婦女因分泌乳汁的關係，所需的熱量、營養素甚至還設定附加量、足夠攝取量。

飲食攝取標準的各項指標

身體質量指數（BMI：Body Mass Index）	表示熱量攝取量及消耗量的平衡（熱量收支平衡）維持之指標。BMI＝體重（kg）÷身高（m^2）
熱量需要量（EER：estimated energy requirement）	熱量需要量＝基礎代謝率×身體活動程度 兒童、成人的數據皆為參考資料。
平均需要量（EAR：estimated average requirement）	可滿足50%以上身體健康的人，每天所需要的攝取量。
建議攝取量（RDA：recommended dietary allowance）	可滿足97%～98%健康的人，每天需要的攝取量。 建議攝取量＝平均需要量×標準偏差的2倍（2SD）
足夠攝取量（AI：adequate intake）	當研究數據不足，因而無法求出平均需要量及建議攝取量時，則以能維持身體健康的人，每人一定的足夠營養量。
上限攝取量（UL：tolerable upper intake level）	不會危害絕大多數人健康之營養攝取最高限量。 維生素6種、礦物質10種。
目標量（DG：tentative dietary goal for preventing life-style related diseases）	為了預防慢性病（生活習慣病），所算出之可降低罹病風險之營養量，是現代人每日所應攝取之目標量。

設定營養素攝取量之目的與指標

目的	指標
避免攝取不足	平均需要量（EAR）、建議攝取量（RDA） ※以上2項若無法推定時的代替指標：足夠攝取量（AI）
避免因過度攝取對健康造成危害	上限攝取量（UL）
生活習慣病的預防	目標量（DG）

飲食攝取標準的各項指標（概念圖）

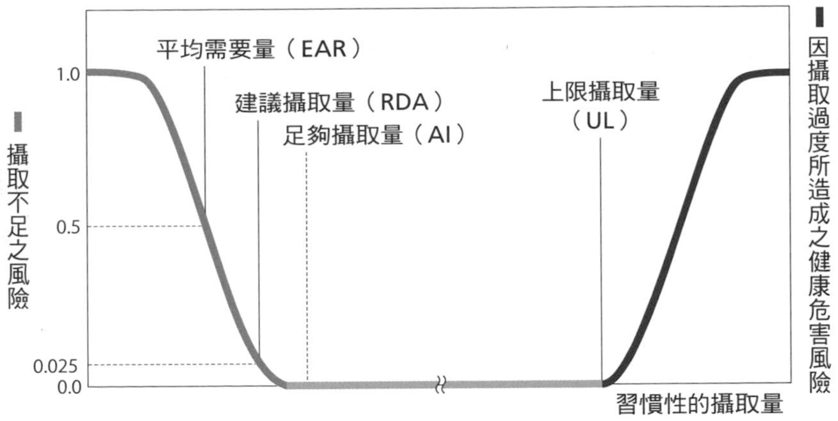

上圖從左往中央下降的曲線表示的是「攝取不足之風險」，從中央往右上升的曲線表示的是「因過度攝取所造成之健康危害的風險」。而「平均需要量」占攝取不足之風險率的一半（50%），「建議攝取量」占攝取不足之風險率的2%～3%（或2.5%）。「上限攝取量」雖占攝取不足之風險率近乎0%，但如果再高一點就有過度攝取的疑慮。（此圖無法顯示「目標量」。）

目標量（概念圖）

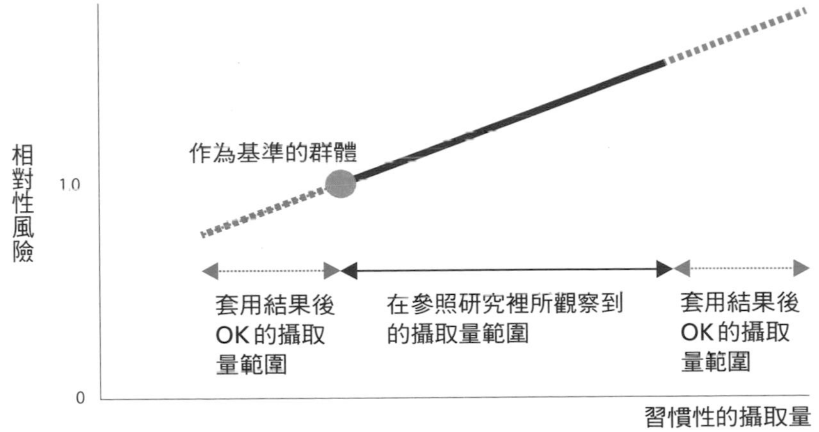

營養素攝取量與慢性病（生活習慣病）兩者之間具連續性的關聯，而且絕大部分沒有閾值（又稱臨界值，為一個效應能夠產生的最低值或最高值）存在。本圖呈現的就是這兩者間的關聯呈直線，且沒有閾值的典型的範例。實際上也有雖不明確，但有閾值存在的實例，或是兩者關聯呈曲線的實例。

（上圖、右表皆引用自日本人飲食攝取標準2015年版）

標準偏差係數

標準偏差係數	營養素
1.2	維生素B_1、維生素B_2、菸鹼素、維生素B_6、維生素B_{12}、葉酸、維生素C、鈣、鎂、鐵（15歲以上）、鋅、硒、鉬
1.25	蛋白質
1.3	銅
1.4	維生素A、鐵（6個月～14歲）、碘

年齡區分

年齡階層	區分
嬰兒（0～11個月）	0～5個月、6～11個月（但熱量及蛋白質分為0～5個月、6～8個月、9～11個月）
兒童（1～17歲）	1～2歲、3～5歲、6～7歲、8～9歲、10～11歲、12～14歲、15～17歲
成人（18～69歲）	18～29歲、30～49歲、50～69歲
老年人（70歲以上）	70歲以上
其他	孕婦（懷孕初期：13週又6天、懷孕中期：14週0天～27週又6天、懷孕後期：28週0天～）

05 營養如何影響基因

生物幾乎所有的細胞都有自己的設計圖，也就是基因。

人體從單獨的一個受精卵，經過無數次的細胞分裂，形成眼睛、耳朵、大腦、內臟。人體零件的製造、組合，都是透過讀取位於受精卵內的基因訊息所完成。基因每經過一次細胞分裂就會再度複製，新的細胞也繼承了同樣的基因，因此人體所有細胞裡，都包含著成雙成對的基因，以染色體的方式呈現（除了沒有細胞核的紅血球）。親子之間的遺傳，也是透過基因進行。

基因裡包含的不只是人體零件的資訊，也記錄著人類為了生存所需要的種種資訊。例如：蛋白質的合成指令。每個細胞都會各自做好自己的工作，不斷的製造荷爾蒙、細胞激素（生理活性物質）、酵素等的蛋白質。

DNA的構造與作用

基因的實體是一種被稱為去氧核醣核酸（deoxyribonucleic acid，DNA）的物質，由五碳糖、磷酸，以及四種鹼基所合成的一種核酸。這種核酸會由數

重要詞彙

染色體

人類的細胞核裡有23對，共46條染色體存在。染色體是DNA與名為「組織蛋白」的蛋白質纏繞，經過多重折疊複合而成。

個單體連結成一條長鏈，由鹼基相互結合的兩根長鏈，形成的雙螺旋構造就是DNA（見左圖）。

話說回來，到底DNA是如何合成蛋白質傳遞資訊呢？人體的蛋白質是由二十種胺基酸所組成。各式各樣的胺基酸，從數十個到數百個連結在一起形成長鏈，接著再經過折疊後，就會形成構造複雜的蛋白質。

而DNA承載的情報是由腺嘌呤（A）、鳥嘌呤（G）、胞嘧啶（C）、胸腺嘧啶（T）四種鹼基的序列所構成。這四種鹼基以三個為一組，構成一種胺基酸。例如：AAA構成離胺酸；ATG構成甲硫胺酸；GCA構成天冬醯胺酸。這三個為一組的指令，稱之為密碼子（codon），其決定了蛋白質的合成。

蛋白質的合成

蛋白質的合成，是由讀取DNA鹼基序列的訊息RNA（mRNA）合成開始。DNA的雙螺旋一部分會被切開，接著RNA聚合酶（polymerases）會製造mRNA。DNA的一條長鏈的鹼基序列，呈現沖洗底片時正片與負片的關係（互補特性），mRNA會鑄型為負片，複製密碼子（胺基酸情報）（見三十四頁，下方用語解釋）。

組成RNA的鹼基有：腺嘌呤（A）、鳥嘌呤（G）、胞嘧啶（C）、尿嘧

用語解說

遺傳：生物所擁有的特性及功能稱為「形質」（性狀），而這個形質會透過基因遺傳給下一代，這就是所謂的遺傳。

細胞激素（cytokine）：細胞所分泌的各種生理活性物質，統稱為細胞激素。與免疫、發炎、細胞的增殖、分化有很大的關係，有介白素（又稱白血球介素。interleukin，IL）、干擾素（interferon，IFN）、腫瘤壞死因子（tumor necrosis factor，TNF）等。

基因DNA的構造

DNA是由五碳糖、磷酸、鹼基所組成，以2根長鏈纏繞成的螺旋狀物體。這2根長鏈則是由鹼基與鹼基，具規則性的結合而成。其中鹼基又分為4種，蛋白質的合成情報便是依據這4種鹼基的序列決定。

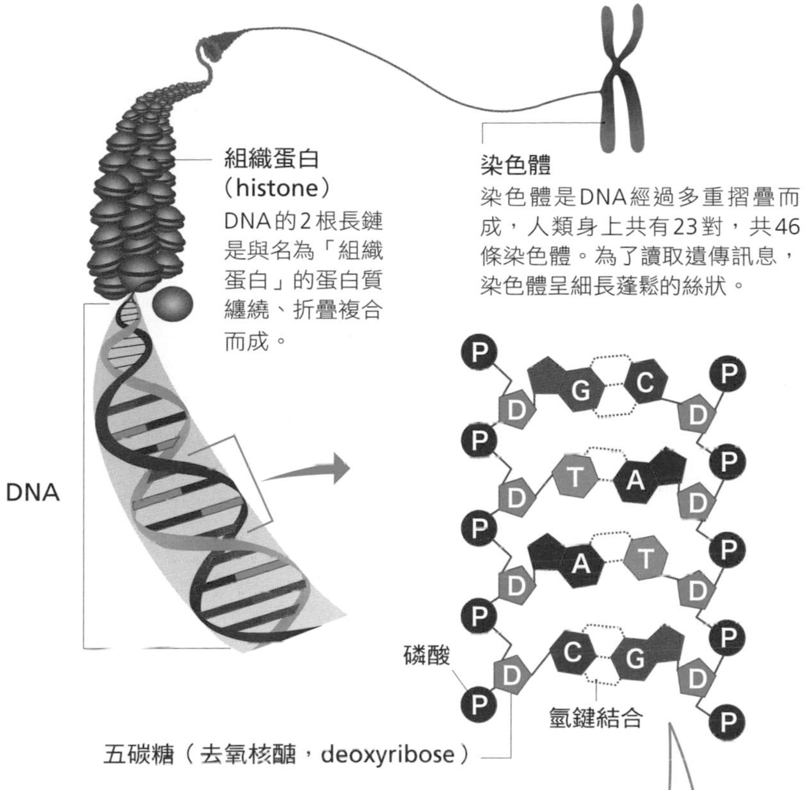
組織蛋白
（histone）
DNA的2根長鏈是與名為「組織蛋白」的蛋白質纏繞、折疊複合而成。
染色體
染色體是DNA經過多重摺疊而成，人類身上共有23對，共46條染色體。為了讀取遺傳訊息，染色體呈細長蓬鬆的絲狀。
DNA
P
D
G
C
T
A
磷酸
氫鍵結合
五碳糖（去氧核醣，deoxyribose）

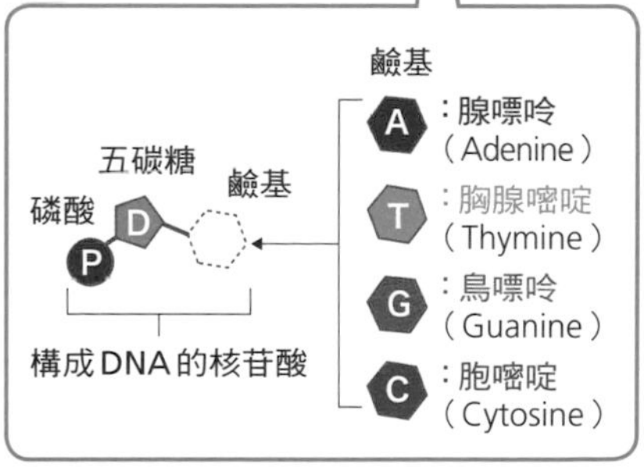
鹼基
A ：腺嘌呤（Adenine）
T ：胸腺嘧啶（Thymine）
G ：鳥嘌呤（Guanine）
C ：胞嘧啶（Cytosine）
五碳糖
鹼基
磷酸
構成DNA的核苷酸

- DNA的2根長鏈，是鹼基與鹼基發生氫鍵結合後，所形成的雙螺旋結構。
- 腺嘌呤（Adenine，縮寫A）、胸腺嘧啶（Thymine，縮寫T）、鳥嘌呤（Guanine，縮寫G）、胞嘧啶（Cytosine，縮寫C）是組成DNA的4種鹼基，只會與特定的鹼基產生氫鍵結合。
- A會與T，G會與C發生氫鍵結合。由於是與特定類型的鹼基產生氫鍵結合，因此2條長鏈就像沖洗底片時的正片與負片，彼此互補。

蛋白質合成過程

蛋白質是由複製DNA鹼基序列的mRNA，進入核醣體（Ribosome）後進行合成。

tRNA（轉運RNA）的構造

搬運前端帶有能夠與決定mRNA胺基酸（密碼子）鹼基結合的3種鹼基（反密碼子），與反密碼子所指定的特定胺基酸結合。

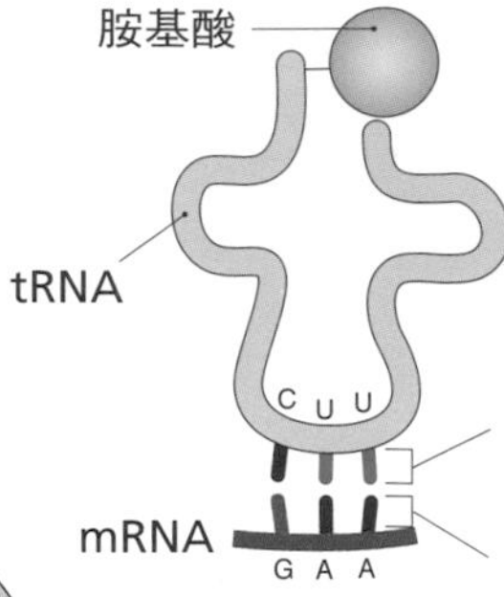

胺基酸
tRNA
C U U
mRNA
G A A
反密碼子
（與密碼子互補的3個鹼基）
密碼子
（決定胺基酸的3個鹼基）

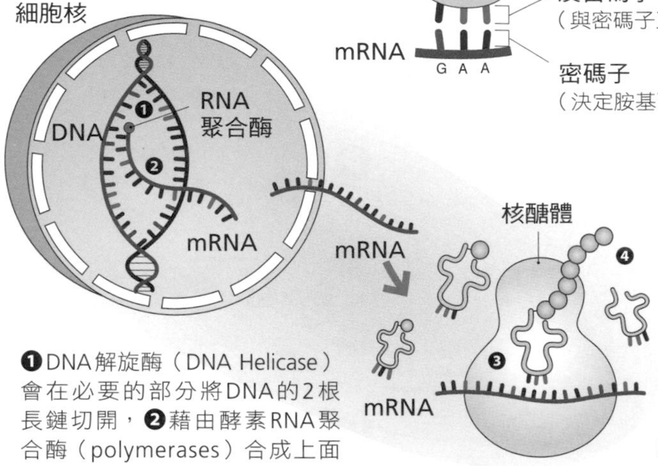

細胞核
DNA
RNA
聚合酶
mRNA
mRNA
核醣體
mRNA

❶DNA解旋酶（DNA Helicase）會在必要的部分將DNA的2根長鏈切開，❷藉由酵素RNA聚合酶（polymerases）合成上面帶有DNA情報的mRNA。

❸能夠應付進入核醣體的mRNA（密碼子）的tRNA，會一個個把指定的特定胺基酸搬進來，❹胺基酸串聯起來後合成蛋白質。

用語解說

密碼子（Codon）：3個鹼基所決定之mRNA（訊息RNA）指令。除了決定20種胺基酸外，還包含了起始密碼子，以及終止密碼子。將4種鹼基以3個為一單位，密碼子為4×4×4，共有64種組合。與密碼子相對應的胺基酸只有20種，也因此一種胺基酸，有可能會對應一種以上的密碼子。

重要詞彙

RNA聚合酶（RAN ploymerase）：讀取DNA的鹼基序列，連結與其互補的鹼基序列──核甘酸，製造RNA鏈的酵素。

核醣體（Ribosome）：是核醣體RNA與核醣體蛋白質的複合體。將tRNA搬運過來的胺基酸，依照決定mRAN鹼基序列串連起來，是蛋白質合成的地方。

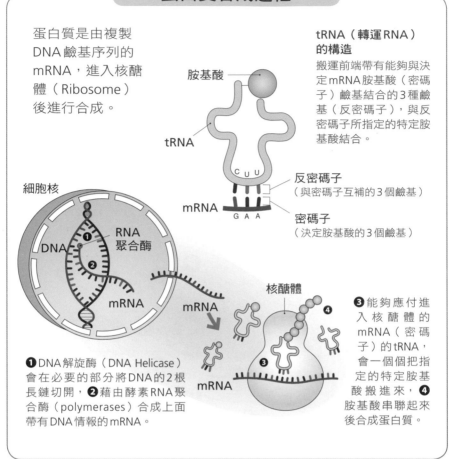

啶（U），尿密啶雖被用來取代胸腺嘧啶，但在決定胺基酸上並無問題。

完成轉錄的mRNA會離開細胞核，進入蛋白質的合成工廠「核醣體」，而負責搬運胺基酸的轉運RNA（tRNA），會將mRNA決定的胺基酸一個個搬進核醣體。

像前述這樣，透過基因DNA情報進行的蛋白質合成，就稱為基因表現。

基因表現與營養

基因表現就像細胞在必要時刻，製造所需蛋白質的調控過程。而營養吸收這種消化吸收、代謝等一連串的體內現象，都與基因DNA有密切的關係。

好比說，肝臟會代謝（合成及分解）各種物質，不過製造與代謝相關的酵素等基因表現，則會配合飲食的攝取狀況、飢餓狀況等而改變。胰臟所分泌的消化酵素，也會因感應到進入消化管裡的食物，而調控酵素的合成。

此外，有些營養素也會直接與基因表現相關。例如，維生素A、D、鐵等，會像荷爾蒙那樣直接闖進細胞核內，與核受體結合，直接作用於基因，合成蛋白質。

迷你知識

維生素與基因表現：維生素A與D通過細胞膜，進入細胞核內與核受體結合，其複合體會在基因的特定地方進行結合，接著開始轉錄鹼基序列，合成蛋白質。

06 基因如何影響慢性病

人類為了維持生命活動，會製造許多蛋白質。細胞依照基因訊息合成蛋白質，稱為基因表現。荷爾蒙或是某種維生素、礦物質與細胞核內的受體結合，就會產生基因表現。

而基因表現具個體差異，會因為個人基因的些微差異而不同。這種變化會造成合成的蛋白質量，或是生理機能出現個體差異。例如，有的人體質易胖、有的人體質易瘦、有人血壓容易飆高、有人血壓不易上升，雖然每個人的體質不同也會有影響，不過這些也可能是基因的個別差異造成的。

什麼是基因多型性？

由於人的DNA（見三十一頁）裡約有三十億個鹼基對，其中同一部分，會在鹼基序列上出現變異的頻率，在單一群體內超過一％以上，這種現象便稱為基因多型性（頻率若不滿一％，稱為基因異變），而基因多型性，就會造成基因發生個別差異。

重要詞彙

單一核苷酸多型性：單一核苷酸多型性，在人類的DNA裡約有300萬個。由於大多存在於蛋白質合成以外的領域，雖不會帶來基因的變化，但在蛋白質合成領域及蛋白質控制領域，就會產生基因的個別差異。疾患的發病、醫療藥品的效力可能會出現個別差異。

基因多型性分兩種，鹼基配對當中微乎其微，只有一處的鹼基出現不同，稱為單一核苷酸多型性（SNP或SNPs：single nucleotide polymorphisms）。在人類的DNA中大約一千個鹼基對裡，會有一個SNP存在。

另一種稱為微衛星多態性（microsatellite polymorphism），也就是由二到四個鹼基所構成之「重複序列」次數的不同。每三萬到十萬個鹼基中，會有一處發生。

上述兩種基因多型性，出現的頻率也具個別差異，一個人的體質可說是由上述兩種基因多型性決定。此外，大部分的遺傳疾病、慢性病都跟基因多型性有關。

基因多型性與營養指導

高血壓、糖尿病、動脈硬化性疾病（心肌梗塞、腦栓塞）等慢性病（生活習慣病），都是多種遺傳及環境因素重疊所造成。遺傳因素的一部分可透過SNP的解析，了解該疾病及疾病行進的機制。

只要能夠解開慢性病的遺傳因素，就算是存在對基因不利的因素，也還是有可能透過改善飲食生活等環境因素，抑制慢性病的發病。

應用與慢性病相關的遺傳訊息，以實現最適合個人營養管理，因此利用量身訂製營養（Taylormade nutrition）預防慢性病，是值得被期待的。例如，有

迷你知識

酒精與亞洲人：亞洲人對酒精的分解能力，之所以比不上西方人，是由於基因導致。在酒精的代謝裡，去除造成酒醉原因之中間產物──乙醛（acetaldehyde）的乙醛去氫酶非常重要，乙醛去氫酵素產生量的多寡、酵素功能的好壞，因遺傳而有所不同。日本人約有10%的比率體內缺乏這種酵素，而體內乙醛去氫酶活性較差的約有40%，臺灣人缺乏乙醛去氫酶的比例高達47%，居世界第一。

關葉酸代謝基因多型性，以及與肥胖相關的儉約基因的多型性等，只要特定出多個基因多型性，未來甚至可透過個人的基因檢查，作為高信賴性的個別營養指標。

但這不表示基因決定一切，僅可提供輔助參考。

慢性病與基因性因素

病名	基因因素
原發性高血壓	與血管收縮素原（angiotensinogen）等相關基因20種。
糖尿病	糖尿病易感受性基因10種以上。
動脈硬化性	脱輔基蛋白質（apoprotein）基因及LDL受體基因異常。
脂質代謝異常	與代謝相關的基因（APOA5基因）等。
肥胖	與β3腎上腺能受體基因、膽囊收縮素受體基因等。

重要詞彙

糖尿病的基因多型性：醫學界在生活習慣被視為主要發病原因的第二型糖尿病中，在分泌胰島素的胰臟B細胞裡，發現了SNP。擁有這種基因多型性的人，罹患第二型糖尿病的風險高達將近2倍。

肥胖與基因多型性：容易造成肥胖的基因多型性，一般稱為儉約基因。其中代表性的β3腎上腺能受體基因，是脂肪組織受體的基因，受體與去甲腎上腺素（Norepinephrine）結合後，會將脂肪分解產生熱能量。基因若為儉約型態，脂肪的分解會較少，人就容易肥胖。

專欄一

從基因看體質

「基因」這兩個字，往往讓人聯想到的是，父母遺傳給小孩的，其實不同的民族之間，基因有顯著差異。即使是同對父母的子女，基因仍有些不同，這種基因DNA序列的個別差異，稱為基因多型性，而基因多型性的出現頻率依人種而異。

就拿酒精分解酵素的基因為例。日本人的酒量大部分比不上西方人，這是因為日本人的基因，本身分解酒精的能力較差所致。分解酒精時所產生的乙醛（acetaldehyde）是造成酒醉、宿醉的元凶，要去除乙醛這個罪魁禍首，則需要乙醛去氫酶（ALDH2）來幫忙。

酒量差的人乃是因為乙醛去氫酶缺乏活性，或是活性較差，其中缺乏活性的比率約占日本人口的一〇％，活性較差的比率約占四〇％。像這種酵素類型的不同，是基因多型性中SNP（單一核苷酸多型性）的其中一種。

再舉另一個例子。一喝牛奶，肚子就會咕嚕咕嚕翻攪不適的人，我們會說這些人有乳糖不耐症，這是因為他們體內的乳糖分解酵素（Lactase）活性較差所致。

乳糖分解酵素活性差的人，一旦喝下牛奶，乳糖無法分解，然後直達大腸，接著部分乳糖在大腸裡分解所產生的有機酸，就是造成腸胃翻滾不適的原因。

原本就是務農民族的日本人，大部分乳糖分解酵素的活性較差，而身為畜牧民族的西方人，大多乳糖分解酵素活性好，因此喝牛奶也不會有問題。但就算同樣是日本人，也不是每個人都有乳糖不耐症，這也是基因多型性所造成之酵素類型的不同。

第二章

營養素如何消化、怎麼吸收

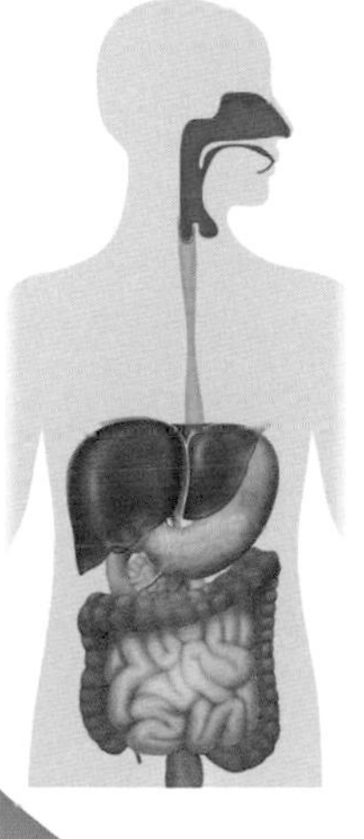
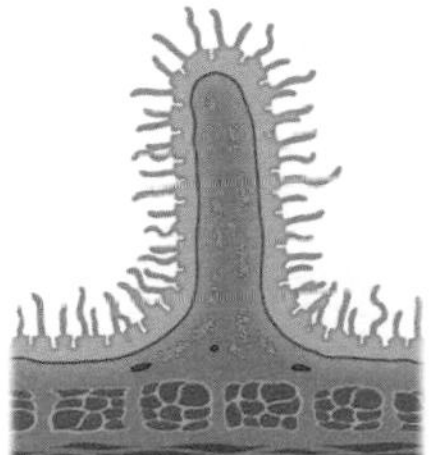
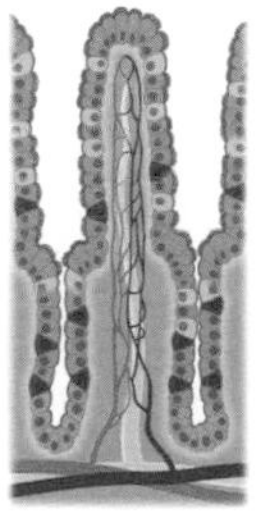

01 自律神經管消化，高過二二〇〇就難消化

消化系統從消化管、肝臟、膽囊、胰臟等開始。消化管為從口腔開始，經食道、胃、小腸、大腸，連結至肛門，其長度約八到十公尺（見下圖）。

消化管為共通的構造，從管腔側（或管腔內壁，即消化管的內側）開始，由黏膜、肌層、漿膜三層所構成。黏膜有分泌消化液、黏液的腺體。

消化系統的構造

消化系統為消化管（口腔、食道、胃、小腸、大腸、肛門）及肝臟、膽囊、胰臟等所構成。

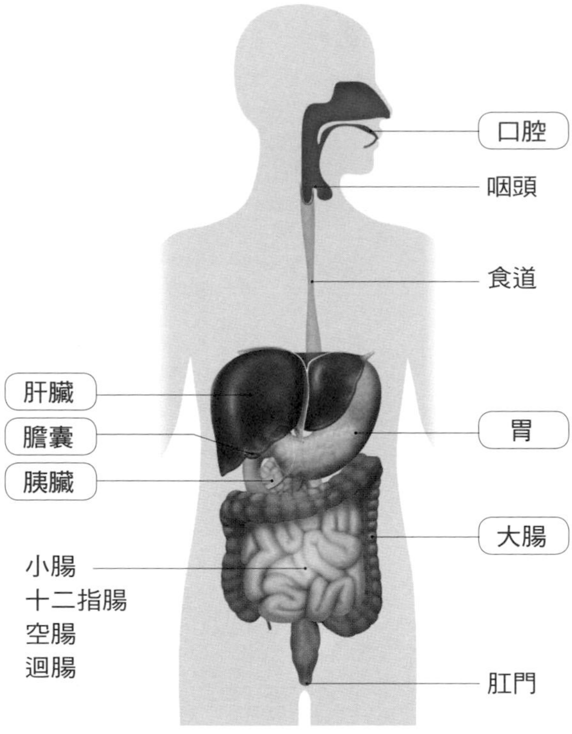
口腔
咽頭
食道
肝臟
膽囊
胰臟
胃
大腸
小腸
十二指腸
空腸
迴腸
肛門

消化器官的作用

食物的消化與吸收都是在消化器官內進行。消化分為機械性消化，及化學性消化兩種。機械性消化是靠將食物用牙齒咬碎（咀嚼），以及腸胃內所作的蠕動運動進行。化學性消化指的是食物的成分，經由消化酵素進行分解的過程。

消化的調節

消化並不是從食物進入口腔之後，消化管運動開始，而是食物在進入口腔之前，就早已開始在做準備。此外，食物通過消化管後，

生理知識

消化管的內側為身體之「外」

在表示消化管的內側時，一般會用「管腔內」、「口腔內」來表示。「腔」是「空間」的意思。總之，消化管的內側為空洞，食物被腸管吸收後，才會開始真正進入人體中。

若把人體用食物的竹輪來做比喻，竹輪中間的洞就相當於消化管的內側的空洞，洞連接的就是身體的「外面」。

不管消化管進了多少食物，如果沒被吸收，就跟在身體「外面」一樣。此外，消化管壁也是為了抵禦來自體外細菌入侵的一道防護牆。

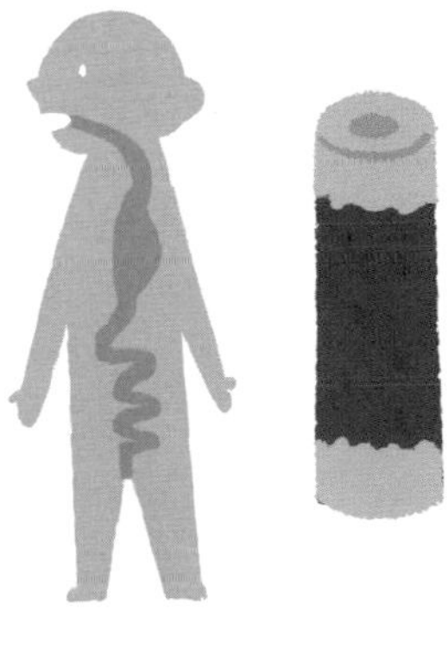

▲消化管就像一根跟竹輪一樣的管子。

用語解說

消化：指透過消化酵素把食物中的營養素水解，直至營養素分子，小到可讓小腸上皮細胞吸收的過程。

重要詞彙

蠕動運動：指消化道肌肉依序收縮，將消化道內的物體向下（肛門端）輸送的運動。

消化就被抑制。這些統稱為「頭相（腦相）、胃相、腸相」。

所謂的頭相是指透過看見食物（視覺）、聞到香味（嗅覺）、把食物放進口腔中品嘗（味覺）等，消化系統會分泌出唾液、胃酸、胃蛋白酶原（pepsinogen）。胃相指的是，食物進入胃後分泌胃泌素（gastrin），促進胃酸分泌。腸相則是指胃裡的內容物，被運送到十二指腸後，分泌胰泌素（secretin）、膽囊收縮素（CCK）等，促進胰臟的分泌。

胃泌素、胰泌素、膽囊收縮素等，統稱為消化荷爾蒙。消化荷爾蒙是由位於胃、腸管的黏膜，胰臟組織的細胞所分泌，調節（促進、抑制）消化液的分泌（見左圖）。

至於消化管活動，則是由自律神經調整。副交感神經處於優位狀態時，腸胃活動會變得活潑，促進消化液、消化酵素分泌，吸收也會變好，並提升排泄機能。反之，在交感神經處於優位狀態下飲食，則會抑制消化器官的活動。

胃的構造與作用

胃在消化管中是最大的袋狀器官，成人的胃容量可達一千二百至一千四百毫升。靠近食道的入口稱為賁門，靠近十二指腸的出口稱為幽門（見四十六頁圖）。胃的黏膜表面上有許多稱之為胃小窩的凹陷，上面有分泌胃酸、黏液的胃腺口。

迷你知識

消化器系統與自律神經系統：自律神經分為交感神經及自律神經，消化系統的活動白天由交感神經抑制，夜間則由副交感神經促進。自律神經若因壓力而產生問題，則會引發下痢、消化不良等消化器病症。

消化管荷爾蒙所進行的調節

消化管荷爾蒙是由胃、十二指腸、小腸所合成、分泌的荷爾蒙，有胃泌素（gastrin）、胰泌素（secretin）、膽囊收縮素（CCK）、體抑素（somatostatin，SST）等。

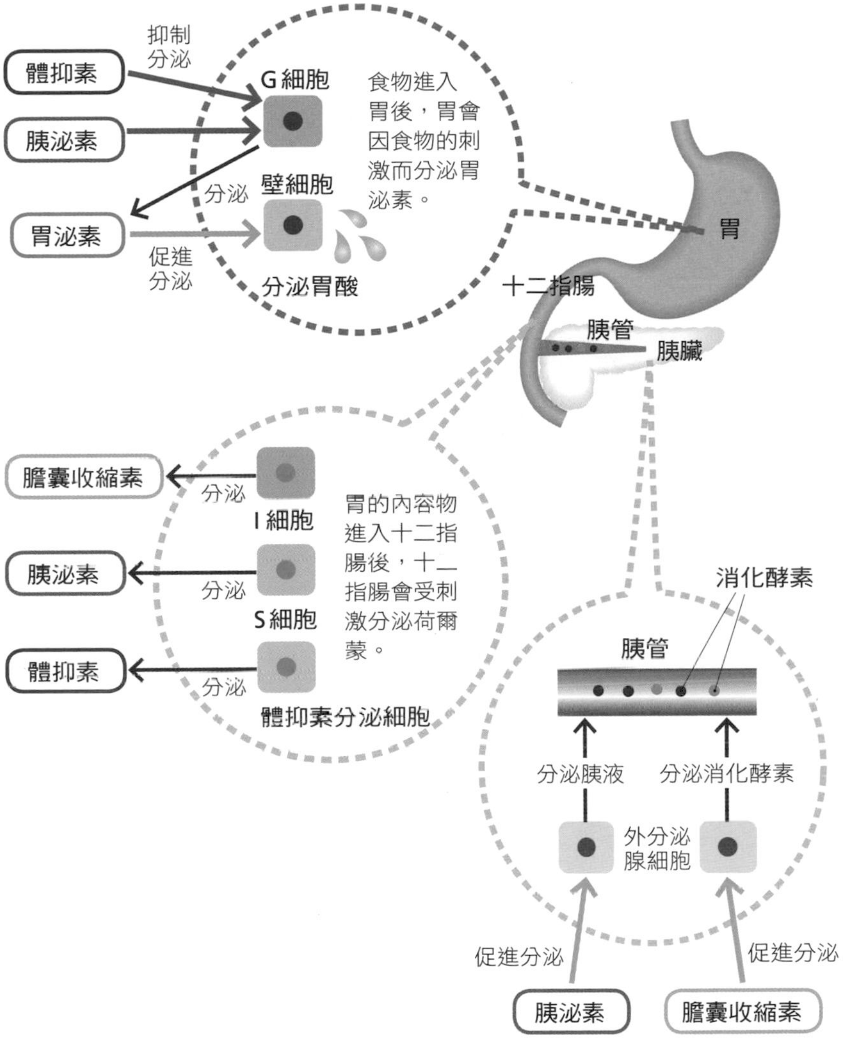

胃的主要作用就是消化蛋白質、食物的暫存區、調節排出胃的內容物。

而胃液的成分，有胃酸（鹽酸）及胃蛋白酶原等。胃蛋白酶原接觸到胃酸會變成胃蛋白酶，主要功能為分解蛋白質（見五十六頁）。

至於經過胃吸收而排除的殘渣，則會透過胃蠕動運動最後送進十二指腸。

胃的構造

胃的黏膜表面上有稱為胃小窩的凹洞，上面有分泌胃酸、胃蛋白原酶等的胃腺。

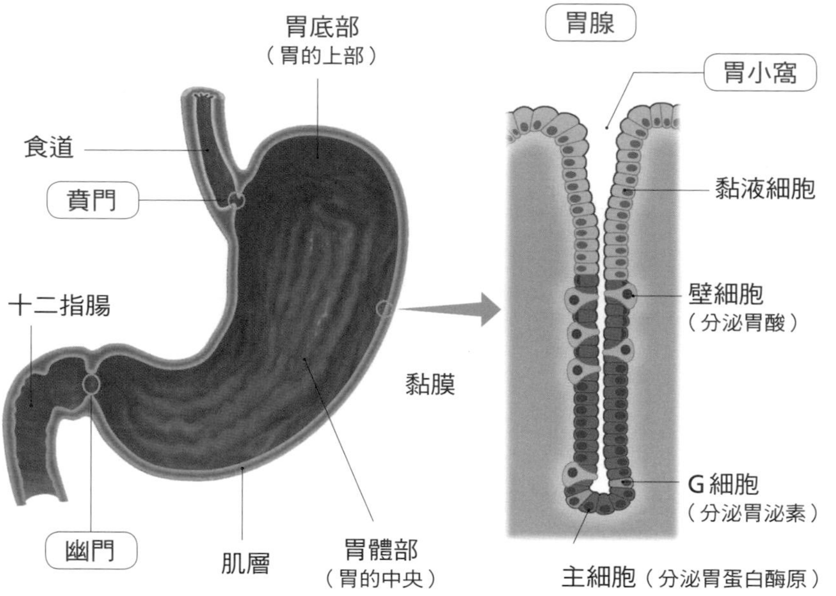
胃底部
（胃的上部）
食道
賁門
十二指腸
幽門
肌層
胃體部
（胃的中央）
黏膜
胃腺
胃小窩
黏液細胞
壁細胞
（分泌胃酸）
G細胞
（分泌胃泌素）
主細胞（分泌胃蛋白酶原）

用語解說

胃酸：胃酸屬於pH值1到2的強酸性，與食物混合可殺死細菌。

02 大腸小腸，不同人類消化食物速度差十倍

小腸的構造與作用

小腸是一條長約六到七公尺的管子，從靠近胃的地方開始，分為十二指腸、空腸、迴腸。在小腸裡消化的物質，約有九〇％會被吸收。

小腸壁上約有五十萬支絨毛。絨毛內部有淋巴管及毛細血管，被吸收的物質當中，脂質幾乎都是透過淋巴管，葡萄糖與胺基酸，則是透過毛細血管被運送（見六十六頁）。

絨毛內有吸收上皮細胞，吸收上皮細胞的表面，被長約一微米左右的微絨毛所包覆（見下頁圖）。

小腸會分泌鹼性的腸液，中和來自胃部的物質。此外，吸收上皮細胞的微絨毛膜內有消化酵素，扮演著消化吸收營養素的重要角色。微絨毛膜所進行的消化稱為膜消化。

微絨毛表面上有消化酵素，在營養素的消化吸收中扮演重要角色。這種微

迷你知識

十二指腸：因為長度約為12根手指長，所以被稱為十二指腸。

絨毛表面積：雖然一根絨毛的長度約為1mm，但所有絨毛加起來的表面積有200m²（約一個網球場）寬。

小腸分泌的消化道激素：小腸（十二指腸）會分泌胰泌素（secretin）和膽囊收縮素（cholecystokinin，CCK）等消化道激素，以促進胰液分泌等作用。

小腸的構造

小腸壁上被無數支長約1mm的絨毛所包覆。位於絨毛內的吸收上皮細胞的表面被微絨毛所覆蓋。

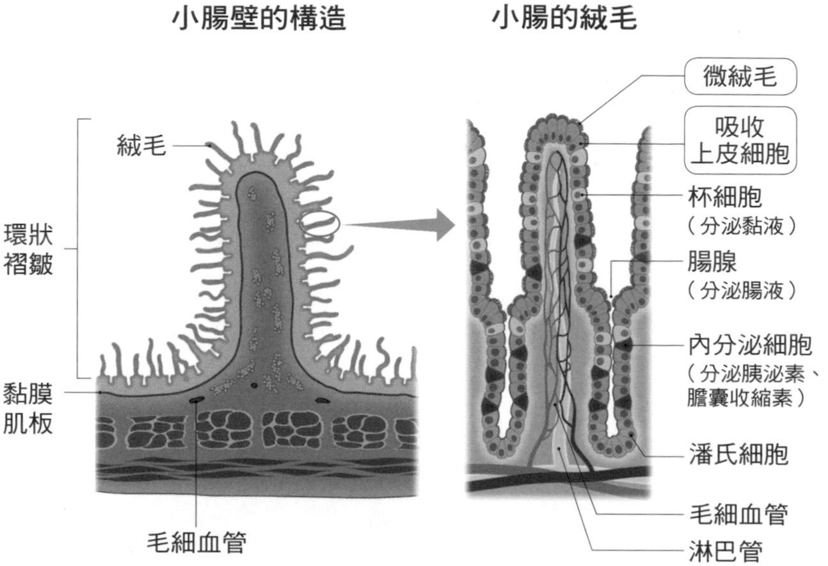

小腸壁的構造
小腸的絨毛
絨毛
環狀
褶皺
黏膜
肌板
毛細血管
微絨毛
吸收
上皮細胞
杯細胞
（分泌黏液）
腸腺
（分泌腸液）
內分泌細胞
（分泌胰泌素、
膽囊收縮素）
潘氏細胞
毛細血管
淋巴管

重要詞彙

膳食纖維：人類的消化酵素所無法消化（分解）的食物成分，分為水溶性與不溶性。人類雖然無法分解膳食纖維，但腸內細菌可以分解（發酵）。

迷你知識

從食物攝取到排泄的時間：日本人平均要花34到44個小時。美國人平均要花70個小時、英國人約104個小時、印度人、非洲人大約是10個小時。腸子的長度、飲食的內容，都會影響人體的消化與吸收。

絨毛上進行的消化，稱為胞吞作用。

大腸的構造與作用

大腸是長約一・六到二公尺的管子，從靠近小腸之處，分為盲腸、結腸（升結腸、橫行結腸、降結腸、乙狀結腸）、直腸。

大腸壁被杯細胞所包覆，分泌大量黏液，形成易於排泄的糞便。小腸沒有吸收的水分會在大腸進行吸收。

大腸內存在著一百多種腸內細菌，這些細菌所進行的發酵作用，會將膳食纖維分解成短鏈脂肪酸。短鏈脂肪酸會在大腸裡被吸收，成為腸等的熱量來源。

此外，腸內細菌也會產生維生素K（見一八四頁）。

大腸的構造

人腸位於消化管的最後部位，分為盲腸、結腸（升結腸、橫行結腸、降結腸、乙狀結腸）與直腸。

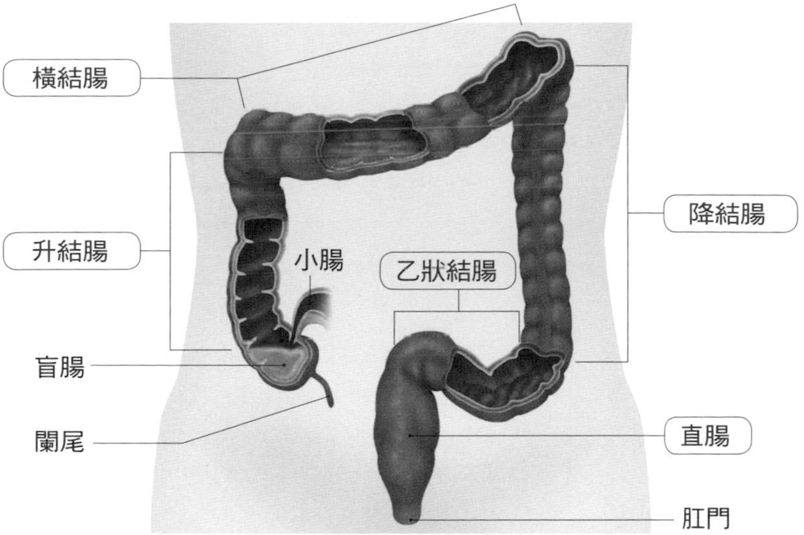

03 肝臟、膽囊：製造營養兼解毒解酒

肝臟是人體最大的臟器，呈暗紅色。位於橫膈膜底下的右上腹位置，分成左葉與右葉。右葉的下方是膽囊（見左圖）。

將血液引流進肝臟的血管，除了肝動脈與肝靜脈之外，還有門脈。門脈的工作，就是將小腸所吸收的營養素運進肝臟。此外，肝臟還有一條膽管，是運送膽汁的管子，連結至十二指腸。肝臟是由米粒般大小的肝小葉構成。

肝臟主要的工作

肝臟稱為人體的化學工廠，各種化學反應都在這裡進行。主要工作有：

1 營養素的代謝（合成與分解）：將葡萄糖（單醣）合成為肝醣（多醣類）。此外，胺基酸代謝、血清白蛋白的合成、血液凝固因子的合成、脂肪酸及膽固醇的合成，也是由肝臟所進行。

2 儲存營養素：肝臟中儲存肝醣、維生素A、維生素B群、鐵質等營養

重要詞彙

門脈：門脈是小腸周圍的毛細血管聚集而成的一根血管，故與肝臟相連。

血液凝固因子：血液凝固因子是指凝血原（又稱凝血素；prothrombin）、纖維蛋白原（fibrinogen）等。肝臟也會產生抑制肝素（heparin）等之血液凝固因子。

肝臟的構造及肝小葉

肝臟是位於腹部右上方的臟器，分為右葉與左葉。肝小葉約有50萬個，一個肝小葉大約是由50萬個肝細胞所構成。

肝臟

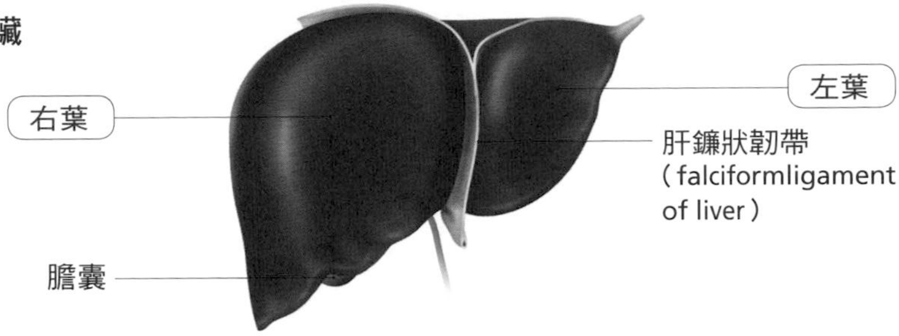
右葉
左葉
肝鐮狀韌帶
（falciformligament of liver）
膽囊

肝小葉

肝小葉內布滿著肝動脈、肝靜脈、門脈、膽管的分枝。

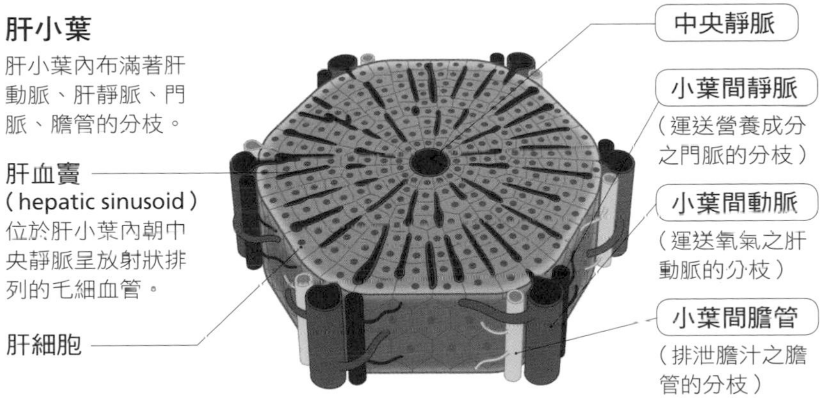
肝血竇
（hepatic sinusoid）
位於肝小葉內朝中央靜脈呈放射狀排列的毛細血管。
肝細胞
中央靜脈
小葉間靜脈
（運送營養成分之門脈的分枝）
小葉間動脈
（運送氧氣之肝動脈的分枝）
小葉間膽管
（排泄膽汁之膽管的分枝）

迷你知識

肝臟的重量：成人男性肝臟重約1000～1500g，成人女性重約900～1300g。

肝臟的熱量代謝：因為有許多化學反應都在肝臟內進行，因此肝臟的熱量代謝頻繁，對於產生體熱也很有幫助。人體在安靜時，肝臟的熱量消費量僅次於骨骼肌。

各內臟器官的熱量代謝

臟器	占總熱量消費量的比例
骨骼肌	21.6%
肝臟	21.3%
腦	19.9%
心臟	8.6%
腎臟	8.1%
脂肪組織	4.0%
其他	16.5%

素。

3 形成膽汁：膽汁是由肝臟製造，儲存於膽囊。其中膽汁的主要成分膽汁酸，是由膽固醇所合成。

4 解毒：氨（俗稱阿摩尼亞）透過尿素循環（見九十九頁）轉為尿素，無毒化。酒精、藥物等也是由肝臟解毒。

膽囊的構造及作用

膽囊是長約八至十二公分左右的梨形器官，位於肝臟右下方。

肝臟所合成的膽汁，會先暫時儲存於膽囊，膽汁濃縮，當身體進行消化時，再從膽囊排出至十二指腸。膽汁內所含的膽汁酸會受脂質乳化，使膽汁易受脂酶（lipase，胰液內所含的脂質消化酵素）作用。不過，膽汁裡不含消化酵素。

用語解說

乳化：將脂質變成微小的粒子，使之易溶於水。

迷你知識

酒精的代謝：酒精可透過乙醛（acetaldehyde）、乙酸（醋酸）分解成二氧化碳及水。將乙醛轉換為乙酸的乙醛去氫酶的活性不佳時，會引起宿醉。

04 胰臟：侍兒扶起嬌無力，恐是得了糖尿病

胰臟位於腹部的中央位置，是長約十五公分，重約七十公克左右的臟器（見下頁圖）。特別的是，胰臟是同時兼具內分泌與外分泌功能的器官。

胰臟的主要功能

胰液裡含有蛋白質分解酵素、醣質分解酵素、脂質分解酵素。其中蛋白質分解酵素包括，胰蛋白酶（trypsin）、胰凝乳蛋白酶（chymotrypsin）、羧基肽酶（carboxypeptidase）。醣質分解酵素指的是，將糊精分解為麥芽糖等的α澱粉酶（α-amylase）。脂質分解酵素指的是，將三酸甘油酯（中性脂肪）分解為單酸甘油酯（Monoacylglycerol）及脂肪酸的脂酶（lipase）（見五十五頁圖）。

胰液的分泌，是由十二指腸所分泌之胰泌素（secretin）、膽囊收縮素（CCK）等消化管荷爾蒙所促進。

迷你知識

外分泌與內分泌：外分泌腺分泌含有消化酵素的胰液，內分泌腺分泌胰島素等荷爾蒙。

胰液的分泌量：正常人每天會分泌1～3公升的胰液，送往十二指腸。胰液內含碳酸氫根（HCO_3^-），呈pH8～8.3的鹼性。因胃液而呈現酸性的食塊，會因胰液而中和。

內分泌腺的功能

在胰臟裡，胰島（islets of Langerhans）具有內分泌功能。胰島的A細胞，會分泌升血糖素（Glucagon），B細胞會分泌胰島素（insulin）。

升血糖素會促進肝臟將肝醣（多醣類），分解成葡萄糖（單醣），使血糖值上升。而胰島素則會促進肌肉細胞，對葡萄糖的吸收，降低血糖值。

胰臟的構造

胰臟分為胰頭、胰體、胰尾。胰臟所分泌之含有消化酵素的胰液會送往十二指腸。

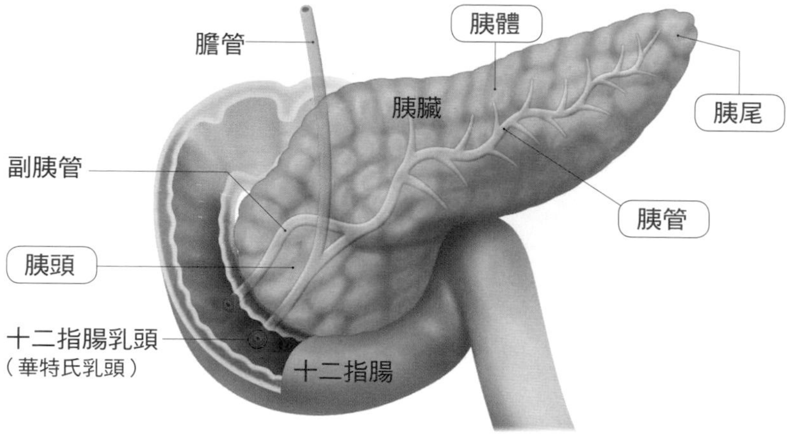

膽管
胰體
胰臟
胰尾
副胰管
胰管
胰頭
十二指腸乳頭
（華特氏乳頭）
十二指腸

重要詞彙

胰島素（insulin）：血糖（血糖中的葡萄糖）是腦與神經唯一的熱量來源，是人類維持生命，不可缺少的物質。人體能夠提高血糖值的荷爾蒙雖然有很多，但能夠降低血糖值的荷爾蒙，卻只有胰島素一種。

胰液裡所含的消化酵素

胰液裡含有蛋白質、醣類、脂質這三大營養素的消化（分解）酵素。

胰液裡所含的蛋白質分解酵素

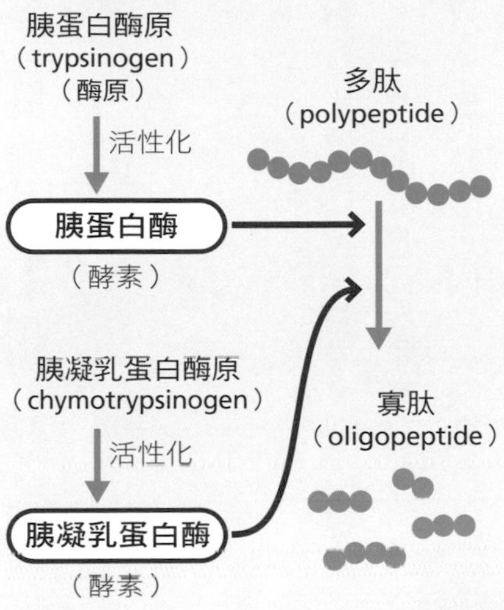

胰蛋白酶原
（trypsinogen）
（酶原）
活性化
胰蛋白酶
（酵素）
胰凝乳蛋白酶原
（chymotrypsinogen）
活性化
胰凝乳蛋白酶
（酵素）
多肽
（polypeptide）
寡肽
（oligopeptide）

酶原（Proenzymes）：酵素的前驅體
多肽（polypeptide）：數十個胺基酸連結在一起所形成的化合物。
寡肽（oligopeptide）：由兩到數十個胺基酸連結在一起所形成的化合物。
※羧肽酶（carboxypeptidase）省略。

胰液裡所含的醣質分解酵素

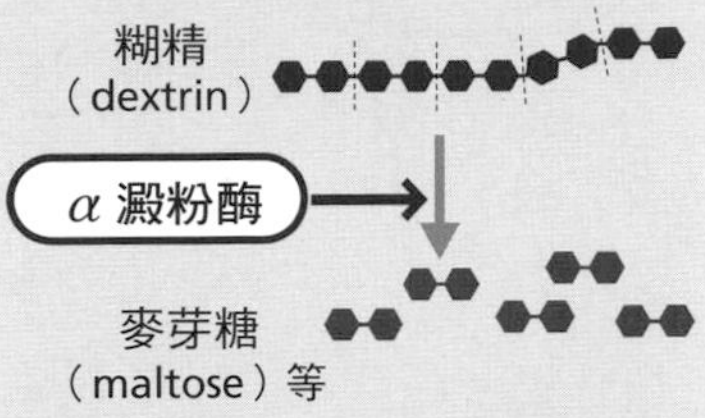

糊精
（dextrin）
α 澱粉酶
麥芽糖
（maltose）等

糊精（dextrin）：由多個葡萄糖所結合之化合物。
麥芽糖（maltose）：由2個葡萄糖所結合之化合物。

胰液裡所含的脂質分解酵素

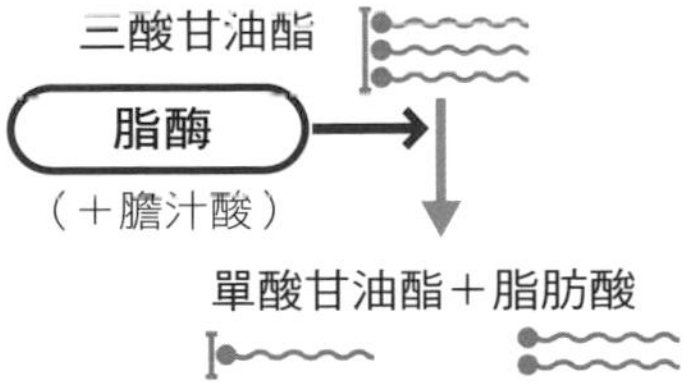

三酸甘油酯
脂酶
（＋膽汁酸）
單酸甘油酯＋脂肪酸

三酸甘油酯：中性脂肪
單酸甘油酯：甘油與1個脂肪酸結合而成的化合物。
膽汁酸：膽汁內所含的物質（不是消化酵素）

用語解說

三酸甘油酯（中性脂肪）：由甘油跟三個脂肪酸所結合，是食品中最豐富的脂質。

05 蛋白質的消化吸收：胃、胰、腸

蛋白質與醣類、脂質並稱為三大營養素。蛋白質在體內，會先被分解成胺基酸，再被人體吸收。構成蛋白質的胺基酸有二十種，其中有九種為必需胺基酸。人體無法自行合成必需胺基酸，因此必須從飲食中攝取。

蛋白質進入人體後，會被胃液裡的胃蛋白酶（pepsin）、胰臟裡的胰蛋白酶、胰凝乳蛋白酶、羧基肽酶、腸液裡的胺肽酶（aminopeptidase）、二肽酶（dipeptidase）消化（加水分解），最後成為胺基酸（見左圖）。

胺基酸被小腸上皮細胞吸收，從毛細血管經門脈（見五十頁）送進肝臟。

蛋白質在胃內的消化

蛋白質一開始會被胃液消化，胃液裡含有酶原的胃蛋白酶原及鹽酸。胃蛋白酶原由胃腺的主細胞分泌，鹽酸是由壁細胞分泌。胃蛋白酶原會在胃裡透過鹽酸活性化，成為胃蛋白酶。

重要詞彙

必需胺基酸：白胺酸（Leucine）、異白胺酸（Isoleucine）、離胺酸（Lysine）、甲硫胺酸（Methionine）、苯丙胺酸（Phenylalanine）、蘇胺酸（Threonine）、色胺酸（Tryptophan）、纈胺酸（Valine），以及組胺酸（Histidine）9種。其中的組胺酸雖人體可自行合成，但因合成速度慢，因此須由飲食攝取。

胺基酸與蛋白質

胜肽簡稱肽，又稱縮胺酸，是介於胺基酸和蛋白質之間的物質。胺基酸的分子最小，蛋白質最大。兩個或以上的胺基酸脫水縮合，會形成若干個肽鍵從而組成一個肽，多個肽進行多級摺疊就組成一個蛋白質分子。換言之，肽是精準的蛋白質片斷，其分子只有奈米般大小，腸胃、血管及肌膚皆極容易吸收。蛋白質有時也稱為「多肽」。

由數十個以上的胺基酸結合，形成的化合物多肽；由兩到數十個胺基酸所結合的化合物，稱為寡肽（oligopeptide）。其中寡肽裡，由兩個胺基酸結合而成的化合物為二肽（dipeptide）；由三個胺基酸結合而成的化合物為三肽（tripeptide）。

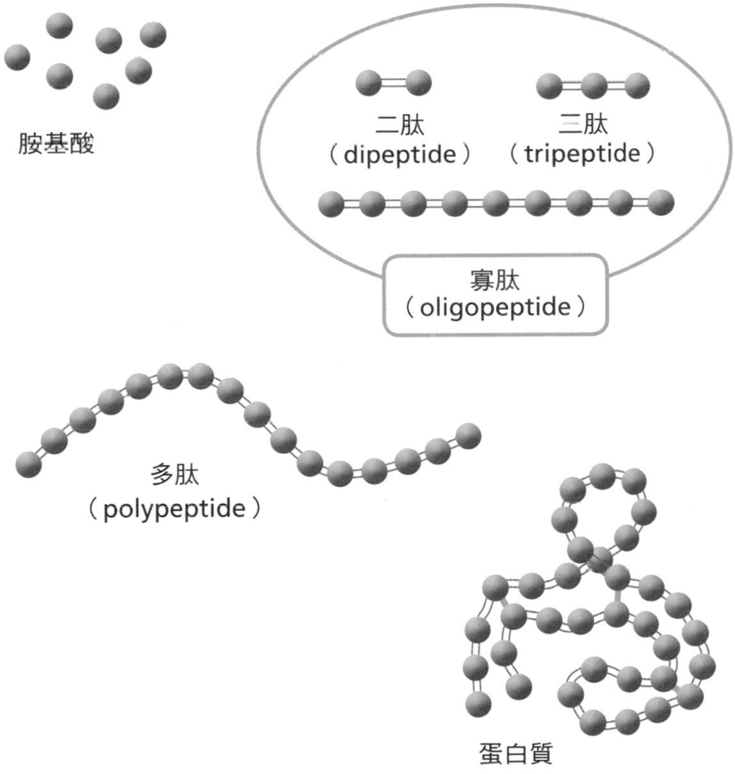

從口進入體內的蛋白質，其高層次結構（見九十七頁）被胃液裡的鹽酸破壞，變得容易被蛋白酶分解。一旦蛋白質被胃蛋白酶部分分解後，就會變成多肽（消化蛋白質；peptone）（見左圖）。

蛋白質在十二指腸內的消化

胰臟所製造的胰液由十二指腸（小腸的始段）分泌。胰液裡的胰蛋白酶原、胰凝乳蛋白酶原（酶原）分泌至十二指腸，促進腸內的活性化。其中胰蛋白酶原經腸激酶（enterokinase）活化成胰蛋白酶；而胰凝乳蛋白酶原，是經胰蛋白酶活化成胰凝乳蛋白酶。

蛋白質於小腸上皮細胞的消化與吸收

寡肽會被胰液裡的羧肽酶，或腸液裡的胺肽酶、二肽酶等，分解為蛋白質的最終分解物的胺基酸（見左圖）。蛋白質在小腸內的消化，是透過存在於小腸上皮細胞，其微絨毛膜上的酵素進行，這個過程稱之為膜消化。

蛋白質會在小腸上皮細胞，同時進行消化與吸收，被分解的胺基酸，會立刻透過存在於微絨毛膜的轉運蛋白吸收。

迷你知識

抑肽酶（trypsin inhibitor）：因大豆裡含有具阻礙胰蛋白酶用的抑肽酶，因此不能生食。

最適pH值：消化酵素脂活性最大的pH值，稱為最適pH值。胃蛋白酶最適合的pH為1～3，但其進入十二指腸之後，由於十二指腸的pH值會較高，因而會失去活性。

胃液與蛋白質的變性：胃液是pH值約為1的酸性液體，含有0.2%～0.5%鹽酸，蛋白質在這種酸性狀態下會發生變性，多肽鍊會因此被解開，而蛋白質分解酵素則會讓胜肽結合（見P59）變得易於水解。

蛋白質的化學性消化

蛋白質經過多肽、寡肽的過程後，最後被分解成胺基酸。

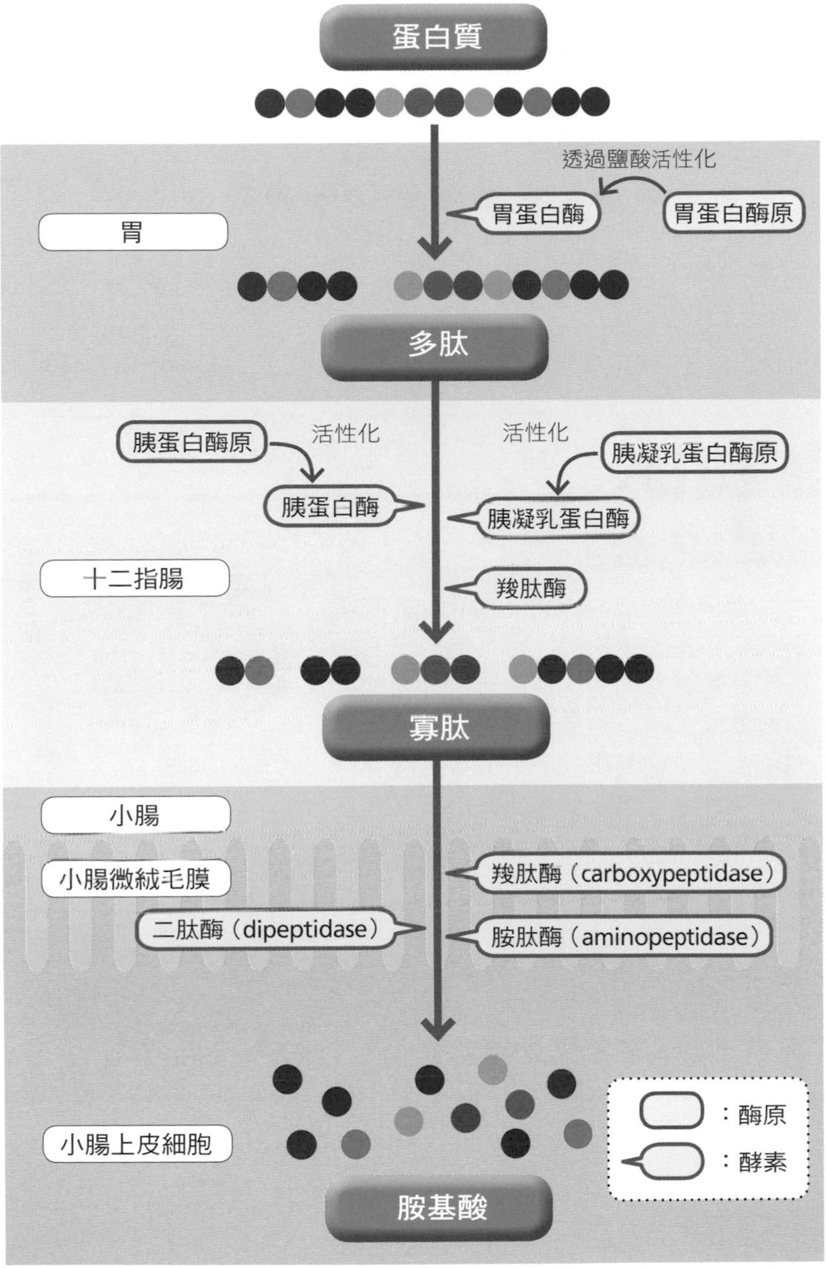

蛋白質
透過鹽酸活性化
胃蛋白酶
胃蛋白酶原
胃
多肽
胰蛋白酶原
活性化
活性化
胰凝乳蛋白酶原
胰蛋白酶
胰凝乳蛋白酶
十二指腸
羧肽酶
寡肽
小腸
小腸微絨毛膜
羧肽酶（carboxypeptidase）
二肽酶（dipeptidase）
胺肽酶（aminopeptidase）
小腸上皮細胞
：酶原
：酵素
胺基酸

內肽酶與外肽酶

蛋白質分解酵素（蛋白酶，Protease）分內肽酶（Endopeptidase）、外肽酶（Exopeptidase）兩種。「endo」為「內部」之意，內肽酶會分解蛋白質內部結合的胜肽（peptide）。「exo」為「外部」之意，外肽酶則是從末端分解。

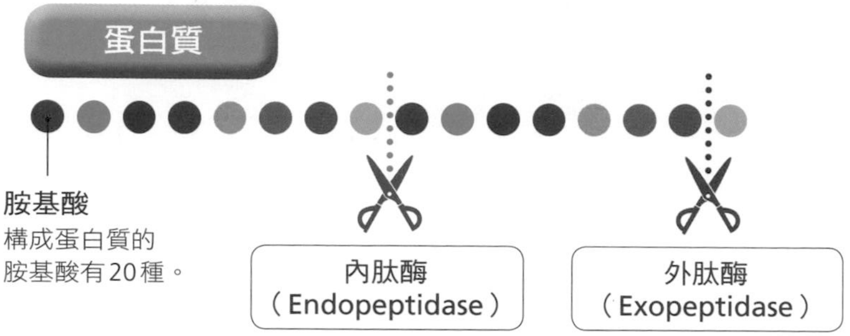
蛋白質
胺基酸
構成蛋白質的
胺基酸有20種。
內肽酶
（Endopeptidase）
外肽酶
（Exopeptidase）

生理知識

酶原與酵素

胃液中的胃蛋白酶及胰液中的胰蛋白酶、胰凝乳蛋白酶，作為酶原分泌，必須先被其他物質活性化後，才會開始啟動酵素作用。相反的，唾液裡所含的澱粉酶（分解澱粉的酵素）等，在一開始分泌時，就具有酵素的作用。為什麼胃蛋白酶、胰蛋白酶、胰凝乳蛋白酶不從一開始就啟動酵素功能呢？

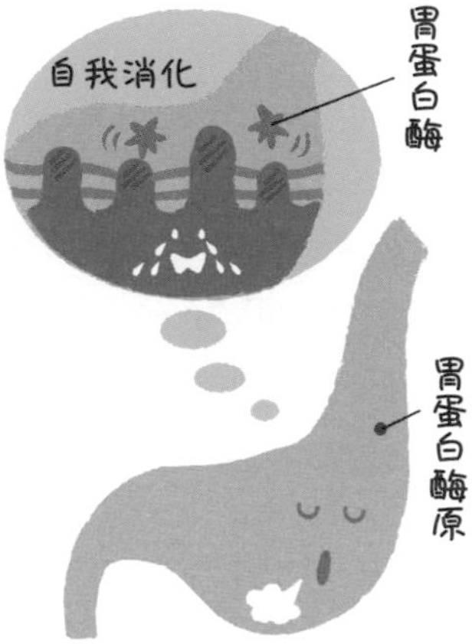
自我消化
胃蛋白酶
胃蛋白酶原

這是因為胃及胰臟是由蛋白質組成。要是從一開始就被當成酵素分泌的話，胃及胰臟就會把自己給消化掉（自我消化）。而酶原的作用，就是在預防胃及胰臟把自己消化掉的角色。

用語解說

酶原：消化酵素的前驅體。受到活性化後才會成為酵素作用。
腸激酶（enterokinase）：存在於十二指腸黏膜的酵素。「entero」指的是腸。

06 醣類的吸收：澱粉耐消化與乳糖不耐症的原因

醣類分成三種，分別為單醣、由二至十個單醣所連結而成的低聚醣（又稱寡糖，oligosaccharide），以及由單醣多數連結而成的多醣。低聚醣幾乎都是雙醣。多醣類中，最具代表的就是澱粉（見下頁圖）。

澱粉透過唾液、胰液內含的α澱粉酶、腸液裡含的麥芽糖酶（maltase）及異麥芽糖酶（isomaltase）等之酵素消化，最後分解成葡萄糖等的單醣（見六十三頁圖）。

這些完成消化的單醣接著會被小腸上皮細胞吸收，從毛細血管經門脈被送到心臟。

澱粉的消化

我們攝取的醣類大部分來自於澱粉。食物中的澱粉會先在口腔內，經咀嚼而與唾液裡的α澱粉酶混合，這就是消化的開端。之後向胃移動，然後抵達

用語解說

單醣：構成醣類的最小單位。如：葡萄糖、果糖、半乳糖等。
雙醣：由兩個單醣連結而成。如：蔗糖、麥芽糖、乳糖等。

十二指腸，透過胰液中所含的α澱粉酶，分解成糊精、麥芽糖、異麥芽糖等的低聚醣。

這些低聚醣，在小腸透過存在於黏膜之微絨毛膜，其上的消化酵素，如麥芽糖酶（maltase）、異麥芽糖酶，分解為葡萄糖、果糖、半乳糖等的單醣吸收。至此完成所有醣類的消化吸收，在小腸進行的醣類消化吸收過程，就是所謂的膜消化。

雙醣類的消化

食物裡除了澱粉（多醣）外，也包含雙醣，而我們大部分攝取的雙醣，以蔗糖及乳糖為主。雙醣在小腸上皮細胞的微絨毛膜，才開始被分解（消化），成為單醣。

但這兩種醣類經分解後，產生的物質，並不相同，蔗糖透過酵素蔗糖酶，分解為葡萄糖及果糖；乳糖則透過乳糖分解酵素，分解成葡萄糖、半乳糖後被吸收（見左圖）。

澱粉的構造

澱粉為植物的儲藏多醣，是人體葡萄糖的供給源。澱粉分為直鏈澱粉（amylose）及支鏈澱粉（amylopectin）。

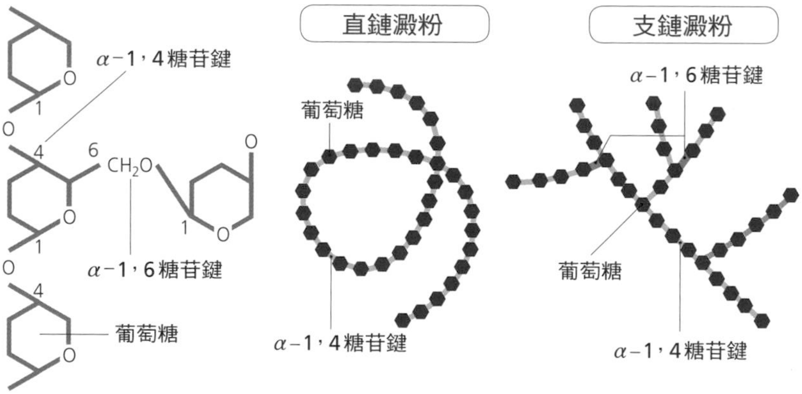

α–1，4糖苷鍵雖然可用α澱粉酶切斷，但α–1，6糖苷鍵只能用低聚醣的分解酵素–麥芽糖酶切斷。

醣類的消化與吸收

醣類透過唾液或胰臟裡所含的 α 澱粉酶，分解成糊精、麥芽糖等的低聚醣。低聚醣經過膜消化，會分解為單醣，被小腸上皮系統吸收。

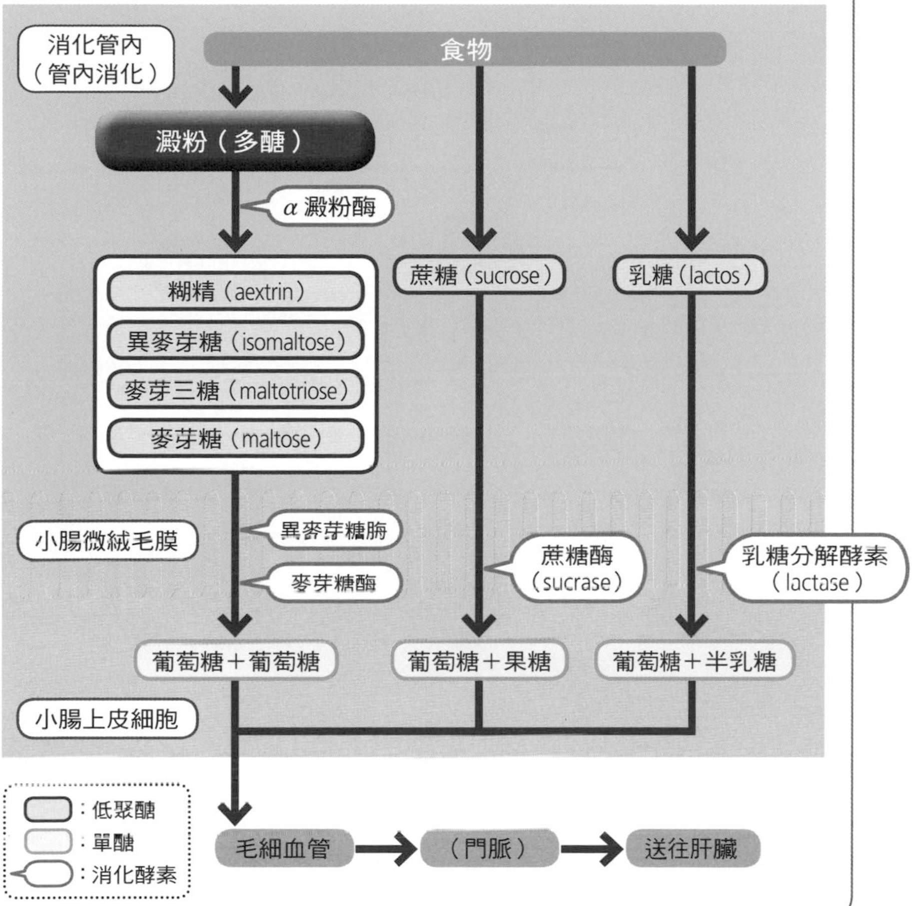

迷你知識

醣類與碳水化合物：在營養學裡，碳水化合物中的熱量來源稱之為醣類，而在碳水化合物中，有一種物質是人類的消化酵素無法分解的，被稱為膳食纖維。

乳糖不耐症：當人體缺乏乳糖酶（乳糖分解酵素）或乳糖酶不足，無法分解乳糖的稱為乳糖不耐症，常見的症狀為一喝牛奶就會拉肚子。

單醣的吸收

從小腸上皮細胞至毛細血管，葡萄糖、半乳糖、果糖都是透過葡萄糖載體蛋白促進擴散。

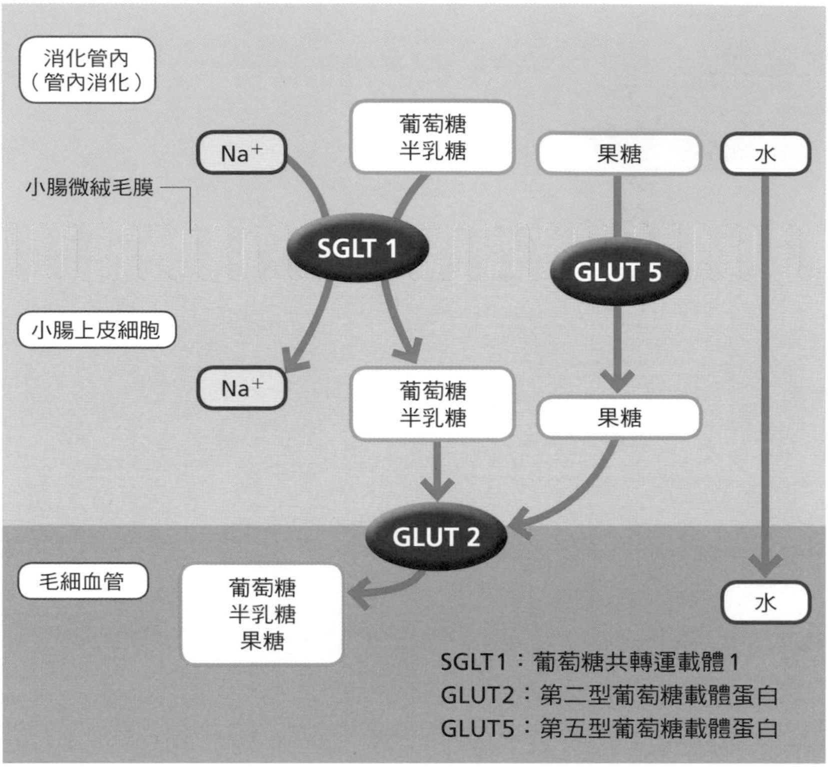

重要詞彙

主動運輸：物質逆濃度梯度，使用三磷酸腺苷（簡稱ATP，主要負責儲存和傳遞化學能）等的能量，使分子通過的結構。分子通過細胞膜的結構，分為主動運輸與被動運輸。

轉運蛋白：是存在於細胞膜的蛋白質，透過主動運輸或促體擴散，發揮轉運物質的作用。

促進擴散：恪守物質濃度梯度，透過轉運蛋白使營養素通過的結構，為被動運輸。沒有透過轉運蛋白的情況，就叫「單純擴散」。

吸收及運送

單醣的吸收速度各有差異，若葡萄糖的吸收速度是一百的話，那果糖的吸收速度就是四十三，半乳糖的吸收速度就是一百。

吸收速度之所以會不同，是因為吸收的方法不同。

葡萄糖、乳糖被主動運輸到小腸上皮細胞內時，葡萄糖共轉運載體蛋白（Ssodium-dependent glucose transporter，簡稱SGLT）會主動參與，運用內含鈉離子的熱量進行輸送。此時，葡萄糖、乳糖會跟鈉離子與水一起被吸收，故當人體在攝取醣類時，也會促進水分吸收。

葡萄糖轉運蛋白的種類

種類	存在地點
第一型 葡萄糖載體蛋白	幾乎存在於所有的組織。紅血球、腦、腎臟都有發現，但肝臟裡不存在。
第二型 葡萄糖載體蛋白	存在於肝臟及胰臟B細胞，還有腎尿細管，小腸上皮細胞。
第三型 葡萄糖載體蛋白	存在於神經細胞或胎盤上。
第四型 葡萄糖載體蛋白	僅存在於肌肉與脂肪組織。透過胰島素發現。
第五型 葡萄糖載體蛋白	存在於小腸上皮細胞。是果糖的轉運體。

用語解說

共軛：2種以上的反應緊密相連，彼此無法切開。在葡萄糖共轉運載體蛋白裡，葡萄糖、半乳糖被吸收時，鈉離子、水也同時被吸收。

07 脂肪的消化：三酸甘油酯到底是什麼？

食物中所含的脂肪，有九〇％以上都是三酸甘油酯（中性脂肪），其餘則是膽固醇、磷酯等。三酸甘油酯透過胰液內所含的脂解酶，分解成單酸甘油酯以及脂肪酸。此時，膽汁內所含的膽汁酸鹽，也有助於三酸甘油酯的消化（見六十八頁圖）。還有，膽汁內並不含消化酵素。

脂肪的消化

三酸甘油酯是由一個甘油，以及三個脂肪酸分子結合的物質。三酸甘油酯會被十二指腸內胰液裡的脂酶，分解成單酸甘油酯及脂肪酸。

大部分的三酸甘油酯，是甘油與長鏈脂肪酸所結合的物質（長鏈三酸甘油酯）。長鏈三酸甘油酯，在十二指腸受膽汁酸作用，成為細小的油滴（乳化）。接著，經脂酶分解成單酸甘油酯及長鏈脂肪酸，再透過膽汁酸鹽形成微膠粒（micelle），被小腸上皮細胞吸收。

變成微膠粒的單酸甘油酯，和長鏈脂肪酸，被小腸上皮細胞吸收後，再度

重要詞彙

乳化：乳化就是將脂質的塊狀物體化為細小的油滴，而這個油滴稱為微膠粒（micelle）。乳化可以讓脂質變得易與水混合。

微膠粒（micelle）：是由具親水性的親水基，與親脂性的親油基（疏水基）的物質（膽汁酸鹽等）形成膜，將不溶於水的脂質包覆的細小粒子。

變成三酸甘油酯，形成乳糜微粒（chylomicron），經淋巴管被運送。淋巴管會在左側與頸部交會處與靜脈合流。

另一方面，三酸甘油酯中，脂肪酸為中鏈脂肪酸（碳原子數八至十）的物質（中鏈三酸甘油酯），會被脂酶分解成，單酸甘油酯及中鏈脂肪酸，中鏈脂肪酸不會形成微脂粒被小腸上皮細胞吸收，因其在未形成乳糜微粒前，就已經過門脈，被運送至肝臟等處。

此外，膽固醇、磷酯被分解後，受膽汁酸鹽作用形成微膠粒，於小腸上皮細胞被吸收，之後在小腸上皮細胞內，再度合成膽固醇、磷酯，形成乳糜微粒，經淋巴管運送至身體各個組織（見下頁圖）。

脂質的體內運輸

部分三酸甘油酯，會透過乳糜微粒運送至脂肪組織儲存。

三酸甘油酯、膽固醇是在肝臟合成。在肝臟裡合成的部分三酸甘油酯、膽固醇會由極低密度脂蛋白（VLDL，見六十九頁上方的表）運送至脂肪組織儲存起來。

部分膽固醇會由低密度脂蛋白（LDL），運送至脂肪組織以外的末梢組織。另外，在末梢組織剩餘的膽固醇，會由高密度脂蛋白（HDL）運回肝臟（見七十頁圖）。

迷你知識

分解脂肪的酵素：有胃酯酶、胰臟所分泌的胰脂酶、磷酯酶A2、膽固醇酯酶。

脂肪的不溶性及水溶性：由於三酸甘油酯、膽固醇只是不溶性的，因此要移動到身體的其他組織時，身為搬運體的脂蛋白是絕對不可缺的物質。此外，中鏈脂肪酸為水溶性，經門脈運送至身體各個組織。

脂質的消化吸收

三酸甘油酯的消化吸收，會因為長鏈、中鏈各有不同。長鏈三酸甘油酯會形成微脂粒被小腸上皮細胞吸收，而後形成乳糜微粒進入淋巴管。而中鏈三酸甘油酯則不會形成微脂粒，反而會直接被小上皮細胞所吸收，進入門脈。

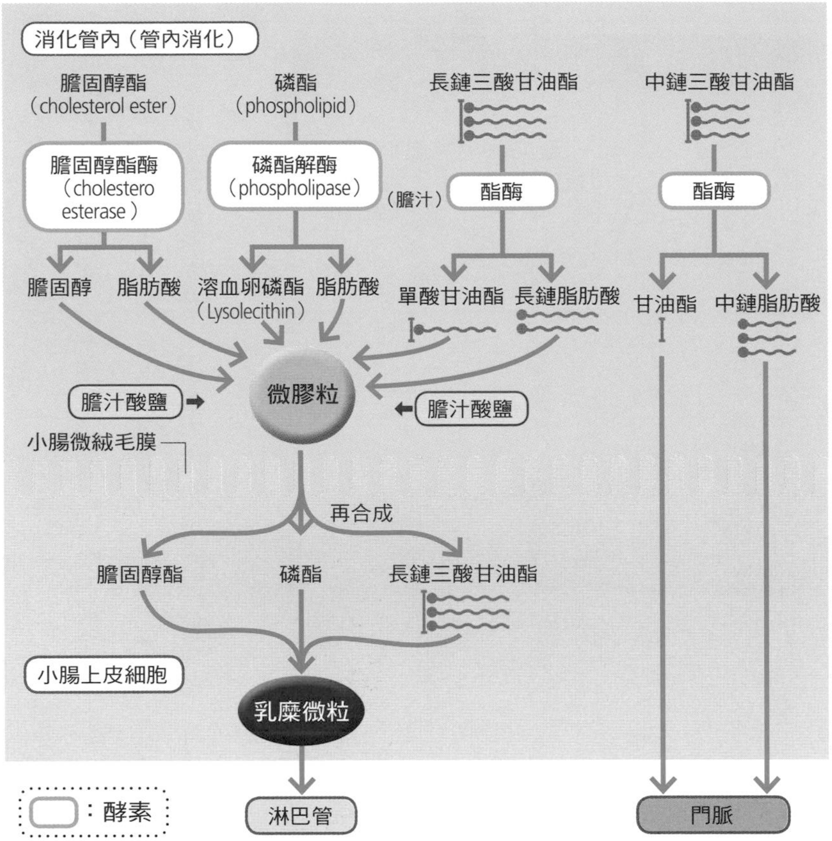

用語解說

單酸甘油酯（monoacylglycerol）：甘油與一個脂肪酸結合形成的物質。

重要詞彙

乳糜微粒（chylomicron）：脂蛋白的一種。以蛋白質與磷酯形成的膜包覆脂質的粒子。因為在小腸被吸收的三酸甘油酯、膽固醇不溶於水的關係，因此需靠乳糜微粒運送至身體各個組織（見上圖）。

脂蛋白的種類

脂蛋白是由蛋白質跟脂質（三酸甘油酯、磷酯、膽固醇）所組成的球狀粒子。依蛋白質的種類及脂質組成的不同，可分成乳糜微粒、VLDL、LDL、HDL四種。

名稱	運送物質
乳糜微粒	三酸甘油酯、膽固醇
VLDL（極低密度脂蛋白）	三酸甘油酯、膽固醇
LDL（低密度脂蛋白）	膽固醇（肝臟→末梢組織）
HDL（高密度脂蛋白）	膽固醇（末梢組織→肝臟）

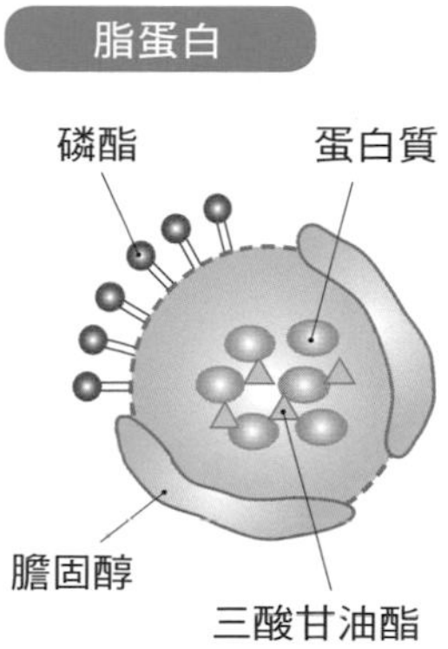

生理知識

什麼是脂質代謝異常症

血液裡的LDL膽固醇、三酸甘油酯過多，或是HDL膽固醇過少的狀況稱之為脂質異常症。LDL膽固醇會將膽固醇運送至全身。另一方面，HDL膽固醇會回收多餘的膽固醇，將之運送至肝臟。LDL膽固醇若是過多，膽固醇會黏附在動脈的血管壁上，成為動脈硬化的原因。

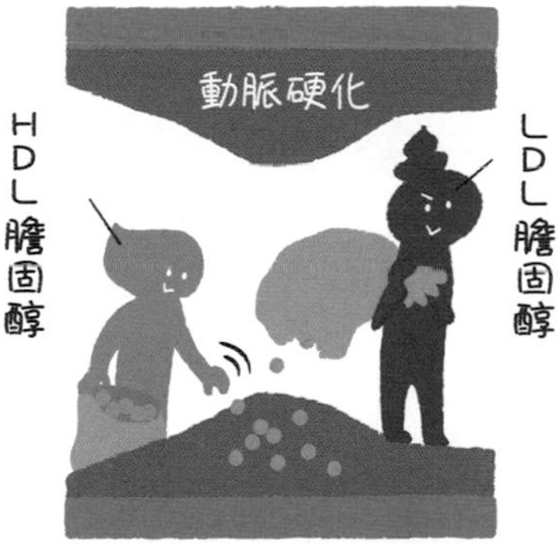

脂質的體內運輸

三酸甘油酯、膽固醇會形成乳糜微粒，運送至身體其他各個組織。

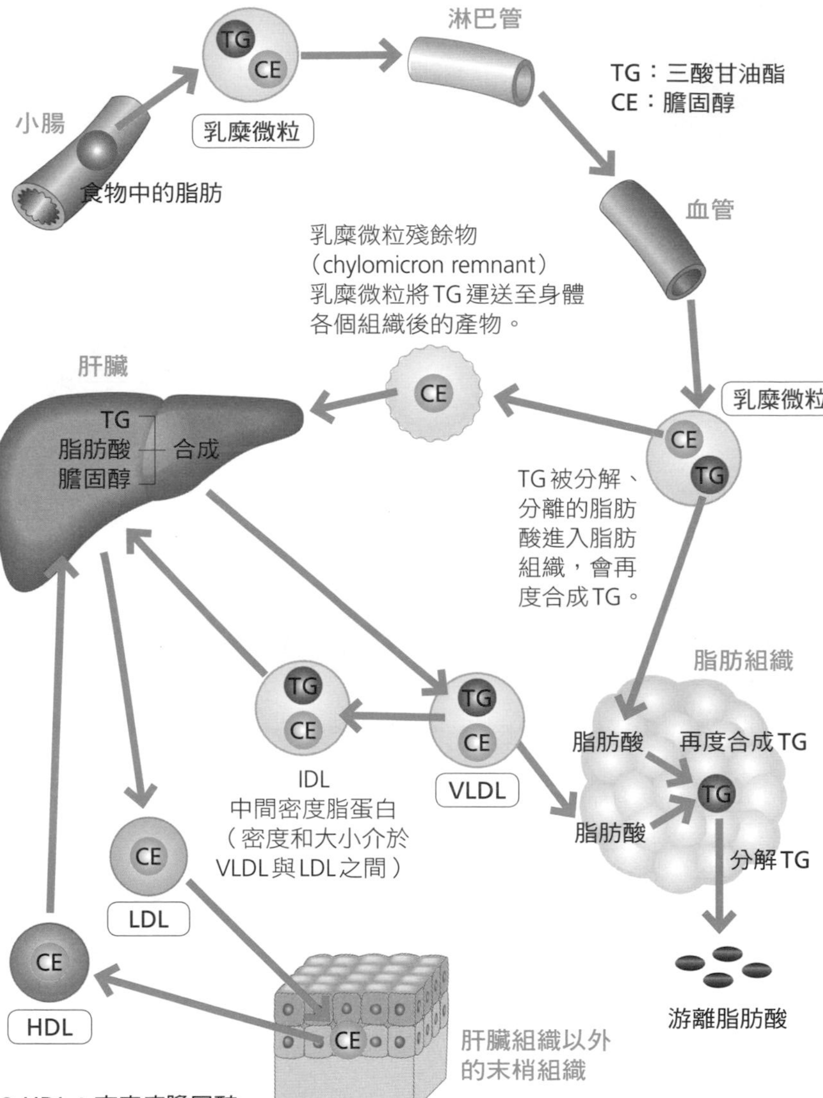
淋巴管
TG
CE
TG：三酸甘油酯
CE：膽固醇
小腸
乳糜微粒
食物中的脂肪
血管
乳糜微粒殘餘物
（chylomicron remnant）
乳糜微粒將TG運送至身體
各個組織後的產物。
肝臟
CE
乳糜微粒
TG
脂肪酸
膽固醇
合成
CE
TG
TG被分解、
分離的脂肪
酸進入脂肪
組織，會再
度合成TG。
脂肪組織
TG
CE
TG
CE
脂肪酸
再度合成TG
IDL
中間密度脂蛋白
（密度和大小介於
VLDL與LDL之間）
VLDL
TG
脂肪酸
CE
分解TG
LDL
CE
HDL
CE
肝臟組織以外
的末梢組織
游離脂肪酸

- HDL：高密度膽固醇
- LDL：低密度膽固醇
- IDL：中間密度膽固醇
- VDL：極低密度膽固醇

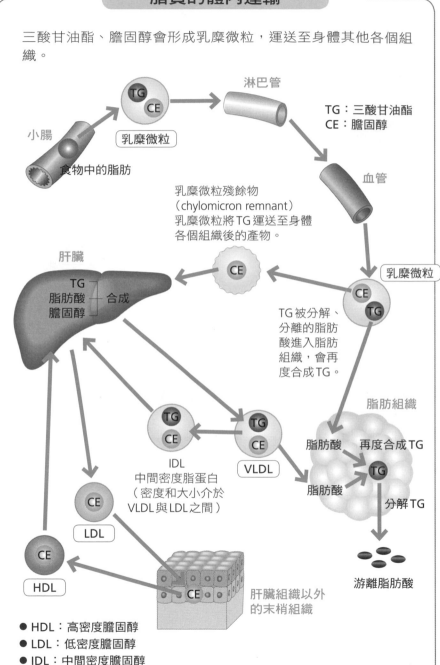

08 維生素：不必消化，直接吸收，所以……

維生素不會被消化（分解），而是會直接被小腸上皮細胞吸收。

維生素的吸收又可分為，脂溶性維生素（維生素A、D、E、K）及水溶性維生素（維生素B群、C），兩者吸收方式不同。

脂溶性維生素的吸收與運輸

脂溶性維生素仰賴脂質，由小腸上皮細胞吸收後，溶入乳糜微粒裡，接著經淋巴管運送至肝臟。脂溶性維生素中的維生素E與維生素K_1、K_2，會透過膽汁形成微膠粒，再由小腸上皮組織吸收（下頁圖）。

被吸收的脂溶性維生素，會在血液裡與白蛋白（albumin）結合後，運送至身體的各個組織。此外，部分維生素會儲存於肝臟。

一般而言，維生素A會被儲存於肝臟，遇到身體有需要時，就會被運送至身體的各個組織，而維生素D儲存於肝臟、脂肪組織、肌肉中，大多存在

重要詞彙

白蛋白（albumin）：
是血漿中含量最多的蛋白質。

迷你知識

維生素B群：9種水溶性維生素中，維生素B_1、維生素B_2、菸鹼素、維生素B_6、維生素B_{12}、葉酸、泛酸、生物素這8種就是一般所稱的維生素B群。

維生素的吸收與運輸

脂溶性維生素在被小腸上皮細胞吸收後，形成乳糜微粒，經淋巴管被運送至肝臟。水溶性維生素則是以單純擴散的方式，或是藉由白蛋白被小腸上皮細胞吸收，經由門脈被運送至肝臟。水溶性維生素中，維生素B_{12}會與胃內的內因子結合，在迴腸被吸收。

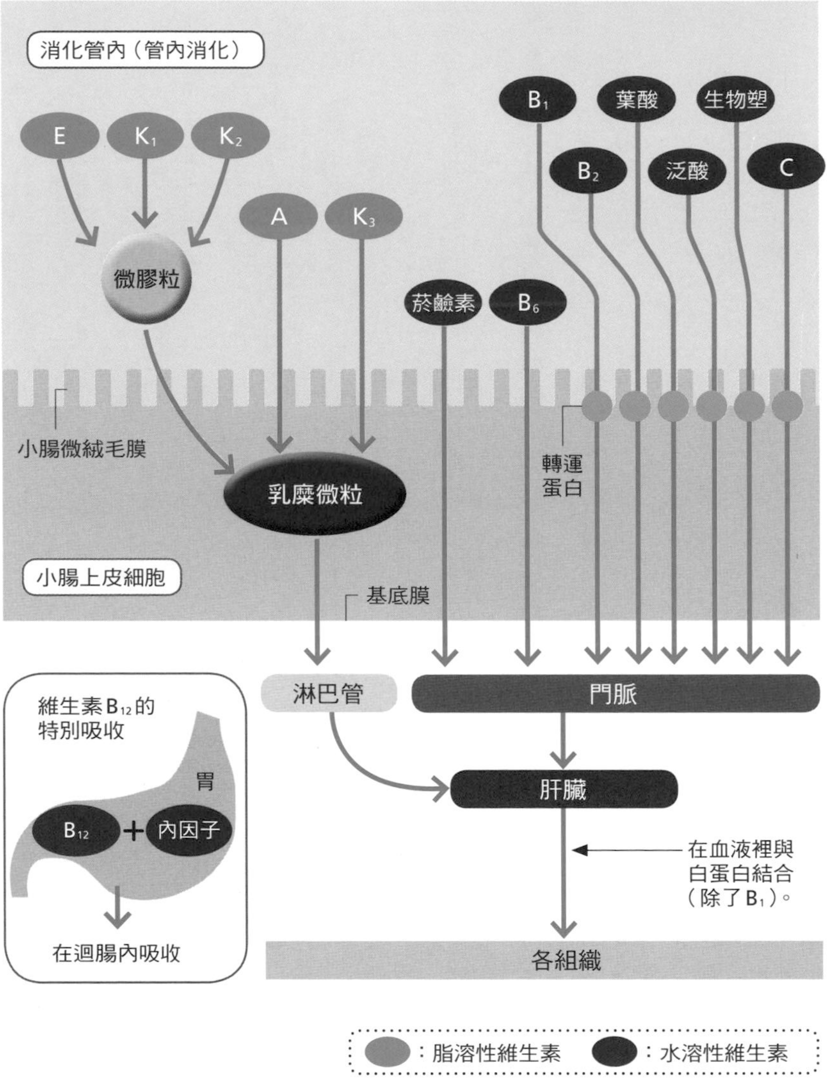

於肝臟。維生素E幾乎會被所有的人體組織吸收。

水溶性維生素的吸收與運輸

水溶性維生素有九種，大部分都可以透過主動運輸（能動運輸，Active transport）被小腸上皮細胞吸收。主動運輸是透過存在於微絨毛膜上的轉運蛋白（運輸載體，見六十四頁）進行，不同的維生素有不同的轉運蛋白。

而菸鹼素、維生素B_6則以單純擴散（simple diffusion，被動運輸）的方式，被小腸上皮細胞吸收。

用語解說

迴腸：小腸的後半部。另外，小腸的前半部為空腸。

09 礦物質：蔬菜與膳食纖維不可攝取過多

人體所含的礦物質（無機化合物）中，鈉（Na）、鉀（K）、鈣（Ca）、鎂（Mg）、磷（P）、氯（Cl），硫磺（S）這七種被稱為巨量礦物質，而鐵（Fe）、鋅（Zn），銅（Cu）、錳（Mn）、碘（I）、硒（Se）、鉻（Cr）、鉬（Mo）這八種叫微量元素。基本上，不同的礦物質會以不同的機制，於小腸的上皮細胞被吸收。

鈣的吸收

鈣絕大部分是由十二指腸（見四十二頁）吸收，剩餘的一小部分，則由空腸上部吸收。鈣的吸收是透過主動運輸，及被動運輸等方式。一旦其吸收便會受到食品成分影響，例如維生素D及乳糖，對鈣的吸收非常有效，鈣：磷＝2：1至1：2的範圍最能被有效吸收。另一方面，膳食纖維攝取過剩、穀類裡含有的植酸（phytic acid）、蔬菜裡所含的硝酸，則會阻礙鈣的吸收。

迷你知識

氯（Cl）與硫（S）：日本人飲食攝取標準（2015年版）裡面，並沒有在巨量礦物質裡提到氯（Cl）及硫磺（S）的攝取標準。氯可從食鹽（氯化鹽；NaCl）當中攝取，而蛋白質裡面還有硫磺（S）成分。

鈣與維生素D：在鈣的吸收當中，主動運輸需伴隨鈣結合蛋白質（Calcium Binding Protein）的參與。這種鈣結合蛋白質會經活性化的維生素D誘導，因此維生素D會促進鈣的吸收。

鈣的吸收率也受到生物體的條件影響。懷孕及授乳婦女因鈣質需要量增加，因此鈣的吸收率也會提高。還有，適量的運動也會促進腸管的鈣吸收率。

鐵的吸收

鐵大部分是在十二指腸被吸收。體內儲藏的鐵變少時，吸收率會提高。鐵的吸收受到其他成分的影響，能與維生素C同時攝取，鐵的吸收率也會提高。此外，植酸及硝酸等會與鐵離子結合，因難溶於水的關係，會妨礙吸收（見下頁圖）。

食物裡所含的鐵分為二價鐵（亞鐵、Fe^{2+}）與三價鐵（非亞鐵、Fe^{3+}），一般而言，動物性食品所含的二價鐵吸收率，會比植物性食品所含的三價鐵來得更高。三價鐵可透過類似維生素C的還原劑還原成二價鐵，促進吸收。

銅的吸收

銅主要由十二指腸吸收，之後與白蛋白結合，經過門脈被運送至肝臟並儲存。

迷你知識

鐵在人體內的運送方式：被身體吸收的鐵，會與身為鐵的運送蛋白質「運鐵蛋白」（transferrin）結合，運送至血液裡。

鐵的吸收：由腸管吸收的鐵，二價鐵（Fe^{2+}，又稱為亞鐵）的吸收速度會比三價鐵（Fe^{3+}，又稱為非亞鐵）來得快。Fe^{3+}的吸收是由食品裡類似維生素C的還原劑，促進其還原成Fe^{2+}促進。

鐵的吸收

由腸管吸收的鐵，二價鐵（Fe^{2+}，又稱為亞鐵）的吸收速度會比三價鐵（Fe^{3+}，又稱為非亞鐵）來得快。Fe^{3+}的吸收過程，主要是由食品裡類似維生素C的還原劑，促進將其還原成Fe^{2+}。

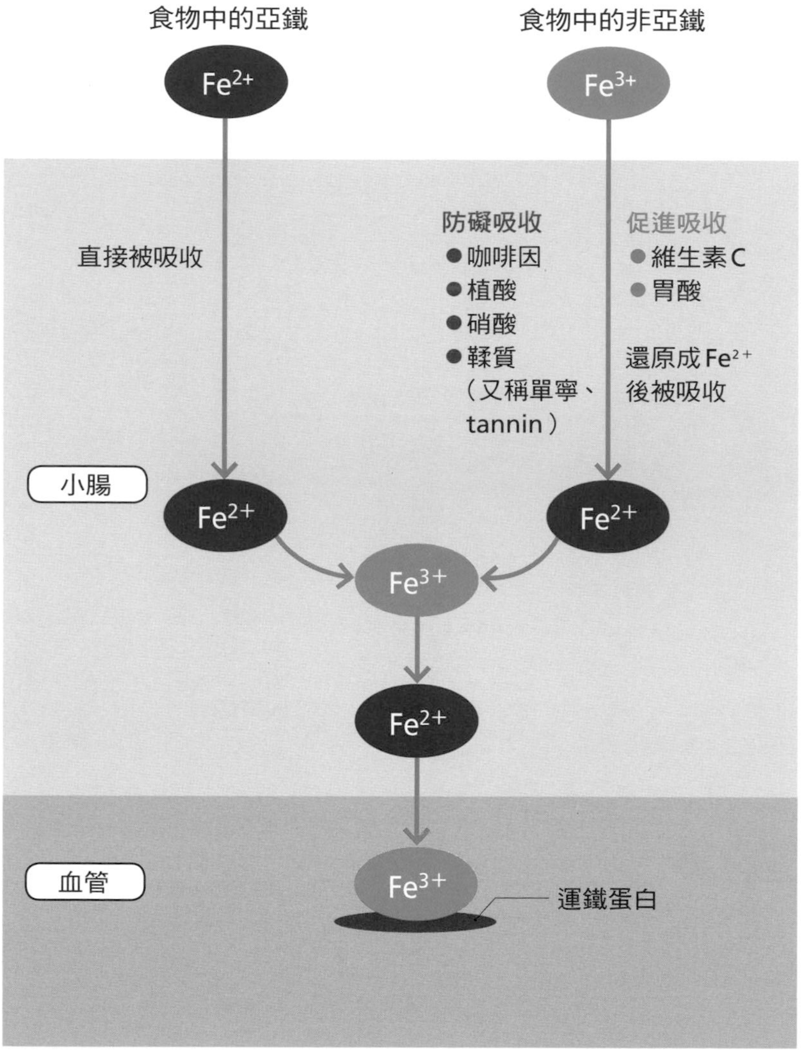

10 食物的吸收率：偏偏少不了膳食纖維

我們平日所攝取的食物，並非全部都吸收進體內。顯示攝取的食物當中，人體究竟吸收了多少程度的數值，稱之為消化吸收率。

消化吸收率，可分為表面消化率（apparent digestibility），以及真消化率（true digestibility）兩種，真消化率所顯示的數值，會大於表面消化率。

表面消化率，是將攝取之營養吸收的營養量，以百分率顯示的數值。真消化率則是從糞中排泄量，去除內因性成分量所求得之數值。透過從糞便排泄中，去除內因性成分量，可求得食物成分裡有多少排進了糞便裡（見七十九頁圖）。

各種營養素的消化吸收率

消化吸收率依營養素而各有不同，醣類的消化吸收率為九九％，脂肪為九〇％上下，蛋白質約為九〇％。維生素攝取量少，吸收量越高；攝取量多，

重要詞彙

內因性成分：糞中排泄量裡，不是來自於食物成分的東西。如：消化管上皮剝落物、腸內細菌、來自於消化管之分泌物等。

吸收率越低（見七十一頁）。礦物質的吸收率，同時也受攝取之食物成分影響（見七十四頁）。

利用效率

被人體所吸收的營養素，並非全部都會做有效的利用，尤其是蛋白質會被熱量攝取量左右。熱量攝取不足時，蛋白質的利用效率會變低，被當成熱量源。

消化吸收率計算方式

消化吸收率計算方式如下：

$$\text{表面消化率（\%）}=\frac{\text{攝取量}-\text{（糞中排泄量）}}{\text{攝取量}}\times 100$$

$$\text{真消化率（\%）}=\frac{\text{攝取量}-\text{（糞中排泄量}-\text{內因性成分量）}}{\text{攝取食物中營養素量}}\times 100$$

$$=\frac{\text{攝取量}-\text{排泄於糞便中的食物成分量}}{\text{攝取食物中營養素量}}\times 100$$

迷你知識

礦物質吸收率：礦物質在人體裡的吸收率，鐵約為15%，鈣質在發育期時為45%、成人約為25%～30%左右。

糞中排泄量詳細說明

糞便裡除了源自於食物的東西以外，也包含了消化管上皮的剝落物、腸內細菌、來自於消化管的分泌液等等。考慮到這些內因性成分量所求出之數值，就是真消化率。

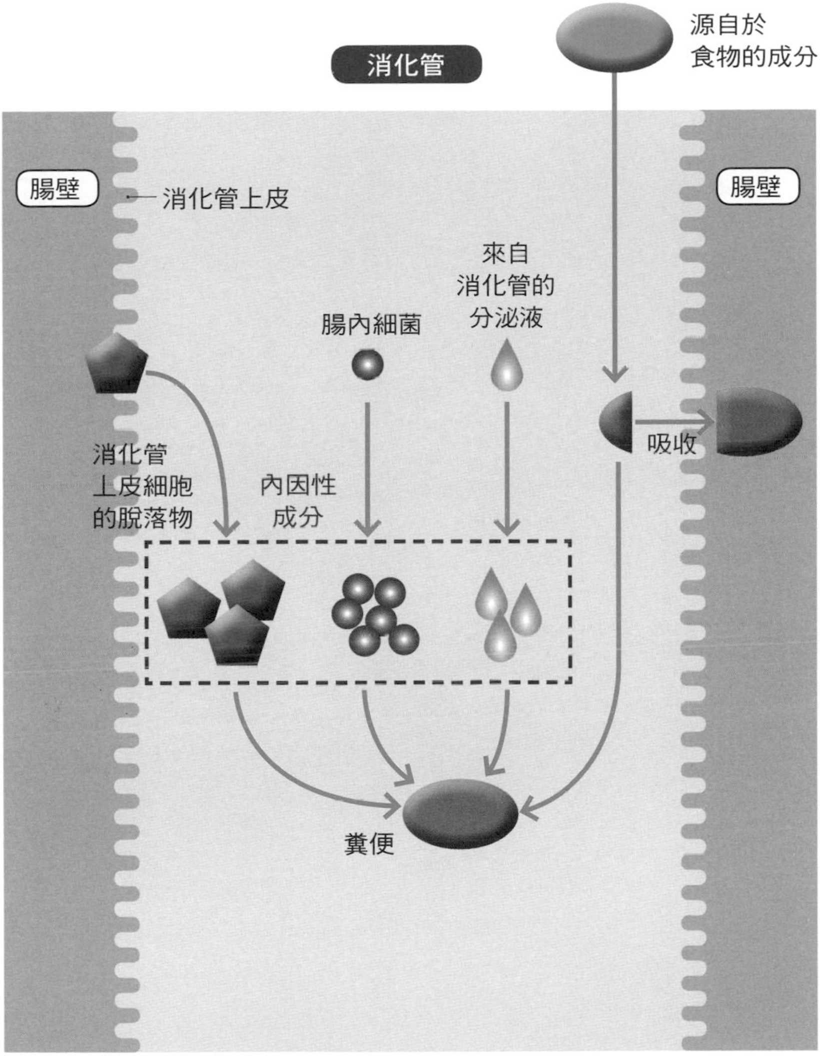

專欄二

吃膠原蛋白美肌，目前對老鼠似乎有用

在健康雜誌、網路等健康相關網站，出現越來越多為了維持肌膚的美麗，建議攝取膠原蛋白（collagen）的文章。但是，膠原蛋白真的有那麼神奇嗎？

膠原蛋白是由真皮、骨頭、軟骨、韌帶以及肌腱等，所構成的一種蛋白質，由三根結合甘胺酸（glycine）、脯胺酸（proline）、羥脯胺酸（Hydroxyproline）等胺基酸的胜肽鏈所組成。而皮膚裡含有的膠原蛋白，人體約占所有蛋白質的三成左右。

那麼，食用像魚翅這種富含大量膠原蛋白的食物，是不是真的具有美肌效果呢？

實際上，膠原蛋白是蛋白質，因此必須經過消化酵素將胺基酸、胜肽分解才能被人體吸收，要直接吸收膠原蛋白是不可能的。尤其，構成膠原蛋白的胺基酸為非必需胺基酸，且這些必需胺基酸，只要變成細碎的分子，便會在體內被許多蛋白質作為再合成的素材，因此食物裡的膠原蛋白，會直接轉化成皮膚的膠原蛋白，這種說法是完全沒有科學根據的。

不過事實上，也有實驗報告指出，「膠原蛋白胜肽」這種較大的分子肽會被老鼠吸收，甚至還在老鼠全身各部位，檢測出這種胜肽。雖然還沒有在人體實驗上證實，不過人體的確能合成膠原蛋白，只是無法指定運送到特定部位。

為了有細緻漂亮的美肌，當然一定要補充構成膠原蛋白材料，因此不管有沒有吸收膠原蛋白，能夠補充蛋白質是最好不過了。

第三章

蛋白質、醣質、脂肪

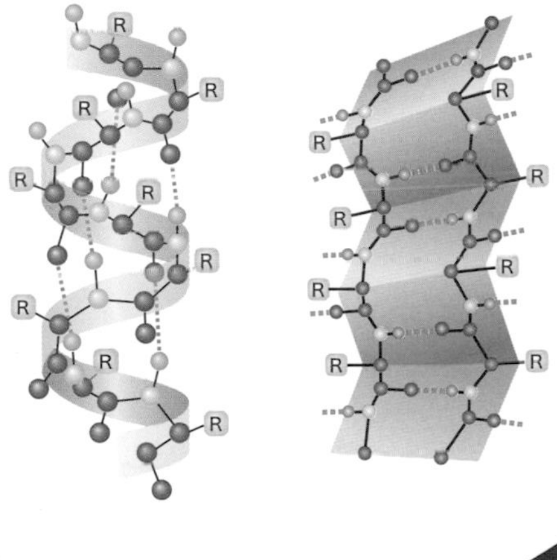

01 營養素有熱量，但不等於熱量

熱量是人維持生命、正常活動的關鍵。就算不動、什麼事都不做，為了保持一定的體溫，身體也會消耗熱量；即使處於睡眠狀態，大腦還是會運作、心臟也還在跳動。

這些生理活動所需的熱量，一般來說，我們會從食物裡的營養素中獲得。人體的熱量的來源是三大營養素——醣類（見一〇四頁）、脂肪（見一二二頁）、蛋白質（見九十二頁），它們會產生足以維持人體各種機能運作的熱量。

從營養素完全被燃燒所得的熱量，稱為物理性燃燒值，其轉換公式為：一公克的醣類約四．一大卡；一公克的脂肪，熱量約九．四五大卡；一公克的蛋白質，熱量約五．六五大卡。不過在生物體內，因營養素無法完全被燃燒的關係，必須考慮到消化吸收率，故會將發生的熱量估算得低一些，稱為生理性燃燒值，一公克的醣類約四大卡、一公克的脂肪約九大卡、一公克的蛋白質約四大卡。此數值稱之為Atwater（Wilbur Olin Atwater博士）氏係數，在熱量的計算上被廣泛使用（見左圖）。

用語解說

Atwater氏係數（Atwater factor）：指的並不是讓營養素完全燃燒的物理性燃燒值，而是讓營養素在人體內被利用的生理性燃燒值，而且是營養素的個別平均性燃燒值。

迷你知識

卡路里（cal）與焦耳（J）：1卡（cal）就是在1個大氣壓下，將1克的水溫度提升1℃所需要熱量。若要將1kg的水溫度提高1℃，所需的熱量為1大卡（kcal）。卡路里與一般熱量單位焦耳（J）之間的關係為：1kcal＝4.184 J。

基礎代謝率與一日的熱量消耗量

為了維持心臟跳動、體溫恆定等，最低限度的熱量需求量，稱為基礎代謝率。男性每日大約需要一千五百大卡，女性每日大約需要一千兩百大卡的熱量，這些幾乎相當於人體在睡眠時消耗的熱量。一般人體處於靜止不動狀態時的代謝量，大約相當於基礎代謝率的一．二五倍。

下頁表格從幼兒開始，各年齡層男女的基礎代謝率。以在空腹時安靜狀態下，所測定的熱量消耗量為基準，求得每一公斤體重的基礎代謝基準值

營養素的熱量產生

能夠產生熱量的營養素為醣類、脂質及蛋白質。

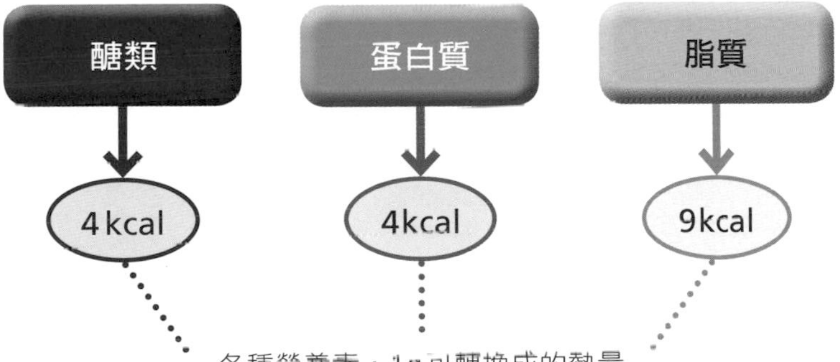

各種營養素，1g可轉換成的熱量
這4kcal、4kcal、9kcal的數值稱為Atwater氏係數。

重要詞彙

安靜時的代謝量：人在吃完東西後的2到4小時後，坐在椅子上安靜休息時的一日熱量消耗量，稱為安靜時的代謝量。除基礎代謝率外，也包含了飲食所伴隨的消化吸收、代謝等所需的熱量消耗量（攝食誘發性產熱作用）。

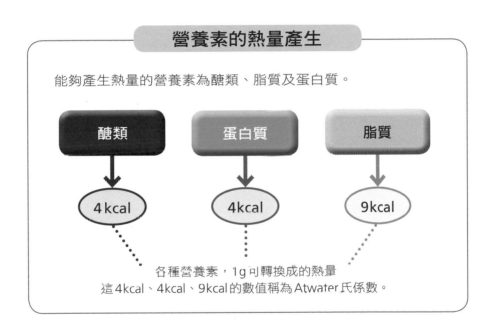

後，再將之乘以基準體重所得的值，便是基礎代謝率。

一般生活一日所需的熱量消耗量，為基礎代謝率的一．五倍到二倍。成人一日所需消耗的熱量，約為二千到三千大卡，這些熱量可從食物的營養素裡得到。而這些營養素產生熱量的一連串反應過程，稱之為能量代謝。

基礎代謝基準值與基礎代謝量

性別	男性			女性		
年齡（歲）	基礎代謝率標準值（kcal/kg體重/日）	參考體重（kg）	基礎代謝率（kcal/日）	基礎代謝率標準值（kcal/kg體重/日）	參考體重（kg）	基礎代謝率（kcal/日）
1～2	61.0	11.5	700	59.7	11.0	660
3～5	54.8	16.5	900	52.5	16.1	840
6～7	44.3	22.2	980	41.9	21.9	920
8～9	40.8	28.0	1140	38.3	27.4	1050
10～11	37.4	36.5	1330	34.8	36.3	1260
12～14	31.0	49.0	1520	29.6	47.5	1410
15～17	27.0	59.7	1610	25.3	51.9	1310
18～29	24.0	63.2	1520	22.1	50.0	1110
30～49	22.3	68.5	1530	21.7	53.1	1150
50～69	21.5	65.3	1400	20.7	53.0	1100
70以上	21.5	60.0	1290	20.7	49.5	1020

（日本人飲食攝取標準2015年版）

02 醣類蛋白質脂肪，哪種熱量會練成肌肉？

我們已知醣類、脂肪、蛋白質為人體主要的熱量來源，但這些經過消化吸收，儲存於體內的營養素，是如何轉換成熱量的？答案是「燃燒」。

其實在體內所進行的燃燒，指的是各種營養素在分解、氧化的過程中，會產生化學能（chemical energy），這個分解、氧化的過程，會在所有的細胞內進行。產生的化學能若是轉換成熱能（thermal energy），就會被用來維持體溫；若是用於肌肉收縮時，就會轉換成運動熱能。

化學能儲存在體內的三磷酸腺苷（adenosine triphosphate，簡稱ATP）分子當中。三磷酸腺苷會在身體的各個細胞內，作為熱量分子利用。

三磷酸腺苷是由核酸構成分子——腺苷（adenosine）跟三個磷酸基所結合的磷酸化合物。熱量會在磷酸與磷酸的結合部位，以結合能（編註：Binding Energy，指兩個或多個粒子結合成更大的微粒釋放的能量）的方式被保存。當三磷酸腺苷的一個磷酸基斷裂，變成二磷酸腺苷（ADP）時，會釋放出七．三大卡／莫耳的熱量。

迷你知識

三磷酸腺苷的合成量新說：理論上，1個葡萄糖分子，是由38個三磷酸腺苷分子所合成，但因生物化學的探究日新月異，也有人認為是由31個三磷酸腺苷分子所合成。

在營養素被分解、氧化的過程中，會大量產生這種能量分子三磷酸腺苷（見下圖）。

熱量產生的過程

觀察醣類、脂肪、蛋白質的熱量產生路徑，會發現細胞內的三磷酸腺苷是在糖解作用（糖酵解）及三羧酸循環或稱檸檬酸循環（簡稱TCA）時產生的（見九十頁圖）。

食物中的醣類被分解後所產生的葡萄糖，是人體最重要的熱量來源。人的腦部、心臟等

能量分子ATP

生物體內所產生的熱量會儲存於三磷酸腺苷的分子當中。

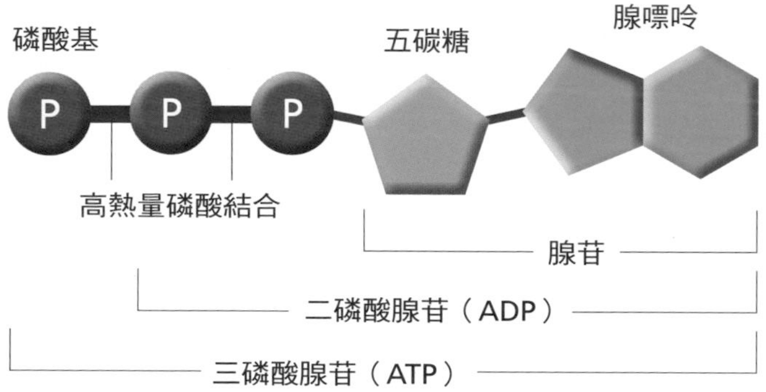
磷酸基
五碳糖
腺嘌呤
P
P
P
高熱量磷酸結合
腺苷
二磷酸腺苷（ADP）
三磷酸腺苷（ATP）

熱量在磷酸與磷酸的結合處，會以化學熱量的形式儲存，當磷酸與磷酸分離時，會釋放出約7.3kcal／mol的熱量。

重要詞彙

糖解作用：指的是葡萄糖被分解成丙酮酸。由於不需要氧氣，故又被稱為「厭氧性糖解」。

的臟器、肌肉，甚至是紅血球，以至於所有的細胞，都會使用到葡萄糖。

在糖解作用的過程中，不使用氧氣的狀況下，一個葡萄糖分子被分解到最後，成為丙酮酸（Pyruvic acid）前，會產生兩個分子的三磷酸腺苷。在無氧的條件下，丙酮酸會轉化成乳酸，儲存於細胞內。

接著，在有氧的狀況下，丙酮酸會轉化為乙醯CoA（Acetyl-CoA；又稱乙醯輔酶A）。乙醯CoA會進入TCA循環，與草醯乙酸（或稱草乙酸，OA）結合變成檸檬酸，在TCA循環一圈，最大可產生三十六個ATP分子。TCA循環會與消耗氧氣的電子傳遞鍊（呼吸鏈）組合啟動（見一一三頁）。

像這樣，一分子的葡萄糖經過糖解作用，合計會產生三十八個分子的ATP。

脂肪的熱量產生

熱量來源若是來自於脂肪，產生熱量的原料即為中性脂肪（三酸甘油酯）。中性脂肪是由甘油結合三個脂肪酸所構成，其被分解所產生的甘油及脂肪酸，即為熱量來源。

脂肪酸經過β氧化作用，會產生大量的乙醯CoA。脂肪酸的構成長度，雖然會影響乙醯CoA的量，但進入TCA循環的乙醯CoA，會產生超過一百分子的ATP。此外，長鏈脂肪酸的棕櫚酸（palmitic acid）一個分子會產生

重要詞彙

乙醯CoA：能量的產生過程中重要的中間物質。由輔酶A（CoA）與乙醯基（–COCH3）所結合。

電子傳遞鍊：三磷酸腺苷由檸檬酸循環內所產生的物質產生。電子在四種酵素複合體相互傳遞，製造三磷酸腺苷。就如同「呼吸鏈」這個別名，電子傳遞鍊需要氧氣才能反應。

熱量的產生路徑

醣類、脂肪、蛋白質在糖解作用及TCA循環的過程中，會產生能量分子三磷酸腺苷。

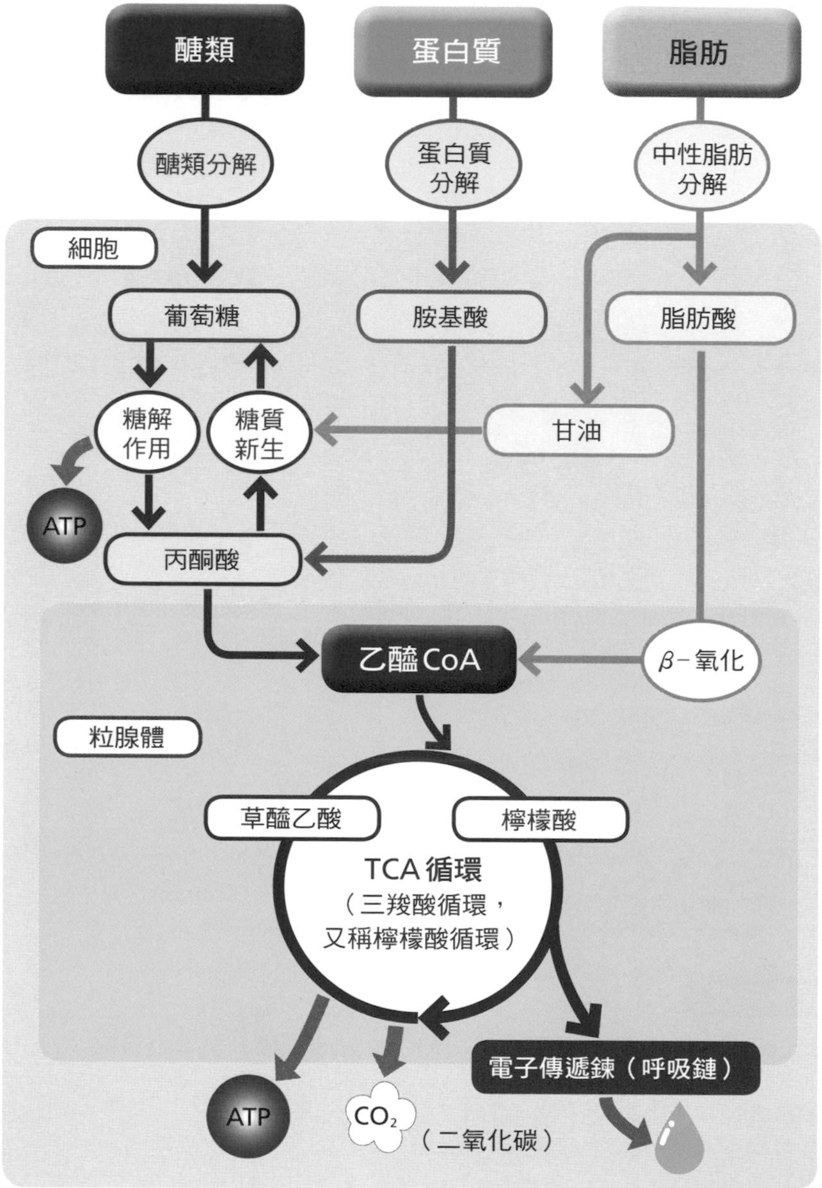

一百二十九個分子的ATP。

脂肪酸是從β氧化作用直接變成乙醯CoA，因此只能夠在TCA循環產生熱量。由於乙醯CoA可轉化為草醯乙酸，所以無法利用糖質新生作用，將脂肪酸（見二十一頁）轉換為葡萄糖。

此外，甘油在糖質新生作用當中，被用來製造葡萄糖。

蛋白質的能量產生

胺基酸是蛋白質的能量來源。熱量不足時，身體的蛋白質會被分解成胺基酸，但在胺基酸被分解得更細前，含碳素的部分（碳架）不是會直接在TCA循環裡被代謝產生熱量（見一〇二頁），就是會被運送到肝臟，藉由糖質新生作用製造葡萄糖。大部分的胺基酸都能產生葡萄糖。

此外，被稱為BCAA的支鏈胺基酸（Branched-chain amino acid），由白胺酸、異白胺酸、纈胺酸組成，在運動等熱量不足的情況下，會在肌肉中被分解，不會在肝臟形成葡萄糖，而是直接進入TCA循環，成為肌肉細胞的能量來源。

若在細胞內生產熱量，則看作用方式，會在不同地方進行，如果是解糖作用的話就是細胞質，TCA循環的話，會在位於細胞內，被稱為「細胞的發電站」的粒線體（mitochondrion）進行。

重要詞彙

糖質新生作用：由胺基酸等醣類以外的物質，製造葡萄糖的路徑，幾乎都在肝臟進行（一小部分在腎臟進行），注意一點肌肉裡並沒有糖質新生的作用。

用語解說

支鏈胺基酸（Branched-chain amino acid，簡稱BCAA）肌肉蛋白質裡有很多（見P93下方圖）。

03 人體無法合成，我們必須攝取哪些胺基酸呢？

蛋白質會不斷的重複合成、分解。從食品攝取的蛋白質經分解後，以胺基酸的形式，成為人體蛋白質的合成原料。另一方面，既有的體內蛋白質也會被分解，其中約有三分之二以胺基酸的方式被再度利用，剩餘的三分之一則被排泄出去。而這些無法被再度利用的三分之一的量，必須從食物當中獲得（見左圖）。

一般健康成人的蛋白質排泄量及攝取量，也就是合成量與分解量，幾乎是等量的（動平衡）。

胺基酸的種類及構造

蛋白質是由胺基酸所構成。胺基酸的基本構造，為一個碳原子加上至少一個的胺基、羧基、氫原子所結合而成（見左頁下圖）。

構成人體蛋白質的胺基酸有二十種（見九十四頁表）。其中無法在我

用語解說

胺基酸：構成蛋白質的基本單位物質。由1個碳原子加上胺基、羧基、氫原子、支鏈所組成。而人體的蛋白質，是由20種胺基酸所構成。

體內蛋白質的合成與分解

體內蛋白質每天都會製造、改變，在這些過程中所失去的部分（燃燒、排泄）經由食物補充。

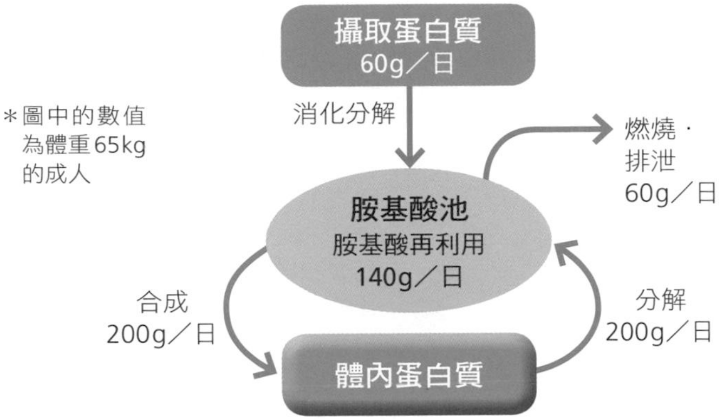

由飲食中攝取的蛋白質，分解產生胺基酸，會與人體蛋白質被分解所產生的胺基酸混合利用。這樣的利用方式，稱為胺基酸池。

胺基酸的基本構造

胺基酸是由 1 個碳原子加上胺基、羧基、氫原子、支鏈所組成。

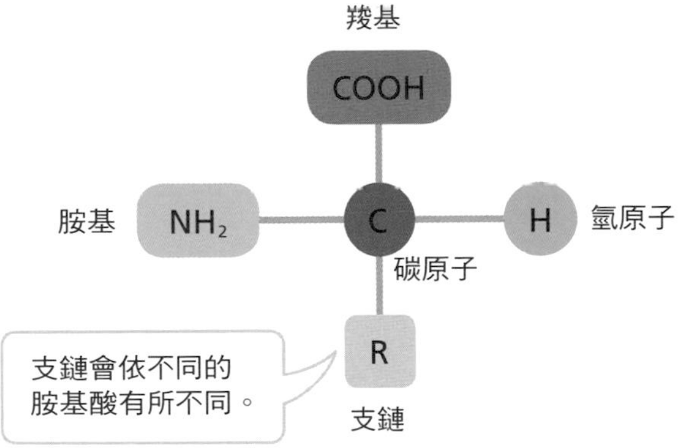

胺基酸的種類

類別	名稱（縮寫）	支鏈構造
脂肪族胺基酸	甘胺酸（Gly）	H−
脂肪族胺基酸	丙胺酸（Ala）	$\mathrm{H_3C-}$
脂肪族胺基酸	脯胺酸（Pro）*	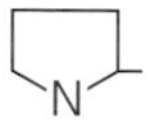
脂肪族胺基酸	支鏈胺基酸（BCAA）	
脂肪族胺基酸	纈胺酸（Val）	$\mathrm{H_3C}$ ＼ 　　　CH− $\mathrm{H_3C}$ ／
脂肪族胺基酸	白胺酸（Leu）	$\mathrm{H_3C}$ ＼ 　　　$\mathrm{CH-CH_2-}$ $\mathrm{H_3C}$ ／
脂肪族胺基酸	異白胺酸（Ile）	$\mathrm{H_3C-CH_2}$ ＼ 　　　　　CH− 　　$\mathrm{H_3C}$ ／
親水性胺基酸	羥基胺基酸	
親水性胺基酸	絲胺酸（Ser）	$\mathrm{HO-CH_2-}$
親水性胺基酸	羥丁胺酸（Thr）	HO ＼ 　　　CH− $\mathrm{H_2C}$ ／
鹼基胺基酸	離胺酸（Lys）	$\mathrm{H_3N-(CH_2)_4}$
鹼基胺基酸	精胺酸（Arg）	$\mathrm{H_2N}$ ＼ 　　　$\mathrm{CH-\underset{H}{N}-(CH_2)_3}$ $\mathrm{H_2N}$ ／
鹼基胺基酸	組胺酸（His）	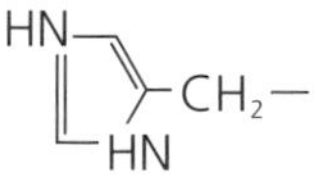
酸性胺基酸	天門冬酸（Asp）	$\mathrm{HOOC-CH_2-}$
酸性胺基酸	天冬胺（Asn, Asp-$\mathrm{NH_3}$）	$\mathrm{H_2N-\underset{\underset{O}{\Vert}}{C}-CH_2-}$
酸性胺基酸	麩胺酸（Glu）	$\mathrm{HOOC-CH_2-CH_2-}$
酸性胺基酸	麩醯胺酸（Gln, Glu-$\mathrm{NH_3}$）	$\mathrm{H_2N-\underset{\underset{O}{\Vert}}{C}-CH_2-CH_2-}$
含硫胺基酸	甲硫胺酸（Met）	$\mathrm{H_3C-S-CH_2-CH_2-}$
含硫胺基酸	半胱胺酸（Cys）	$\mathrm{HS-CH_2-}$
芳香族胺基酸	苯丙胺酸（Phe）	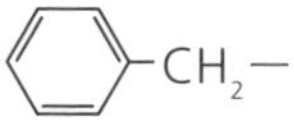
芳香族胺基酸	酪胺酸（Tyr）	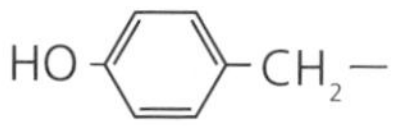
芳香族胺基酸	色胺酸（Trp）	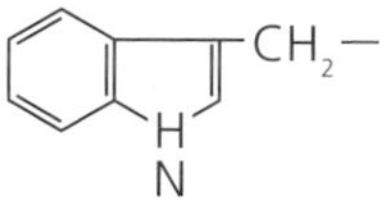

胺基酸的種類依支鏈決定。表格內的紅字為必需胺基酸。

＊脯胺酸並不屬於胺基酸基，而屬於亞胺，因此也被稱為亞胺酸。

們體內合成，必須從食物攝取的胺基酸，稱為必需胺基酸。必需胺基酸為白胺酸（Leucine）、異白胺酸（Isoleucine）、離胺酸（Lysine）、甲硫胺酸（Methionine）、苯丙胺酸（Pheny lalanine）、羥丁胺酸（Threonine）、色胺酸（Tryptophan）、纈胺酸（Valine）、組胺酸（Histidine），共九種。

食物中的蛋白質營養價值，由必需胺基酸的量決定。以最缺乏的必需胺基酸（第一限制胺基酸）的量為標準所決定的數值，稱為胺基酸分數（Amino Acid Score）（見一四一頁）。

蛋白質的構造

胺基酸進行胜肽結合（見下頁圖）的東西稱為胜肽（peptide），結合大量胺基酸的稱為多肽（polypeptide）。蛋白質由多達約一百個以上的胺基酸，結合而成。蛋白質的構造分為一級結構到四級結構（見九十八頁圖）。

一級結構：排成一列的胺基酸序列。胺基酸序列由基因（DNA）決定。

二級構造：多肽鏈經過重疊、與氫鍵結合構成形體。有螺旋狀的α螺旋結構（alpha helix）、β摺疊結構（β-sheet）等。

三級結構：二級構造摺疊得更密的立體結構。酵素等的功能會根據立體結構發揮功能。

四級結構：由二個以上的三級結構（蛋白質次單位，subunit）所形成的

重要詞彙

蛋白質變性：常見的因加熱而變性的例子有：蛋白經過加熱之後，蛋白會變成白色。因酸而變性的例子為：生魚片浸泡醋後，表面會變白，肉質也會變得更緊實。

酵素蛋白：酵素由蛋白質所構成，負責生物體內的化學反應。不只消化酵素，人體內有數千種酵素存在，在必要時會配合基因DNA的情報製造。

胜肽結合

胺基酸與胺基酸透過胜肽結合多數連結在一起，形成蛋白質。

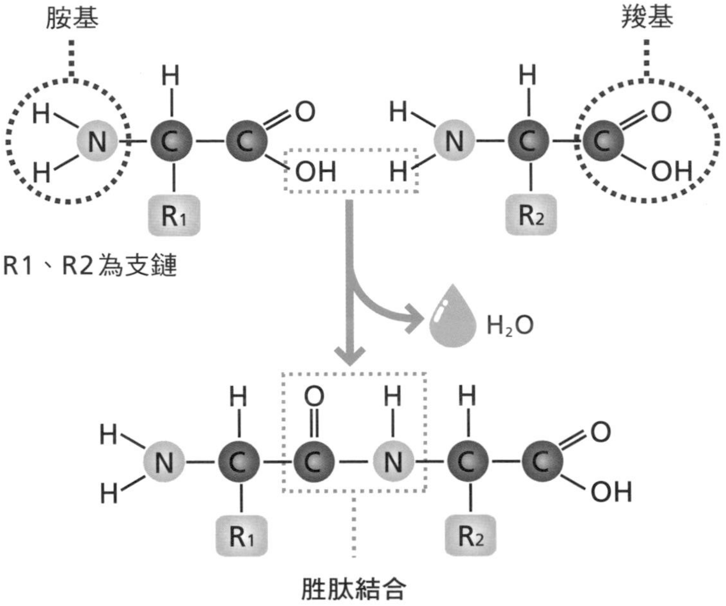

胺基酸彼此間的結合稱為胜肽結合。在胜肽結合當中，一個胺基酸分子－羧基（－COOH）的OH，跟另一個胺基酸分子－胺基（$-NH_2$）的H相連結時，會脫出水分子（H_2O），故被稱為脫水縮合（dehydration condensation）。

重要詞彙

胺基酸分數（Amino Acid Score）：顯示蛋白質營養價值的指標之一，分數是由所含的胺基酸中，含量最少的必需胺基酸的量決定。作為標準的胺基酸需要量模式，顯示人體所需的胺基酸量及比例，由世界衛生組織（WHO）等機關發布。

結構。

蛋白質失去了高層次結構（二級結構到四級結構），稱之為蛋白質變性。主要發生原因是受到物理性作用（熱、紫外線等）及化學性作用（酸、鹼等）等影響所致。

蛋白質的作用與功能的分類

蛋白質可依功能來分類（見下表）。

蛋白質的功能性分類

蛋白質的種類	作用	舉例
酵素蛋白	生物體反應的觸媒	澱粉酶、胃蛋白酶
運輸蛋白	生物體內物質的搬運	血紅蛋白（氧）、運鐵蛋白（鐵）、血漿銅藍蛋白（銅）、脂蛋白
儲存蛋白	物質的儲存	酪蛋白、儲鐵蛋白
結構蛋白	生物體的強化、保護	膠原蛋白、角蛋白、彈性蛋白
防禦蛋白	生物體的防禦	免疫球蛋白、纖維蛋白原
調節蛋白	代謝調節、情報傳遞	胰島素、鈣調蛋白
收縮蛋白	肌肉收縮、細胞運動	肌動蛋白、肌球蛋白

重要詞彙

調節蛋白：像胰島素、升血糖素這些由蛋白質所構成的荷爾蒙，稱為胜肽荷爾蒙。此外，鈣調蛋白（Calmodulin）為鈣結合蛋白，扮演著在細胞內調節細胞功能的角色。

蛋白質的結構

蛋白質的高層次結構中包含二級構造，立體性的三級構造、四級構造。

一級構造

胺基酸所連結的多肽鏈。出現胺基的那一端稱為N末端，出現胜肽基的那端叫C末端。

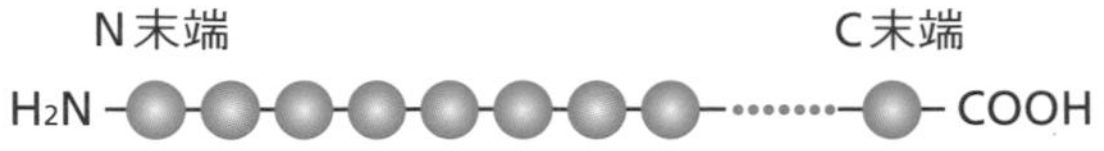
N末端
C末端
H_2N
COOH

二級構造

多肽呈現規則摺疊般的平面構造。距離相近的胺基酸彼此會因氫鍵結合而結合在一起。在蛋白質的立體結構中可見。

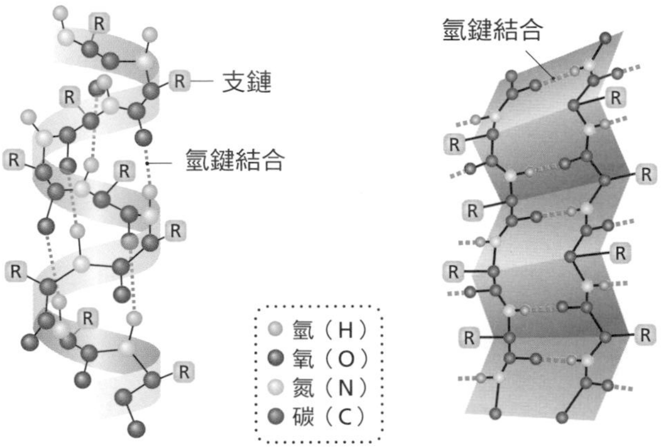
R
支鏈
氫鍵結合
氫鍵結合
氫（H）
氧（O）
氮（N）
碳（C）

螺旋狀的 α 螺旋結構　　β 摺疊結構

三級構造

蛋白質的立體結構（圖示以血紅蛋白為例）。立體結構裡使用的是含有硫磺的胺基酸的雙硫鍵（S–S鍵）。

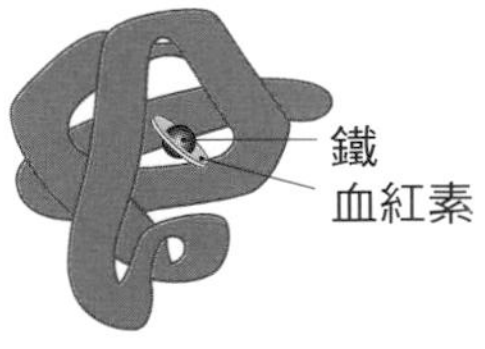
鐵
血紅素

四級構造

具三級構造的蛋白質分子2個以上結合的結構（圖示以四元體的血紅蛋白素為例）。

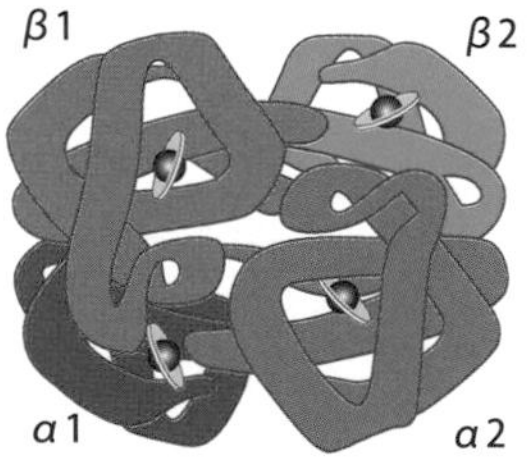
β1
β2
α1
α2

2個血紅蛋白 α 鏈與2個 β 鏈的四元體

04 尿與蛋白質代謝

胺基酸的代謝流程為：除去胺基酸的胺基，產生α酮酸的胺基轉移作用（transamination）、從麩胺酸（glutamic acid）產生胺的氧化脫胺作用（oxidative deamination），再進行從胺產生尿素的尿素循環（Urea cycle）（見一〇〇頁圖）。其中胺基轉移作用與氧化脫胺作用，合稱脫胺作用。另外，α酮酸會在胺基轉移作用後進入TCA循環（檸檬酸循環），作為熱量利用，或是變成葡萄糖、脂肪酸的原料。

胺基酸轉移作用

大部分胺基酸的胺基，會藉由天門冬胺酸胺基轉移作用（AST）、丙胺酸轉胺酶（ALT）等的胺基轉移酶，朝麩胺酸（glutamic acid）聚集。胺基會往α酮戊二酸（α-ketoglutaric acid）轉移，接收到胺基的α酮戊二酸會變成麩胺酸。此外，喪失胺基的胺基酸會變成α酮酸（見一〇一頁圖）。為了啟動AST、ALT等胺基轉移酶，需要一種名為磷酸吡哆醛（Pyridcxal

重要詞彙

天門冬胺酸胺基轉移作用：（aspartic acid transaminase，簡稱AST）。又稱天冬胺酸胺基轉移酶（GOT）。

丙胺酸轉胺酶：（Alanine transaminase，簡稱ALT）。又稱麩胺酸丙酮酸轉胺酶（GPT）。

胺基酸代謝的流程

胺基酸會經過胺基轉移作用與氧化脫胺作用被分解，或是再合成為胺基酸。

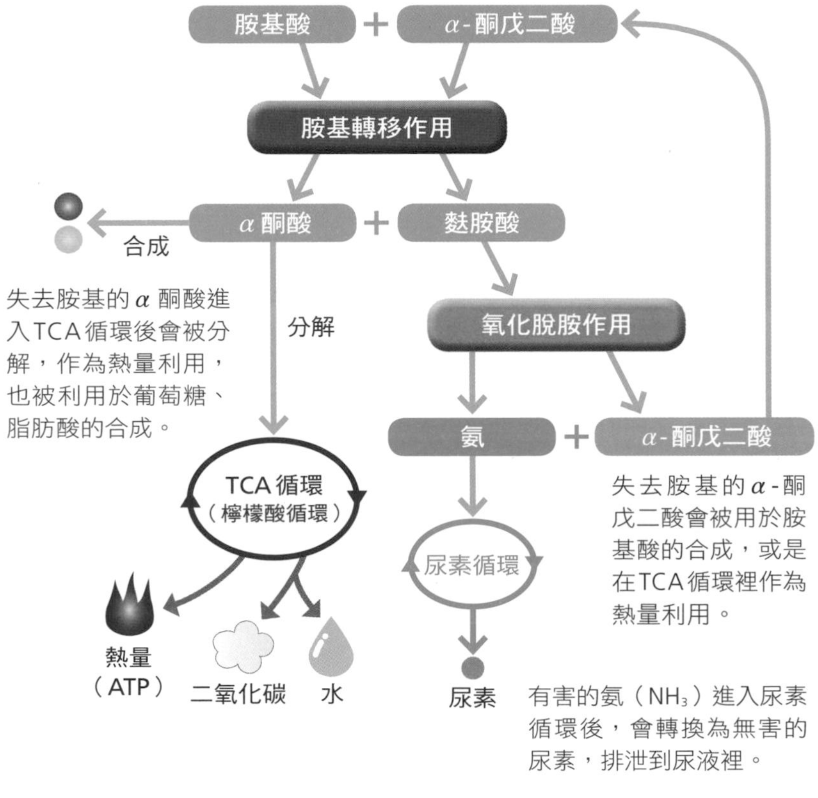
胺基酸
α-酮戊二酸
胺基轉移作用
α 酮酸
麩胺酸
合成
失去胺基的 α 酮酸進入TCA循環後會被分解，作為熱量利用，也被利用於葡萄糖、脂肪酸的合成。
分解
氧化脫胺作用
氨
α-酮戊二酸
TCA 循環
（檸檬酸循環）
尿素循環
失去胺基的 α-酮戊二酸會被用於胺基酸的合成，或是在TCA循環裡作為熱量利用。
熱量
（ATP）
二氧化碳
水
尿素
有害的氨（NH_3）進入尿素循環後，會轉換為無害的尿素，排泄到尿液裡。

用語解說

磷酸吡哆醛（PLP）：維生素 B_6 的活性形式。

菸鹼醯胺腺嘌呤二核嘧酸（nicotinamide adenine dinucleotide，NAD）：菸鹼素的活性形式。

phosphate，PLP）的輔酶。

氧化脫胺作用

氧化脫胺作用，是將麩胺酸的胺基轉變為胺的反應。麩胺酸經過丙胺酸轉胺酶（Glutamic Pyruvic Transaminase）氧化脫胺，產生α酮戊二酸及胺。這項作用發生在粒線體內。為了啟動麩胺酸丙酮酸轉胺酶（Glutamic Pyruvic Transaminase），需要菸鹼醯胺腺嘌呤二核苷酸（NAD，又稱為氧化型輔酶I）為一種輔酶（見下頁上方圖）。

α酮酸的代謝

胺基從胺基酸脫離後，剩餘的碳結構骨架部分就是α酮酸。α酮酸中有丙酮酸、草醯乙酸、乙醯CoA、α酮戊二酸、琥珀醯CoA、延胡索酸、乙醯乙酸等。

α酮酸被分解時，乙醯乙酸以外的物質會進入檸檬酸循環（TCA循環），最後變成二氧化碳及

胺基轉移作用

大部分胺基酸的胺基會藉由AST、ALT等的胺基轉移酶朝麩胺酸（glutamic acid）聚集。失去胺基的胺基酸會變成α酮酸（酮酸及草醯乙酸等）。

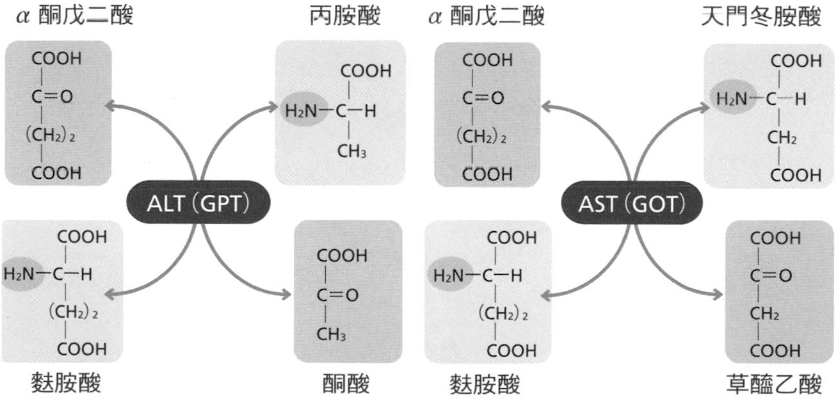
α酮戊二酸
丙胺酸
α酮戊二酸
天門冬胺酸
COOH
C=O
(CH2)2
COOH
H2N−C−H
CH3
CH2
ALT (GPT)
AST (GOT)
麩胺酸
酮酸
麩胺酸
草醯乙酸

麩胺酸的氧化脫胺作用

麩胺酸藉由麩胺酸脫氫酶發生氧化脫胺，產生 α 酮戊二酸及胺。

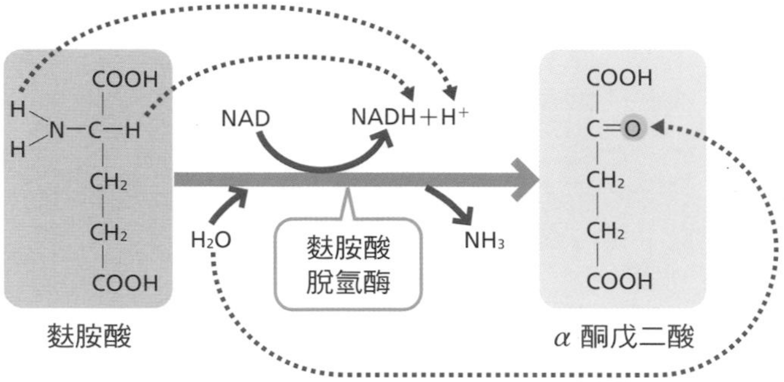

α 酮酸的代謝

α 酮酸的代謝有 2 種方式：作為熱量源使用被分解，以及用來合成葡萄糖、脂肪酸。

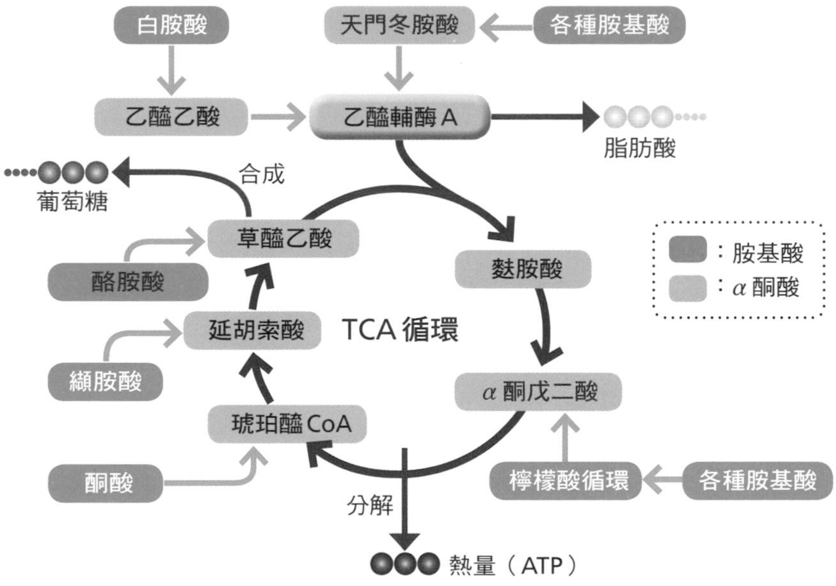

水，此時會分解出熱量（見右頁下圖）。

α酮酸會被拿來作為葡萄糖、脂肪酸等的合成原料。丙酮酸、草醯乙酸、α酮戊丙酸、琥珀醯CoA、延胡索酸會透過糖質新生作用變換為葡萄糖（見一一六頁）。

氨的代謝

經過氧化脫胺作用，產生的氨會進入肝臟的尿素循環，無毒化變成尿素（見下圖）。首先，粒線體內的胺會代謝成胺甲醯磷酸，再經由代謝變成瓜胺酸（Citrulline）。接著移至細胞質，又代謝成精胺基琥珀酸（Argininosuccinic acid）、精胺酸（Arg）成為尿素。一個胺分子會產生一個尿素分子。

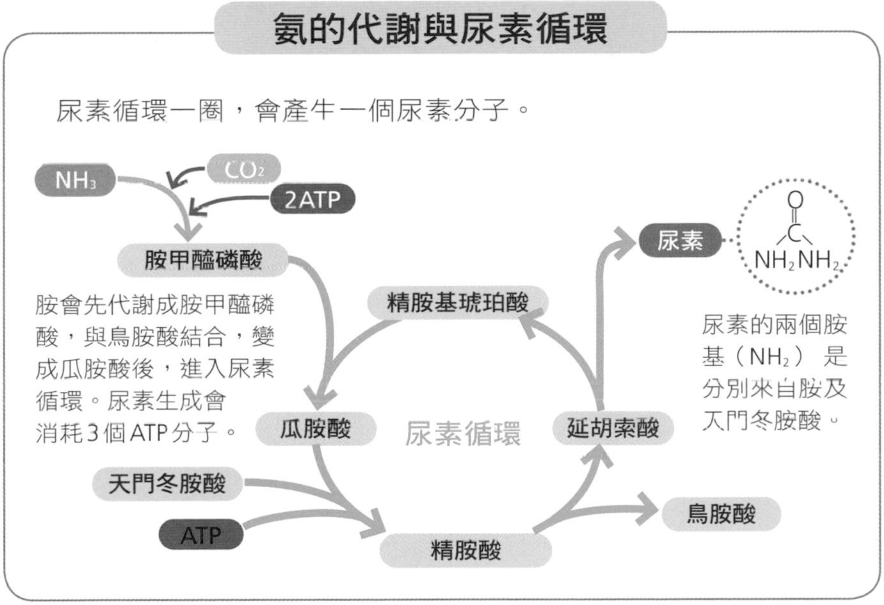
氨的代謝與尿素循環
尿素循環一圈，會產生一個尿素分子。
NH3
CO2
2ATP
胺甲醯磷酸
胺會先代謝成胺甲醯磷酸，與鳥胺酸結合，變成瓜胺酸後，進入尿素循環。尿素生成會消耗3個ATP分子。
精胺基琥珀酸
尿素
O
C
NH2 NH2
尿素的兩個胺基（NH2）是分別來自胺及天門冬胺酸。
瓜胺酸
尿素循環
延胡索酸
天門冬胺酸
ATP
精胺酸
鳥胺酸

重要詞彙

糖質新生：指由丙酮酸、乳酸或胺基酸生成葡萄糖（糖質）。（見P116）
尿素：雖然氨（ammonia）對人體來說毒性很強，但尿素卻是無毒的。因腎臟會把血中的尿素分離出來，再變成尿排出。

05 醣有好幾種，人體內各有作用

碳水化合物裡，膳食纖維以外的東西統稱為醣類。醣類分為單醣類、雙醣類、多醣類三種。此外，單醣構造發生一部分變化的物質稱為誘導糖，而醣類與蛋白質、脂質結合的東西稱為複合醣類（見左圖）。

單醣類的種類及作用

經過水解轉變為最簡單的醣類形式，即稱為單醣。單醣在分子中，具有兩個以上的羥基（-OH）。單醣類依碳原子的數量，分成丙糖到庚糖，其中最重要的是戊糖（Pentose，又稱五碳糖）及己糖（Hexose，又稱六碳糖）。

五碳糖內含核糖（Ribose，為構成RNA、APT等的成分）等。至於己糖內含葡萄糖（glucose）、果糖（fructose）、半乳糖（galactose）、甘露糖（Mannose）等。

單醣中，具有醛基（-CHO）的稱為醛糖（aldose），具有酮基（-CO）的稱為酮糖（Ketose）。

用語解說

碳水化合物：由碳（C），氧（O）、氫（H）組成，以分子式Cm（H_2O）n所表示的有機化合物。有時也包含氮（N）、硫（S）、磷（P）。

醣類的分類

碳水化合物分為醣類及膳食纖維。醣類又可分成單醣類、雙醣類、多醣類3種。醣類與蛋白質、脂質所結合的東西稱為複合醣類。

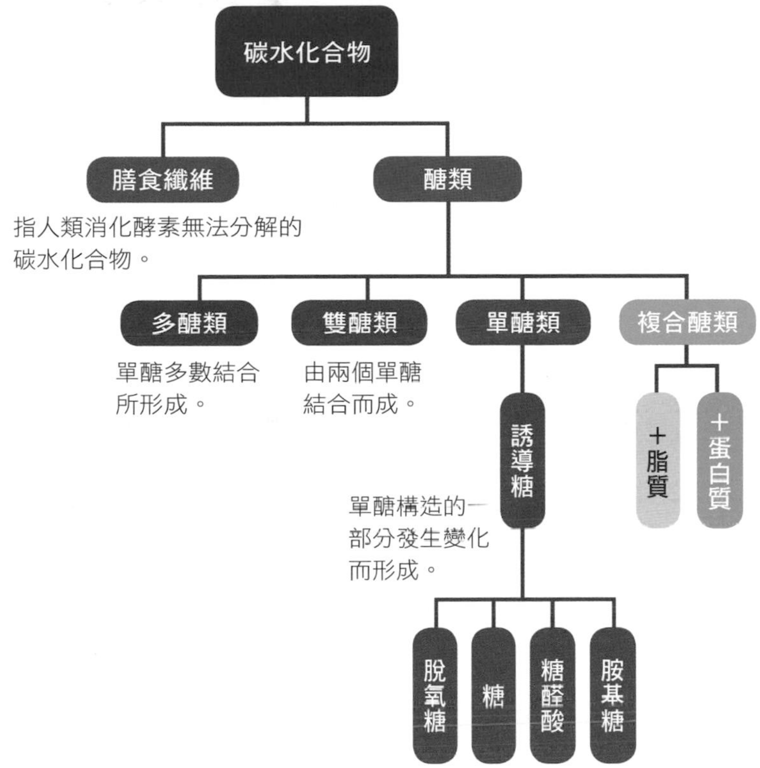
碳水化合物
膳食纖維
醣類
指人類消化酵素無法分解的碳水化合物。
多醣類
雙醣類
單醣類
複合醣類
單醣多數結合所形成。
由兩個單醣結合而成。
誘導糖
+脂質
+蛋白質
單醣構造的一部分發生變化而形成。
脫氧糖
糖
糖醛酸
胺基糖

迷你知識

寡糖：由2到10個單醣所組成的物質。
碳的編號：從連接羥基的碳開始依序編號為1、2，以此類推。

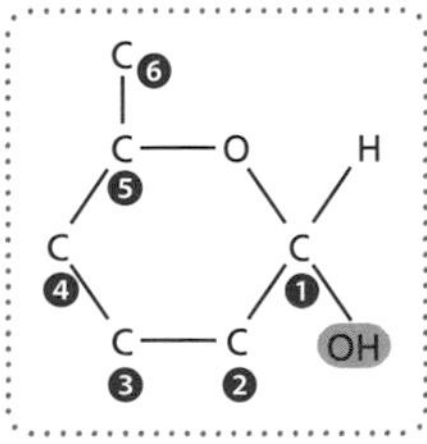
C ❻
C ❺
O
H
C
❹
C
❶
C ❸
C ❷
OH

重要詞彙

羥基 $-OH$

醛基 $-C(H)=O$

酮基 $>C=O$

相異的四個原子，或是帶有原子團的碳原子，稱為不對稱碳原子。有些化合物會因為，連接不對稱碳原子的原子，或原子基團，而發生空間性配置的變化，這就叫做鏡像異構體。

鏡像異構體中，羥基在右邊的元素稱為D型，在左側的稱為L型。自然界中存在的醣類為D型。

戊糖（五碳糖）以上的單醣，大多是環形結構。以己糖（六碳糖）為例，呈現六元環狀（六角形）結構的叫做吡喃糖（Pyranose）。形成五元環狀（五角形）結構的構造，則稱呋喃糖（Furanose）（見下圖）。

四種誘導糖

單醣的結構出現部分變化的化合物，稱為誘導糖，有胺基糖（amino sugar）、

戊糖（五碳糖）與己糖（六碳糖）的結構

戊糖、己糖呈現如下圖般的環形結構。

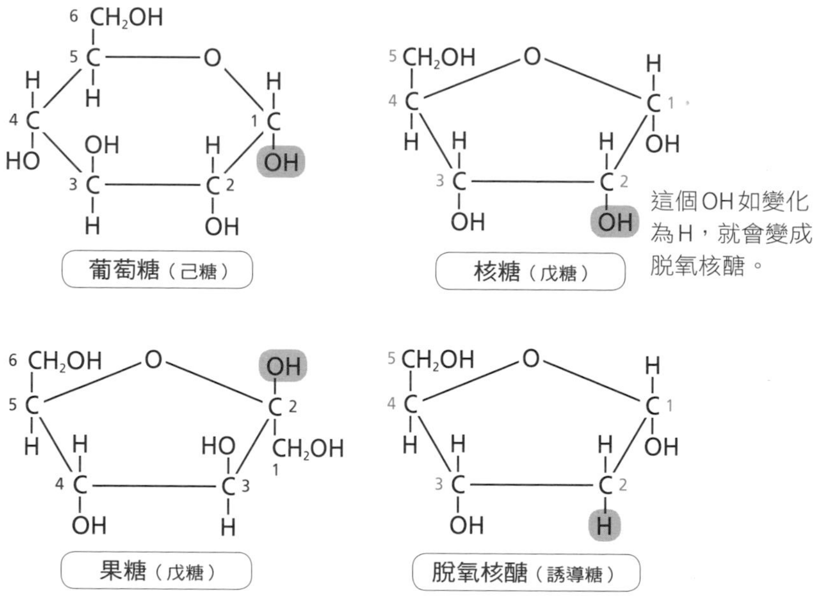
葡萄糖（己糖）
核糖（戊糖）
這個OH如變化為H，就會變成脫氧核醣。
果糖（戊糖）
脫氧核醣（誘導糖）

糖醛酸（uronic acid）、糖醇（sugar alcohol）、脫氧糖（Deoxy sugar）等（見下頁上圖）。

胺基糖為單醣的一個羥基，被胺基（$-NH_2$）取代所形成。葡萄糖會變成胺基葡萄糖（Glucosamine），半乳糖會變成胺基半乳糖（Galactosamine）。

糖醛酸為與醛基反方向的碳，變化成羧基（-COOH）所形成。葡萄糖會為葡萄糖醛酸（glucuronic acid），半乳糖則會變成半乳糖醛酸（galacturonic acid）。

糖醇為單醣的醛基或酮基，被還原為羥基變化而成。葡萄糖若被還原，則會變成山梨糖醇（sorbitol）。

脫氧糖是把氧從單醣的羥基脫出，變化為氫所形成。戊糖的核糖會變成脫氧核糖（Deoxyribose），（構成DNA的成分）。

雙醣類的種類及作用

二個單醣經由糖苷鍵（Glycosidic bond）所形成的物質稱為雙醣類。雙醣類有蔗糖、麥芽糖、乳糖等（見下頁下方表）。

多醣類的種類及作用

單醣透過糖苷鍵大量結合後的東西，稱為多醣類。多醣類中，澱粉、肝醣是重要的熱量來源。此外，纖維素（cellulose）、甲殼素（chitin）等，也具有膳食

重要詞彙

山梨糖醇（sorbitol）：雖有甜味，不過因為熱量少，因此被用來作為糖尿病患的甜味劑。

糖苷鍵（Glycosidic bond）：連接單醣的異頭碳的羥基，跟另一個單醣的羥基結合，就稱為糖苷鍵。所謂異頭碳，指的就是單醣的不對稱碳原子，故羥基具還原性、活性高。

誘導糖的結構

誘導糖是由單醣構造的一部分發生變化而成，有胺基糖、糖醛酸等。

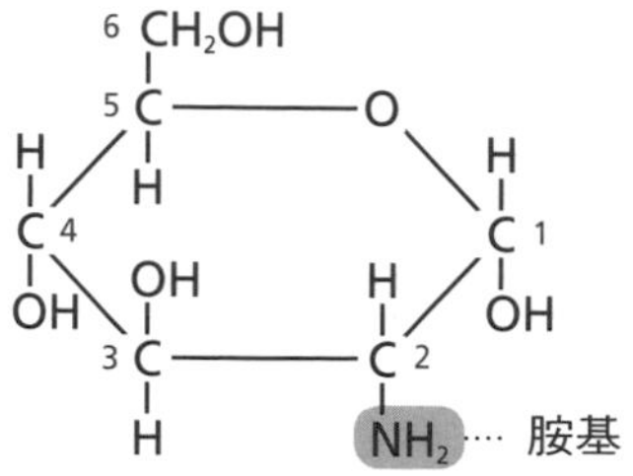

胺基葡萄糖（胺基酸）

胺基糖為單醣的一個羥基被胺基取代所形成。葡萄糖會變成胺基葡萄糖，半乳糖則會變成胺基半乳糖。

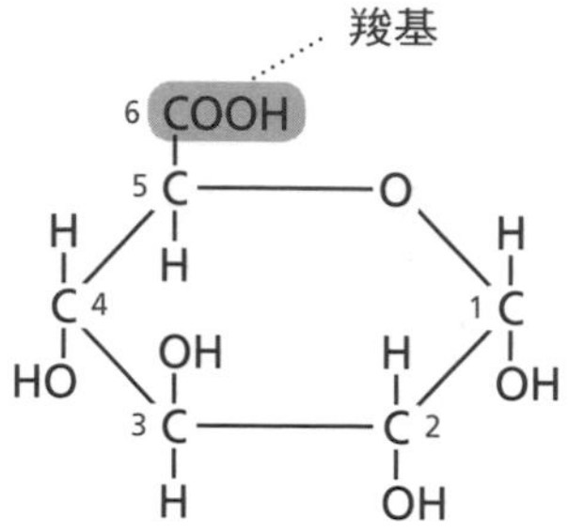

葡糖醛酸（糖醛酸）

葡萄糖的第6號碳，變化為羧基所形成的物質，稱為葡糖醛酸。

雙醣的結構與性質

種類	結構	性質	還原性
蔗糖	葡萄糖－果糖	砂糖的主要成分。甘蔗裡還有很多。	×
麥芽糖	葡萄糖－葡萄糖	澱粉、肝醣加水分解所產生。麥芽裡含有很多。	○
乳糖	葡萄糖－半乳糖	在動物的乳腺中被合成，母乳裡約含6.7%；牛奶裡約含4.5%。	○

重要詞彙

還原性：將氧原子從某化學物裡脫出，或是給予氫原子或電子，這就叫做還原；具有將其他物質進行還原的作用就叫還原性。醛基、酮基因具有還原性，故單醣具有還原性。就算是雙醣，游離的醛基、酮基雖具還原性，但蔗糖不具還原性。

纖維的作用（見一一九頁）。

澱粉為植物性的儲存性多醣，由葡萄糖所組成。依葡萄糖的結合方式，分為直鏈澱粉（amylose）跟支鏈澱粉（amylopectin）。

肝醣為動物性的儲存性多醣，由葡萄糖所組成。存在於肝臟、肌肉內，為人體熱量來源之一。

複合醣類的種類與作用

含有醣類以外成分的稱為複合醣類，有醣蛋白（Glycoproteins）、糖脂、蛋白聚糖（Proteoglycan）。

醣蛋白是醣類與寡糖結合所產生。醣蛋白內含寡糖，負責傳遞資訊情報的工作。醣蛋白是醣類與蛋白質結合所形成的。醣蛋白含寡糖鏈，負責細胞的識別以及細胞之間的信息傳達工作。

糖脂為醣類與脂質結合所產生。糖脂內含鞘磷脂（sphingomyelin）及甘油磷脂（glycerophospholipid），是構成細胞膜的成分（見一二二頁）。

蛋白聚糖為胺基糖，與糖醛酸組成的糖胺聚糖（Glycosaminoglycan；黏多糖）跟蛋白質結合而成的元素。

用語解說

肝醣（glycogen）：由 α–1，4糖苷鍵和 α–1，6糖苷鍵連接而成。分支比支鏈澱粉分支多。

澱粉（amylose）：大量葡萄糖因 α– 1，4糖苷鍵結而形成鏈狀的東西。

支鏈澱粉（amylopectin）：直鏈澱粉的葡萄糖鏈到處都有 α–1，6糖苷鍵結的分支。

06 人體需要的肝醣不多，過多的變成脂肪

單醣裡的葡萄糖經糖解作用（Glycolysis）、TCA循環（檸檬酸循環），最後會被分解成二氧化碳及水。此時，會分解出能量三磷酸腺苷（ATP）（見左頁圖）。糖類為了轉變成能量，一定要有維生素B_1的輔酶（見一八七頁）。

糖解作用

糖解作用是葡萄糖代謝成丙酮酸（pyruvic acid）、乳酸的路徑，於細胞質內進行。一個葡萄糖分子，會產生兩個丙酮酸或乳酸分子。在糖解作用當中是不需要氧氣。葡萄糖代謝成丙酮酸的過程可分為九個階段，其中有三個階段是屬於不可逆反應（irreversible reaction）。糖解作用裡，會產生兩個ATP分子及兩個NADH（菸鹼醯胺腺嘌呤二核苷酸，又稱輔酶I。Nicotinamide adenine dinucleotide）。NADH會被運送至粒線體，產生ATP。

在氧氣充足（好氧）的條件下，丙酮酸會變成乙醯輔酶A，進入TCA循環（檸檬酸循環）。在氧氣不足（厭氧）的條件下，丙酮酸會轉變為乳酸。

重要詞彙

三磷酸腺苷（adenosine triphosphate，ATP）：是生物體內儲存能量的物質。
不可逆反應：只會單向進行的反應。相反的，可逆反應是雙向都可進行的反應。
菸鹼醯胺腺嘌呤二核苷酸（NADH）：是NAD（菸鹼素的輔酶形式）被還原的物質。

醣類代謝的流程

不管是代表性的醣類——葡萄糖、能量，乃至構成生物體的成分都能製造。

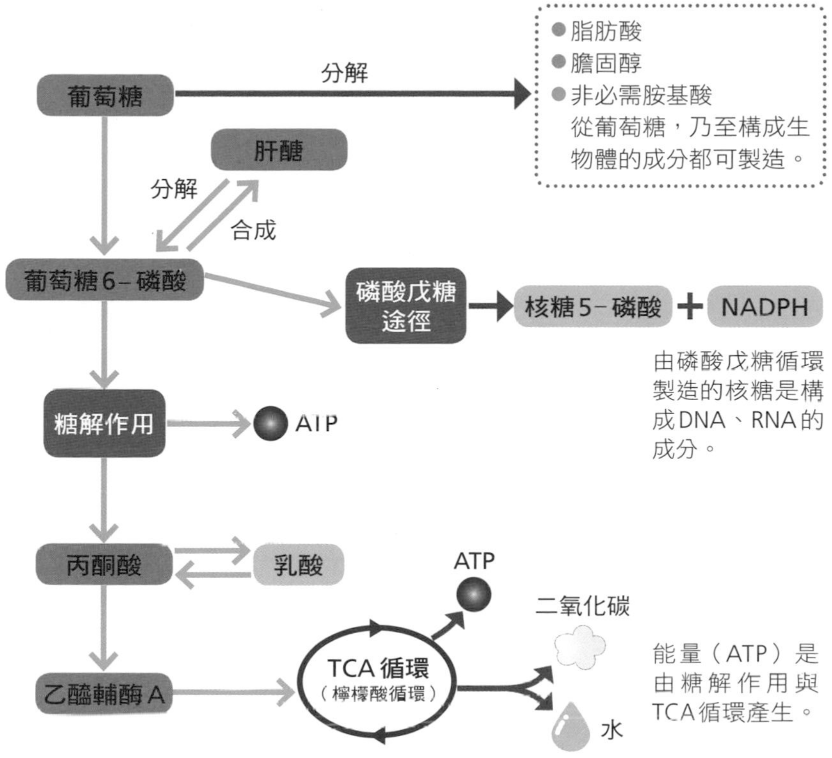

●脂肪酸
●膽固醇
●非必需胺基酸
從葡萄糖，乃至構成生物體的成分都可製造。
葡萄糖
分解
肝醣
分解
合成
葡萄糖6－磷酸
磷酸戊糖途徑
核糖5－磷酸
NADPH
由磷酸戊糖循環製造的核糖是構成DNA、RNA的成分。
糖解作用
AIP
丙酮酸
乳酸
ATP
二氧化碳
乙醯輔酶A
TCA循環
（檸檬酸循環）
水
能量（ATP）是由糖解作用與TCA循環產生。

用語解說

菸鹼醯胺腺嘌呤二核苷酸磷酸：為還原態的NADP（Nicotinamide adenine dinucleotide phosphate，NADPH）。
NADP：為NAD（菸鹼醯胺腺二核苷酸，nicotinamide adenine dinucleotide）加上磷酸所結合而成。

TCA循環

TCA循環（檸檬酸循環）為乙醯輔酶A與草醯乙酸縮合，產生檸檬酸，在經過數個階段，再度變回草醯乙酸的反應（見左圖）。TCA循環在粒線體裡進行，需要氧氣。

TCA循環所產生的NADH、FADH2（原型黃素二核苷酸），還被運送至電子傳遞鍊，產生ATP。在整個TCA循環裡，一個葡萄糖分子，大約可產生三十個肝醣分子；一個丙酮酸分子，可產生十五個ATP分子。

磷酸戊糖循環

磷酸戊糖循環（Pentose Phosphate Cycle，又稱五碳糖磷酸途徑）是在糖解作用從旁跳出來的旁路。先從糖解作用第一階段產生的葡萄糖—6—磷酸開始，接著藉由磷酸戊糖循環產生核糖5—磷酸及NADPH。

身為戊糖的核糖—5—磷酸，是基因DNA、RNA等核酸的成分。NADPH是脂肪酸、類固醇激素（steroid hormones）合成的輔酶，兩者對生物體而言皆非常重要。為此，磷酸戊糖循環在脂肪酸、類固醇激素合成活潑的肝臟、脂肪組織、副腎皮質、生殖腺等，活性會升高。

重要詞彙

縮合：2種分子結合時，會失去分子較低的（例如水分子等）。失去水分子時，稱為脱水縮合。

$FADH_2$：FAD（核黃素＝維生素B_2的輔酶型）還原所形成。

TCA循環（檸檬酸循環）

葡萄糖所產生的丙酮酸在轉成乙醯輔酶A後，於TCA循環被代謝，產生能量分子ATP。

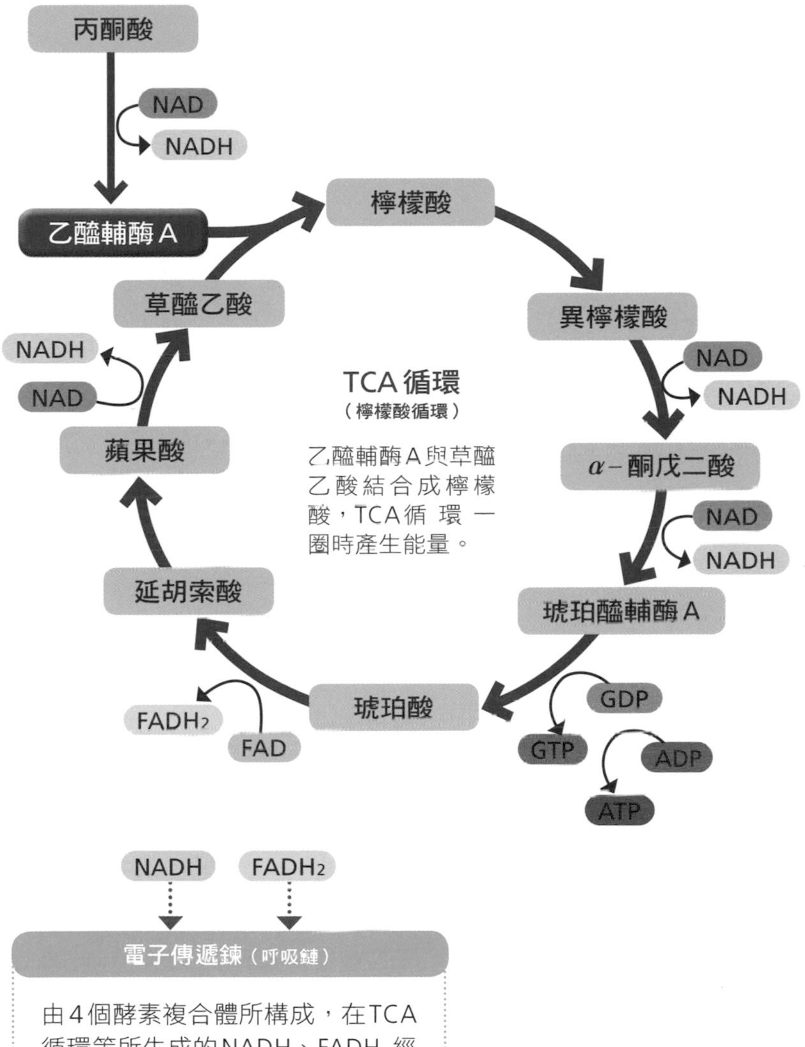
丙酮酸
NAD
NADH
乙醯輔酶A
檸檬酸
異檸檬酸
NAD
NADH
α－酮戊二酸
NAD
NADH
琥珀醯輔酶A
GDP
GTP
ADP
ATP
琥珀酸
FAD
FADH2
延胡索酸
蘋果酸
NAD
NADH
草醯乙酸
TCA循環
（檸檬酸循環）
乙醯輔酶A與草醯乙酸結合成檸檬酸，TCA循環一圈時產生能量。
NADH
FADH2
電子傳遞鍊（呼吸鏈）

由4個酵素複合體所構成，在TCA循環等所生成的NADH、$FADH_2$經氧化後，產生能量分子ATP。氧氣經消耗之後，產生水。

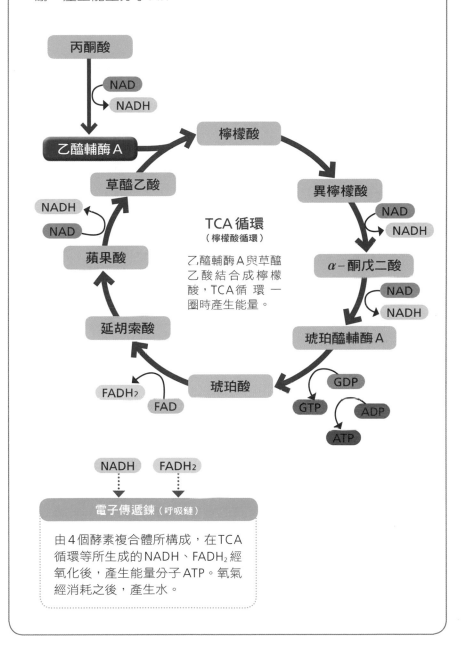

肝醣的合成與分解

葡萄糖過多，將會以肝醣（glycogen）的形式儲存於肝臟、肌肉等之中。肝臟的肝醣儲存量大約為六十至八十克，但肌肉裡的肝醣儲存量，卻可多達三百克。肝醣會依照身體需要被分解成葡萄糖。

從葡萄糖合成肝醣的酵素稱為肝醣合成酶（glycogen synthase）；而將肝醣分解成葡萄糖（正確說法為「葡萄糖—1—磷酸（Glucose 1-phosphate）」）的酵素稱為磷酸化酶（phosphorylase）（見左圖）。

肝醣的合成、分解有助於使血糖值保持在一定的範圍內。肝醣合成酶經由胰島素而活性化，可降低血糖值。相反的，磷酸化酶是經由肝醣、腎上腺素而活性化，可使血糖值上升。

不過，肌肉裡沒有將葡萄糖—6—磷酸（Glucose 6-phosphate）轉回葡萄糖的酵素，故無法製造葡萄糖。儲存於肌肉裡的肝醣，只能用於肌肉，無法用來提升血糖值。

由醣類所構成之構成生物體的成分

醣類（葡萄糖）並非僅被作為能量利用，生物體的構成成分，有很多都是由葡萄糖構成，例如脂肪酸、膽固醇、非必需胺基酸、核酸、輔酶等。

迷你知識

果糖與半乳糖的代謝：果糖在肌肉裡是經果糖6–磷酸（fructose-6-phosphate）、在肝臟裡是經果糖1–磷酸（fructose-1-phosphate）進入糖解作用。

半乳糖於肝臟被代謝，經半乳糖1–磷酸、UDP–半乳糖（二磷酸尿甘半乳糖，uridine diphosphate ga-lactose）、UDP–葡萄糖、葡萄糖1–磷酸變成葡萄糖6–磷酸，進入糖解作用。UDP–葡萄糖也被用於葡萄糖的合成。

多餘醣類的脂肪合成：多餘的葡萄糖不會用來作為能量，雖會被合成為肝醣，但肝醣的儲存量也是有限度的，為此，多餘的葡萄糖會合成為脂肪。葡萄糖的代謝產物構成甘油及脂肪酸，合成中性脂肪。

肝醣的合成與分解

葡萄糖會被合成為肝醣儲存於體內，在能量不足時，會再度被分解為葡萄糖使用。

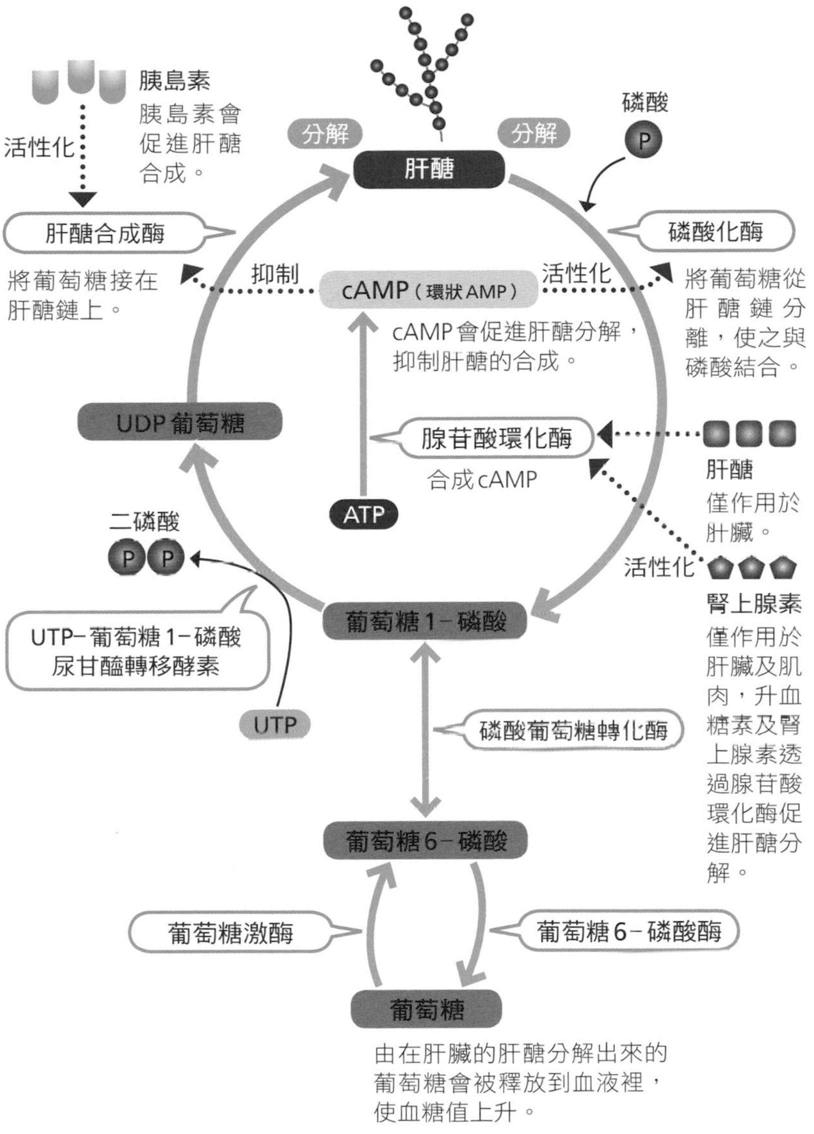
胰島素
胰島素會促進肝醣合成。
活性化
分解
分解
肝醣
磷酸
P
肝醣合成酶
將葡萄糖接在肝醣鏈上。
抑制
cAMP（環狀AMP）
活性化
磷酸化酶
將葡萄糖從肝醣鏈分離，使之與磷酸結合。
cAMP會促進肝醣分解，抑制肝醣的合成。
UDP葡萄糖
腺苷酸環化酶
合成cAMP
肝醣
僅作用於肝臟。
ATP
二磷酸
P P
活性化
腎上腺素
僅作用於肝臟及肌肉，升血糖素及腎上腺素透過腺苷酸環化酶促進肝醣分解。
葡萄糖1－磷酸
UTP－葡萄糖1－磷酸尿甘醯轉移酵素
UTP
磷酸葡萄糖轉化酶
葡萄糖6－磷酸
葡萄糖激酶
葡萄糖6－磷酸酶
葡萄糖
由在肝臟的肝醣分解出來的葡萄糖會被釋放到血液裡，使血糖值上升。

07 糖質新生與大腦靈光

乳酸、丙酮酸、甘油、胺基酸（見一〇〇頁）等非醣類物質，轉化為葡萄糖的路徑，稱為糖質新生，主要在肝臟、腎臟內進行。此外，脂肪酸不被糖質新生使用。糖質新生具有供給，維持血糖值所需之葡萄糖，以及僅以葡萄糖為能量來源的腦部、紅血球等組織所運作之葡萄糖的作用。

糖質新生的反應路徑

糖質新生的反應路徑，是在與糖解作用（見一一〇頁）幾乎逆行的路徑下進行。途中有四個地方，會出現不可逆反應（只能單向進行反應）。糖解作用中有兩個地方，是由其他酵素作用；從丙酮酸返回糖解作用之處為別的路徑，那裡也有兩個地方，會出現不可逆反應（見一一八頁）。

1. 從丙酮酸轉為磷酸烯醇丙酮酸（Phosphoenolpyruvic acid，簡稱PEP）：在與糖解作用不同的路徑內進行反應。細胞質的丙酮酸進入粒線體內，經丙酮酸羧化酶（Pyruvate carboxylase）的作用，形成草醯乙酸，產生磷

迷你知識

脂肪酸與糖質新生：脂肪酸分解後雖會產生乙醯CoA，但由於不會轉化為丙酮酸，故脂肪酸無法利用於糖質新生。

紅血球的能量：因紅血球裡沒有粒線體，因此紅血球的能量只能透過糖解作用的葡萄糖分解來補充。

酸烯醇丙酮酸（Phosphoenolpyruvic acid：PEP）。

2. 從果糖—1，6—二磷酸轉為果糖—6—磷酸：由果糖—1，6—二磷酸酶（Fructose 1，6-bisphosphatase）（不同於糖解作用所使用的酵素）所進行的糖解作用的逆反應。

3. 從葡萄糖—6—磷酸轉為葡萄糖：葡萄糖—6—二磷酸酶（glucose-6-bisphosphatase）（不同於糖解作用所使用的酵素）所進行的糖解作用的逆反應。

科里循環（Cori cycle）與丙胺酸循環（Alanine cycle）

糖質新生無法在肌肉裡進行。肌肉所產生的乳酸，會經由血流運送至肝臟，轉為丙酮酸後用於糖質新生。這個過程稱為科里循環（Cori cycle）。

此外，肌肉裡的腺嘌呤，也是經由血流運送至肝臟，在肝臟裡藉由胺基轉移作用形成丙酮酸，為糖質新生所運用。這個過程稱為丙胺酸循環（Alanine cycle）。

重要詞彙

乳酸：運動時的肌肉處於厭氧性條件（缺氧）下，因此丙酮酸被代謝形成乳酸。乳酸若堆積於肌肉中，會造成細胞運作機能下降，甚至會造成肌肉痙攣（俗稱抽筋）。因肝臟內有充足的氧，故乳酸會被氧化成丙酮酸。

迷你知識

腦部與酮體：脂肪酸無法作為腦部的能量來源，基本上腦部的能量來源只能使用葡萄糖。然而，在遇到飢餓等的緊急狀況，脂肪酸分解產生的酮體（乙醛去氫酶、β羥基丁酸）也可用來作為能量來源。

肝醣的合成與分解

糖質新生是在與糖解作用幾乎逆行的路徑下進行，可產生葡萄糖。圖中的❶、❷、❸、❹為不可逆反應。

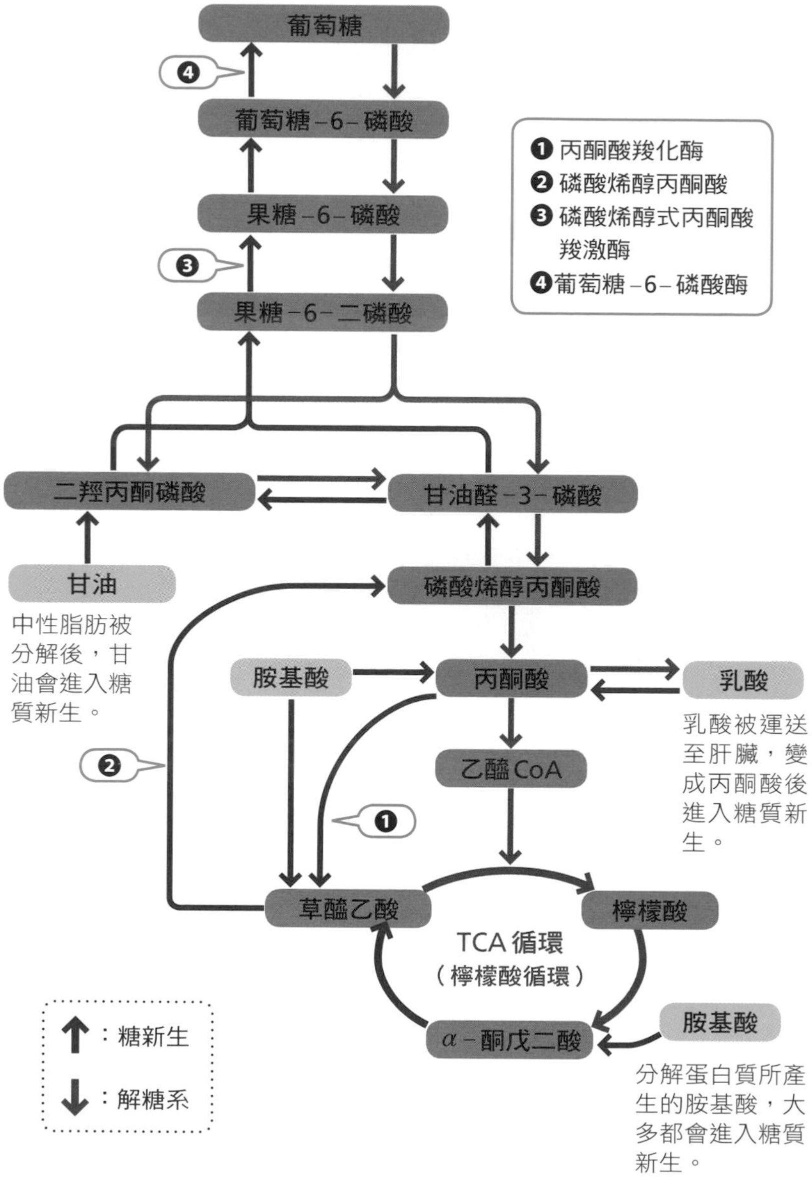
葡萄糖
❹
葡萄糖－6－磷酸
果糖－6－磷酸
❸
果糖－6－二磷酸
❶ 丙酮酸羧化酶
❷ 磷酸烯醇丙酮酸
❸ 磷酸烯醇式丙酮酸羧激酶
❹葡萄糖－6－磷酸酶
二羥丙酮磷酸
甘油醛－3－磷酸
甘油
中性脂肪被分解後，甘油會進入糖質新生。
磷酸烯醇丙酮酸
胺基酸
丙酮酸
乳酸
乳酸被運送至肝臟，變成丙酮酸後進入糖質新生。
❷
乙醯 CoA
❶
草醯乙酸
檸檬酸
TCA 循環
（檸檬酸循環）
α－酮戊二酸
胺基酸
分解蛋白質所產生的胺基酸，大多都會進入糖質新生。
：糖新生
：解糖系

08 膳食纖維益菌生與攝取來源

膳食纖維為在食物中，不能被人體的消化酵素分解、或難以被消化的成分的統稱。

膳食纖維當中，又分為不溶性膳食纖維，以及水溶性膳食纖維（見下頁上表）。雖然也分為動物性及植物性，但水溶性膳食纖維裡的難消化性糊精、糖醇（Sugar alcohol）等，是人工所製造的物質。

事實上，膳食纖維經腸內細菌分解，產生短鏈脂肪酸。短鏈脂肪酸經大腸吸收後，成為身體的能量來源，因此，膳食纖維的熱量並非為零。

膳食纖維的作用

不溶性膳食纖維、水溶性膳食纖維有不同的作用。不溶性膳食纖維，具有預防消化管相關疾病的效果；水溶性膳食纖維，則具預防代謝性相關疾病的效果。此外，攝取膳食纖維含量高的食物，容易有飽足感，對預防飲食過量的肥胖很有幫助。

重要詞彙

難消化性糊精：玉米、馬鈴薯等澱粉加水分解所製成。

糖醇：將葡萄糖等單醣還原所製造。因熱量低，因此被拿來作為減肥用的甜味劑使用。

短鏈脂肪酸：含碳量低的脂肪酸。例如：丙酸（propionic acid）、丁酸（butyric acid）、琥珀酸、醋酸等。

膳食纖維的種類

分類	由來	名稱	存在處
不溶性	植物性	纖維素	穀物、蔬菜等。
		木質素	蔬菜、可可等。
		瓊脂糖、瓊脂果	洋菜。
	動物性	甲殼素、殼聚糖	蟹殼、蝦殼。
水溶性	植物性	果膠	水果（尤其是果皮）、蔬菜。
		關華豆膠	豆科植物。
		菊糖	菊芋、百合根、牛蒡。
		葡甘露聚醣	蒟蒻。
		海藻酸鈉	海藻。
	動物性	軟骨素	鯊魚鰭等。
	人工物	難消化性糊精	來自玉米、馬鈴薯。
		糖醇	由單醣還原 葡萄糖 → 山梨糖醇。 麥芽糖 → 麥芽糖醇等。

生 理 知 識

益生菌與益菌生

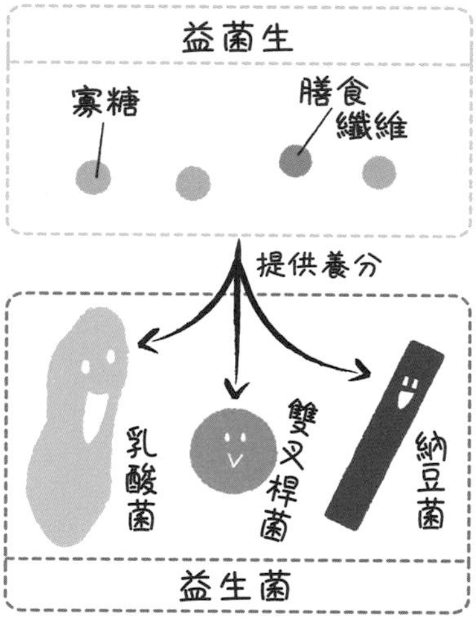

對人體有益的微生物（乳酸菌、納豆菌等），或是內含這種益菌的食品，稱為益生菌（Probiotics）。

人體腸道內有多達100兆的腸內細菌。腸內細菌的種類多達一百多種，有對人體有害的病原菌、腐敗菌，以及對人體有益的好菌。對人體有益的好菌除了可分解膳食纖維形成短鏈脂肪酸外，還會產生維生素K、生物素。此外，還具有抑制病原菌、腐敗菌繁殖的作用。

而提供益生菌養分的主要食物成分（如：膳食纖維、寡糖等），則稱為益菌生（Prebiotics）。

1. 不溶性膳食纖維的作用

不溶性膳食纖維會在大腸內吸收水分，致使糞便變重，促進排便，縮短了糞便在腸道內通過的時間。這也讓誘發癌症的物質，滯留於大腸內的時間變短，抑制癌症的發生。

2. 水溶性膳食纖維的作用

水溶性膳食纖維可延緩食物的移動速度、醣類在腸內的消化速度，以及降低醣類的吸收，也就是說，可抑制血糖值急劇飆高。

此外，水溶性纖維會在腸內吸附膽汁酸、膽固醇，促進排泄。由於水溶性纖維，會阻礙脂肪吸收所需的微膠粒（micelle）形成，因此可抑制飯後的膽固醇吸收，及血液中膽固醇值的上升。

重要詞彙

微膠粒（micelle）：親水部分朝外、疏水部分朝內側的微粒子。脂肪透過膽汁酸形成微膠粒，在小腸上皮細胞被吸收。（見P66）

09 脂質的作用與細胞的構成

脂質是難溶於水、而易溶於有機溶媒的有機化合物。脂質大致可分為單純脂質、複合脂質、誘導脂質（又稱衍脂類）三種（見左圖）。

單純脂質

脂肪酸與醇類酯質鍵結所產生的物質，稱為單純脂質，三酸甘油酯（中性脂肪）、蠟、膽固醇等都是。

三酸甘油酯是食品當中，含量最多的脂肪由甘油與三個脂肪酸分子酯質鍵結所形成（見一二四頁圖）。不同種類的脂肪酸，會有溶點等性質不同的差異。

膽固醇酯是膽固醇與脂肪酸酯質鍵結而成。

複合脂質

含有磷及氮等的脂質，稱為複合脂質，例如：磷脂（構成細胞）及糖

重要詞彙

酯質鍵結（ester bond）：R-COON-R（R為脂肪酸等）這種結合方式。

迷你知識

甘油酯（acylglycerols）的種類：若甘油與1個脂肪酸分子酯質，鍵結所形成的物質，稱為單酸甘油酯（Monoglyceride）；如果是甘油與2個脂肪酸分子酯質，鍵結所形成的物質，稱為二酸甘油酯（diacylglycerol）。

蠟：蠟是長鏈脂肪酸跟長鏈的醇脂鍵結合所形成。

脂（見一〇九頁）都是。

磷脂為構成生物膜的成分之一，可分為甘油磷脂（glycerophospholipid）、鞘磷脂（sphingomyelin）。

甘油磷脂是由甘油、脂肪酸、磷酸元素等，所構成的磷脂酸（Phosphatidic acid），以及氮化合物結合而成的物質。一般人常聽到磷脂醯膽鹼（phosphatidylcholine，也就是卵磷脂），是由磷脂（Phosphatidic）及膽鹼（Choline）結合而成。

而鞘磷脂是由鞘胺醇（Sphingosine）與脂肪酸、磷酸、鹼基結合而成的物

脂質的種類

脂質大致可分為單純脂質、複合脂質、誘導脂質（又稱衍脂類）3種。

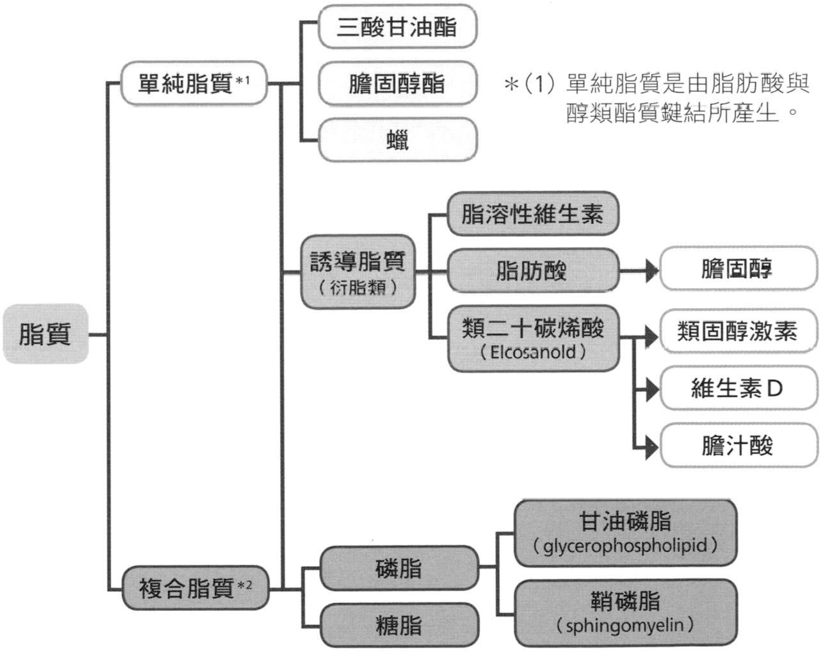

脂質
單純脂質*1
三酸甘油酯
膽固醇酯
蠟
*(1) 單純脂質是由脂肪酸與醇類酯質鍵結所產生。
誘導脂質（衍脂類）
脂溶性維生素
脂肪酸
膽固醇
類二十碳烯酸（Elcosanold）
類固醇激素
維生素D
膽汁酸
複合脂質*2
磷脂
糖脂
甘油磷脂（glycerophospholipid）
鞘磷脂（sphingomyelin）

*(2) 複合脂質為含有磷及氮的脂質。

三酸甘油酯的構造

三酸甘油酯是甘油與3個脂肪酸分子酯質鍵結而成

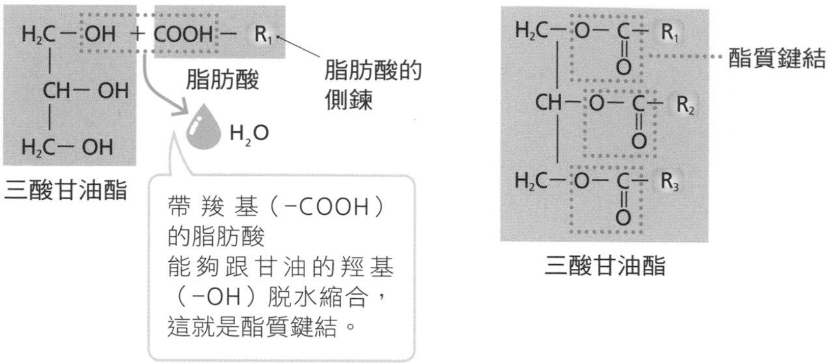

脂肪酸
脂肪酸的側鍊
H_2O
三酸甘油酯
帶羧基（−COOH）的脂肪酸
能夠跟甘油的羥基（−OH）脫水縮合，這就是酯質鍵結。
酯質鍵結
三酸甘油酯

甘油酯的構造

甘油磷脂是磷脂酸與各種氮化合物酯質鍵結而成。

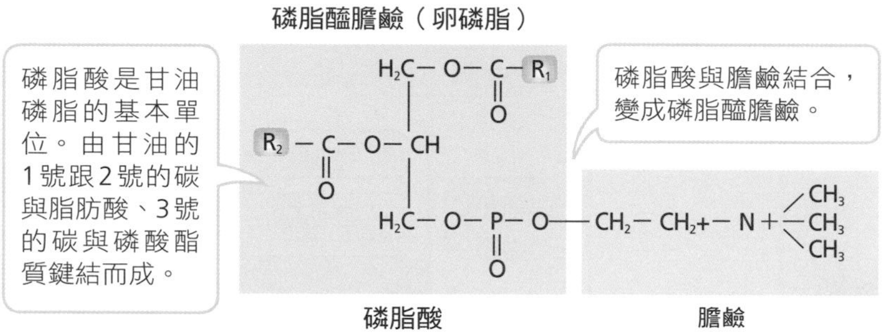

磷脂醯膽鹼（卵磷脂）
磷脂酸是甘油磷脂的基本單位。由甘油的1號跟2號的碳與脂肪酸、3號的碳與磷酸酯質鍵結而成。
磷脂酸與膽鹼結合，變成磷脂醯膽鹼。
磷脂酸
膽鹼

重要詞彙

卵磷脂：生物膜成分裡，含量最多的甘油磷脂。卵磷脂若是不足，無法製造細胞膜，因此對生物而言是非常重要的物質。食物中的蛋黃、大豆裡皆可萃取出卵磷脂。

神經鞘磷脂：富含於神經細胞的細胞膜，以及包覆著神經軸索的髓鞘等物質裡的磷脂。

質，鹼基為膽鹼時，會變成神經磷脂（Sphingomyelin）。

誘導脂質（衍脂類）

單純脂質或複合脂質，經過加水分解後產生的成分，稱為誘導脂質（衍脂類），脂肪酸、膽固醇（見下頁圖）、脂溶性維生素都是誘導脂質。膽固醇可製造類固醇激素、膽汁酸、維生素D（見一三七頁）。

脂肪酸裡依據碳的數量、結合方式，種類變化多樣（見一二八頁）。脂肪酸裡，由二十個碳所構成的多元不飽和脂肪酸，製造的生理活性物質稱為類花生酸（Eicosanoid）。類花生酸分為前列腺素（prostaglandin）、血栓素（Thromboxane）、白三烯（Leukotriene）三類（見一二七頁表）。

脂質的作用

脂質的作用有三種：

1. 構成生物膜等細胞構成成分

磷脂是親水性的頭部朝外，疏水性的尾部朝內的雙層構造，與膜蛋白（Membrane Protein）一起形成生物膜（見一二七頁圖）。

此外，包覆神經細胞軸索的髓鞘（myelin sheath）裡富含鞘磷脂。

用語解說

生理活性物質：細胞所分泌之具生理作用的化學物質總稱，又稱細胞因子（cytokine）。據說人體內的生理活性物質多達數百多種，是由蛋白質、胺基酸、脂肪酸所製造。類花生酸是由不飽和脂肪酸所製造。

2. 調節機能

脂溶性維生素（見二七七頁）、類固醇激素、類花生酸具調節機能。

3. 以儲存脂質的方式儲存能量

三酸甘油酯作為體內的儲存脂肪（storage fat），儲存於脂肪組織當中。成人的儲存脂肪量，男性約占體重一五％至二〇％，女性約占二五％，而肥胖者的脂肪量，有時也占體重會高達三〇％。

膽固醇的構造

膽固醇的類固醇骨架，可製造膽汁酸、類固醇激素。

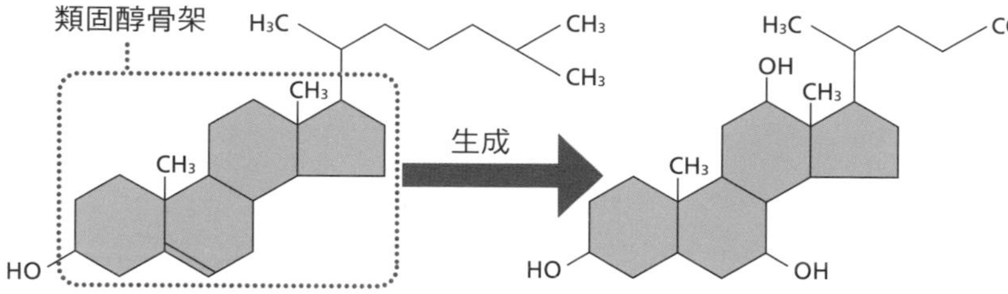

膽固醇

膽汁酸（膽酸；cholic acid）

迷你知識

脂蛋白：複合脂質的一種，由三酸甘油酯、蛋白質、磷脂、膽固醇及膽固醇酯所構成的複合體稱為脂蛋白，其內部為疏水性，外部為親水性。

脂肪細胞的作用：脂肪細胞不僅僅只是儲存脂肪，還會分泌各式各樣的生理活性物質（脂肪細胞激素，Adipocytokine）。脂肪細胞激素裡的瘦蛋白（leptin）會抑制食慾、促進脂肪組織的脂肪分解。

類花生酸的種類及作用

名稱		作用
前列腺素（prostaglandin）		肌肉的收縮、血管的擴張．收縮。
血栓素（Thromboxane）	A2（由n−6系花生四烯酸產生）	促進血小板的凝集、促進發炎。
	A3（由n−3系EPA產生）	抑制血小板凝集、抗發炎。
白三烯（Leukotriene）		支氣管、血管收縮作用。

生物膜的構造

細胞膜或細胞內小器官的膜，稱為生物膜，是由磷脂、膜蛋白質、糖鏈所構成。

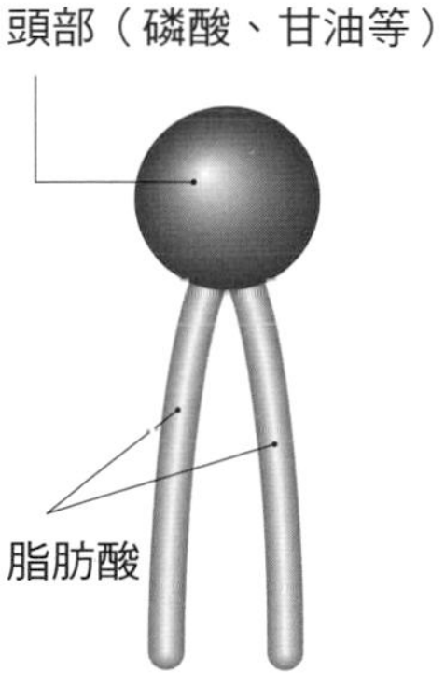

磷脂

身為生物膜成分的磷脂，是由親水性的頭部及疏水性的尾部（脂肪酸）所構成。

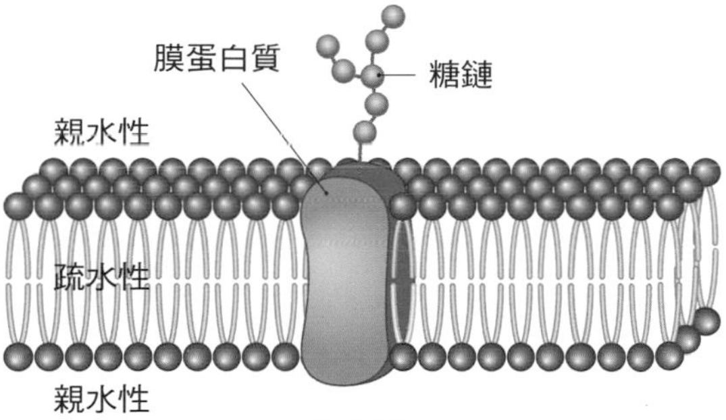

生物膜

生物膜（細胞膜）是由，兩層磷脂分子所構成，疏水性的尾部朝內，親水性的頭部朝外連接細胞內外的水。

10 多元不飽和脂肪酸之必要與酮體減肥原理

脂肪酸跟單純脂質、複合脂質成分共通，一般式以R-COOH表示，碳化氫鏈的一端為羧基（-COOH），另一端為甲基（$-CH_3$）。脂肪酸因同時具有疏水性（難溶於水）的碳化氫鏈，及親水性（易溶於水）的羧基，故具兩親媒性（amphiphilic）。此外，脂肪酸由雙數個碳原子所構成。

脂肪酸的種類

脂肪酸依照雙鍵的存在與否，可分為飽和脂肪酸及不飽和脂肪酸（見左圖）。

飽和脂肪酸為不具雙鍵的脂肪酸，故富含動物性脂肪。

至於不飽和脂肪酸是具有雙鍵的脂肪酸。存在於天然脂肪酸的雙鍵，其立體空間配置呈現順式型態（cis）。不飽和脂肪酸依照雙鍵的數量，可分為單元不飽和脂肪酸，及多元不飽和脂肪酸。具有單一雙鍵的脂肪酸，稱為單元不

迷你知識

脂肪酸的碳數與融點：脂肪酸依碳數可分為：短鏈脂肪酸（碳數2到6個）、中鏈脂肪酸（碳數8到10個）、長鏈脂肪酸（碳數12個以上）。碳原子數量越多，融點越高，雙鍵數量越多，融點越低，故碳原子數10個以上的飽和脂肪酸。在常溫下呈現固體狀，但不飽和脂肪酸因有雙鍵的關係，故為液態狀。

飽和脂肪酸與不飽和脂肪酸的構造

脂肪酸是由碳化氫（CH_2）連結的長鏈所構成。

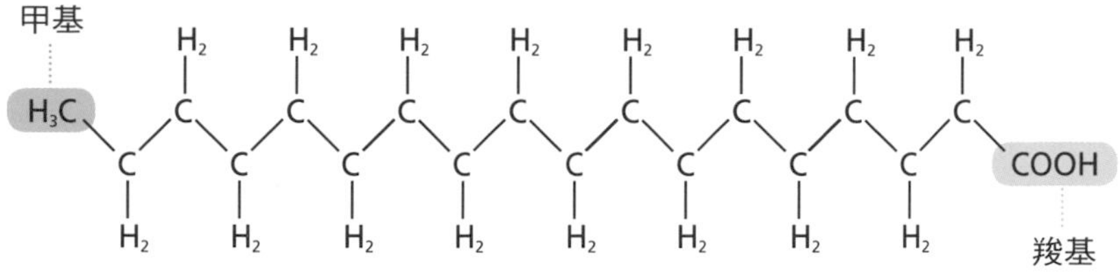

飽和脂肪酸（硬脂酸，Stearic acid）

飽和脂肪酸兩端以外的碳原子皆與兩個氫結合，呈現飽和的狀態。

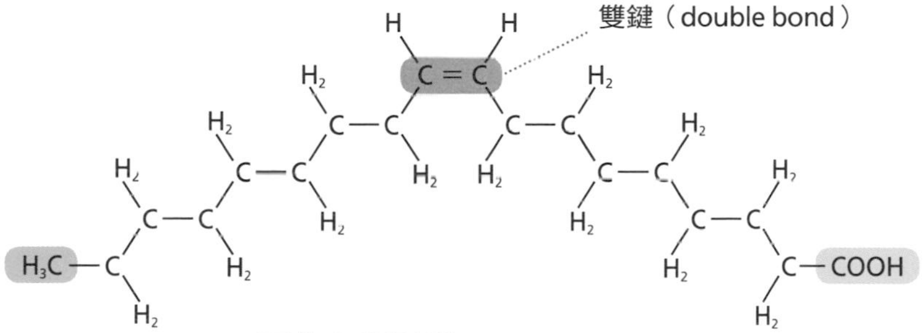

不飽和脂肪酸（油酸，oleic acid）

雙鍵的碳原子只會跟一個氫結合（不飽和化）。以人體為例，從甲基開始算起的第九個之後的碳原子可與氫雙鍵。硬脂酸的第九個碳原子若是與氫雙鍵，會變成油酸（oleic acid）。

重要詞彙

順式（cis）：2個與雙鍵的碳原子結合的碳原子配置相同時，稱為順式型態（cis），反之則為反式型態（trans）。天然的脂肪酸中大多為順式型態，但在魚油、植物油裡添加氫，這種人工製造的硬化油（植物性奶油等原料），有一部分是呈現反式型態。

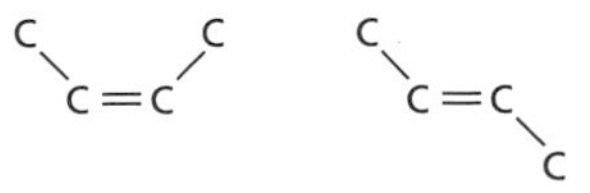

順式（cis）　反式（trans）

飽和脂肪酸；具有兩個以上雙鍵的脂肪酸，稱為多元不飽和脂肪酸。橄欖油等內含大量單元不飽和脂肪酸，而植物油、魚油內，則含有大量多元不飽和脂肪酸（見下表）。

不飽和脂肪酸，從甲基端算起第一個雙鍵的位置不同，可分為n-3不飽和脂肪酸、n-6不飽和脂肪酸、n-9不飽和脂肪酸。單元不飽和脂肪酸皆為n-9不飽和脂肪酸，而多元不飽和脂肪酸有n-3不飽和脂肪酸及n-6不飽和脂肪酸。

多元不飽和脂肪酸裡，無法在人體內合成的脂肪酸，稱為必需脂肪酸。常見必需脂肪酸有亞油酸（又稱亞麻油酸，linoleic acid）、α-亞麻酸（alpha-linolenic acid）、花生四烯酸（arachidonic acid）等（見一三五頁）。

脂肪酸的種類

<table>
<tr><th colspan="3">分類</th><th>脂肪酸名稱</th><th>碳原子數量與
雙鍵結合數量</th><th>存在處</th></tr>
<tr><td colspan="3" rowspan="5">飽和脂肪酸</td><td>丁酸</td><td>4：0</td><td>乳脂肪</td></tr>
<tr><td>肉豆蔻酸</td><td>14：0</td><td>椰子油、花生油</td></tr>
<tr><td>棕櫚酸</td><td>16：0</td><td>動物性油脂</td></tr>
<tr><td>硬脂酸</td><td>18：0</td><td>動物性油脂</td></tr>
<tr><td>花生酸</td><td>20：0</td><td>花生油、棉仔油</td></tr>
<tr><td rowspan="7">不飽和脂肪酸</td><td colspan="2" rowspan="2">單元不飽和
脂肪酸（n-9）</td><td>棕櫚油酸</td><td>16：0</td><td>魚油、鯨油</td></tr>
<tr><td>油酸</td><td>18：00</td><td>橄欖油</td></tr>
<tr><td rowspan="5">多元不飽和
脂肪酸</td><td rowspan="2">n-6</td><td>亞油酸</td><td>18：2</td><td>玉米油、大豆油</td></tr>
<tr><td>花生四烯酸</td><td>20：4</td><td>魚油、肝油</td></tr>
<tr><td rowspan="3">n-3</td><td>α－亞麻酸</td><td>18：3</td><td>紫蘇油</td></tr>
<tr><td>二十碳五烯酸
（EPA）</td><td>20：5</td><td>魚油</td></tr>
<tr><td>二十二碳六烯酸
（DHA）</td><td>22：6</td><td>魚油</td></tr>
</table>

紅字為必需脂肪酸（人體無法自行合成的脂肪酸）。
人體第9個之後的碳原子可與氫雙鍵，因此攝取亞油酸便可合成花生四烯酸，攝取α－亞麻酸便可合成EPA、DHA，但因無法在人體內合成所有需要量的關係，因此這些也是必需脂肪酸。

11 脂質的代謝

脂質之中，三酸甘油酯（中性脂肪）是由甘油，及脂肪酸結合而合成。脂肪酸是由乙醯輔酶A所合成，脂肪酸彼此也能變換。另外，脂肪酸經過β氧化作用，被分解成乙醯輔酶A。經β氧化作用所產生的乙醯輔酶A，進入檸檬酸循環（見一一三頁）會合成酮體（見一三三頁圖）。

脂肪與脂肪酸的合成

三酸甘油酯於肝臟、脂肪組織內合成。甘油經過糖解作用（見一一〇頁）途中所產生的甘油3—磷酸，形成三酸甘油酯。

另一方面，脂肪酸在細胞質裡會由乙醯輔酶A合成。首先，乙醯輔酶A經由乙醯輔酶A羧化酶（Acetyl-CoA carboxylase），合成為丙二醯輔酶A（Malonyl-CoA），之後碳鏈會以每次兩個的方式逐漸加長，合成棕櫚酸（見一三四頁圖）。此時，會使用到在磷酸戊糖循環（見一一二頁）裡被合成的NADPH。

迷你知識

三酸甘油酯之合成、分解的調節：腎上腺素、升血糖素會促進三酸甘油酯的分解。還有，胰島素會促進三酸甘油酯的合成。

用語解說

肉鹼：由胺基酸所合成的物質，與脂質的代謝有關。

β氧化作用（脂肪酸的分解）

脂肪酸被分解形成乙醯輔酶A的過程稱為β氧化作用。而β氧化作用會在粒線體內進行。

首先，脂肪酸會在細胞質內變成醯基輔酶A（Acyl—CoA）。因醯基輔酶A無法通過粒線體膜，因此醯基輔酶A的醯基會與肉鹼（carnitine）結合，變成醯基肉鹼（acylcarnitine），其在粒線體內被吸收後，再度變回醯基輔酶A。

進入粒線體內的醯基輔酶A，會以每次兩個的方式，將乙醯輔酶A中的碳原子，從脂肪酸的羧基端分離，產生少了兩個碳原子的醯基輔酶A（β氧化作用）。醯基輔酶A會重複β氧化作用，最後變成乙醯輔酶A。經β氧化作用所產生的乙醯輔酶A，會進入TCA循環，產生能量被人體利用（見左圖）。

酮體的合成

β羥基丁酸（hydroxybutyric acid）、乙醯乙酸（acetoacetic acid）、丙酮（acetone）皆稱為酮體（Ketone bodies）。酮體是在肝臟的粒線體內，由乙醯輔酶A所產生。

為了讓乙醯輔酶A，能在TCA循環中被利用，所以需要草醯乙酸（oxaloacetic acid），但若遇葡萄糖不足，醣質無法順利代謝的情況時，草醯

重要詞彙

酮體：酮體裡只有丙酮是由肺部排出。酮體為酸性，因此酮體如果堆積在人體裡，會使血液變酸性（酸血症，acidosis）。

脂肪酸的代謝流程

三酸甘油酯是一種可儲藏的能量來源，並可於人體內合成，經分解後會產生能量。

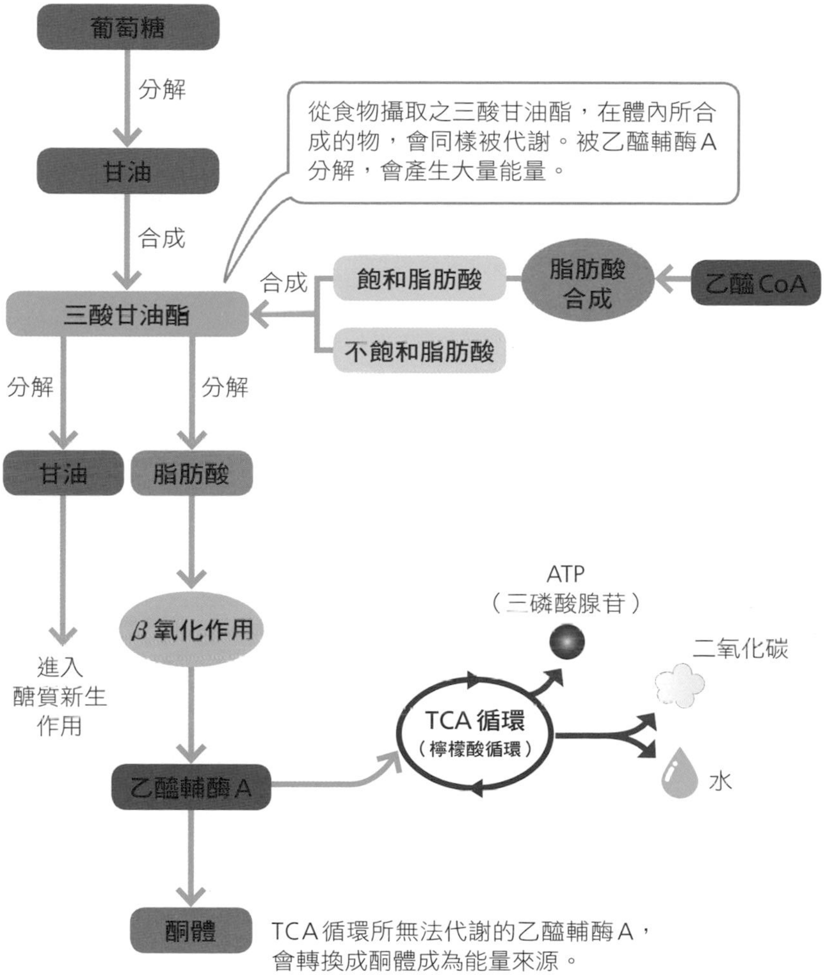

葡萄糖
分解
甘油
合成
從食物攝取之三酸甘油酯，在體內所合成的物，會同樣被代謝。被乙醯輔酶A分解，會產生大量能量。
合成
飽和脂肪酸
脂肪酸合成
乙醯CoA
三酸甘油酯
不飽和脂肪酸
分解
分解
甘油
脂肪酸
進入醣質新生作用
β氧化作用
ATP
（三磷酸腺苷）
二氧化碳
TCA循環
（檸檬酸循環）
水
乙醯輔酶A
酮體
TCA循環所無法代謝的乙醯輔酶A，會轉換成酮體成為能量來源。

脂肪酸的合成

脂肪酸在合成過程中會以乙醯輔酶A為材料，不斷的重複製造。

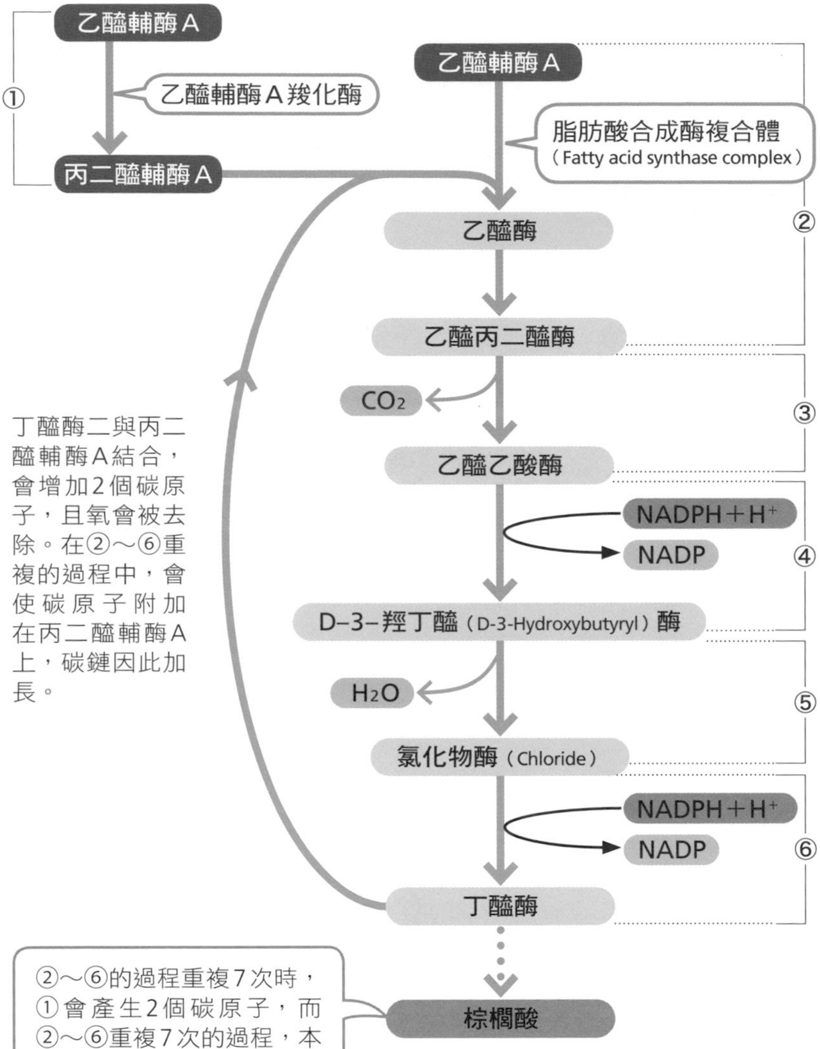

乙醯輔酶A
乙醯輔酶A羧化酶
丙二醯輔酶A
①
乙醯輔酶A
脂肪酸合成酶複合體
（Fatty acid synthase complex）
乙醯酶
乙醯丙二醯酶
②
CO_2
乙醯乙酸酶
③
NADPH＋H^+
NADP
④
D-3-羥丁醯（D-3-Hydroxybutyryl）酶
H_2O
氯化物酶（Chloride）
⑤
NADPH＋H^+
NADP
⑥
丁醯酶
棕櫚酸
丁醯酶二與丙二醯輔酶A結合，會增加2個碳原子，且氧會被去除。在②～⑥重複的過程中，會使碳原子附加在丙二醯輔酶A上，碳鏈因此加長。
②～⑥的過程重複7次時，①會產生2個碳原子，而②～⑥重複7次的過程，本身會產生14個碳原子，故合計會產生16個碳原子的棕櫚酸。

Co_2：二氧化碳。
NADPH：菸鹼醯胺腺嘌呤二核苷酸磷酸。
NADP：菸鹼醯胺腺二核苷酸。
H_2O：水。
H^+：氫。

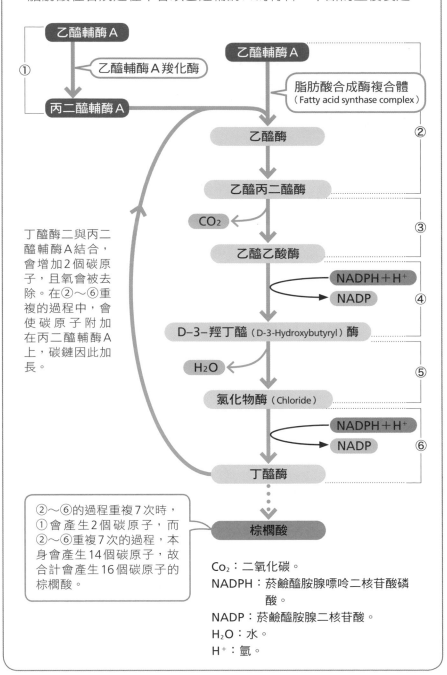

乙酸會在糖質新生時被利用，所以會出現不足的狀況。此時，乙醯輔酶A無法進入TCA循環（不能被用來產生能量），會變成酮體（見一三一頁）。

因肝臟無法代謝酮體的關係，體內產生的酮體，會經由血液被送至身體其他組織，被作為能量來源利用（很多人利用這種原理，來取代碳水化合物減肥）。

不飽和脂肪酸的合成

不飽和脂肪酸的合成主要在滑面小胞體內進行。去飽和酶（Desaturase）在飽和脂肪酸裡發生作用，發生雙鍵（不飽和化），形成不飽和脂肪酸。例如，飽和脂肪酸的硬脂酸（Stearic acid）可製造單元不飽和脂肪酸（n－9）的油酸（oleic acid）。

脂肪酸的不飽和化是有限度的。人體無法自行合成的脂肪酸，必須透過食物攝取，故稱為必需脂肪酸。以動物而言，n－9的碳鏈無法在甲基端形成雙鍵，因此n－6及n－3的多元不飽和脂肪酸無法在體內合成，所以必須攝取n－6的亞油酸、n－3的α－亞麻酸。此外，亞油酸是由花生四烯酸、α－亞麻酸是由二十碳五烯酸（EPA）或二十二碳六烯酸（DHA）所製造。

重要詞彙

必需脂肪酸：不只是亞油酸、α－亞麻酸，一般花生四烯酸、EPA、DHA也屬於必需脂肪酸。就算只要攝取亞油酸、α－亞麻酸便可合成，但也並不表示能夠合成充足的必需量。

脂肪酸的β氧化作用

脂肪酸經β氧化作用，會分解為數個乙醯輔酶A。

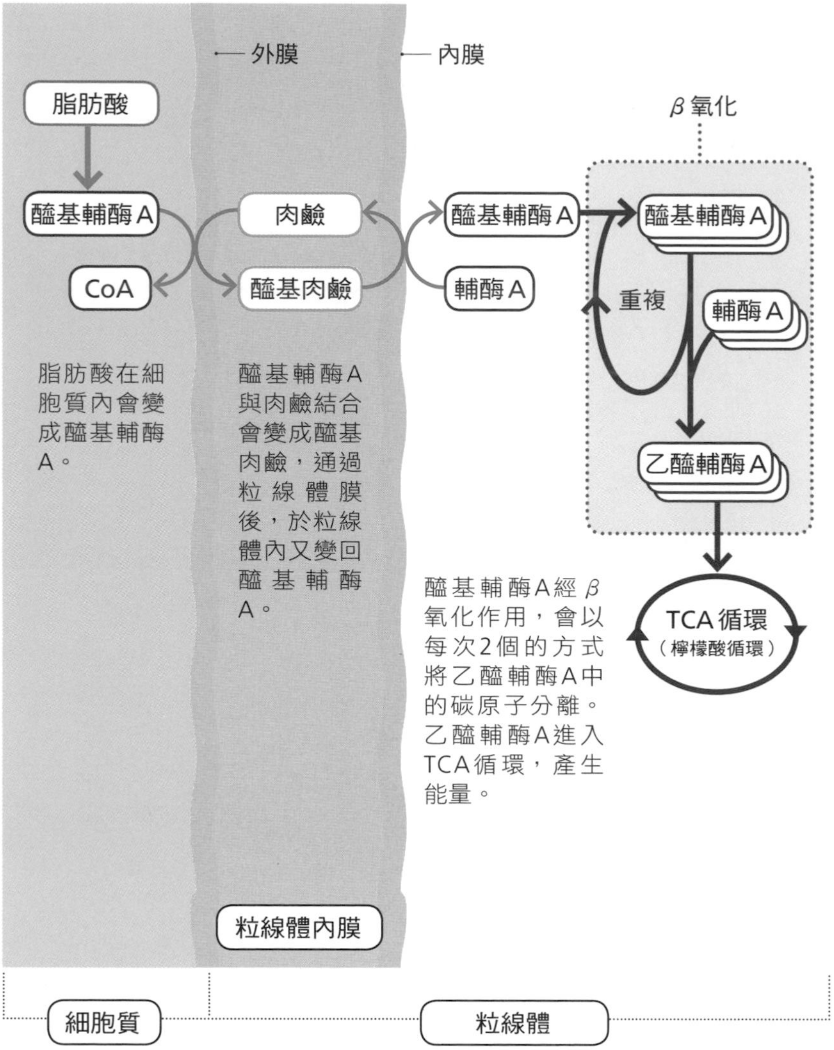

外膜
內膜
脂肪酸
β氧化
醯基輔酶A
肉鹼
醯基輔酶A
醯基輔酶A
CoA
醯基肉鹼
輔酶A
重複
輔酶A
脂肪酸在細胞質內會變成醯基輔酶A。
醯基輔酶A與肉鹼結合會變成醯基肉鹼，通過粒線體膜後，於粒線體內又變回醯基輔酶A。
乙醯輔酶A
醯基輔酶A經β氧化作用，會以每次2個的方式將乙醯輔酶A中的碳原子分離。乙醯輔酶A進入TCA循環，產生能量。
TCA循環
（檸檬酸循環）
粒線體內膜
細胞質
粒線體

12 膽固醇吸收與排出：細胞膜與膽汁

比起從食物當中獲得，膽固醇大部分都是在人體內合成。膽固醇從肝臟（見五十頁）開始，都是在組織細胞內的滑面小胞體裡，由乙醯輔酶A合成。乙醯輔酶A會變成HMG-CoA（羥甲基戊二酸單醯輔酶A，β-hydroxy-β-methylglutaryl-CoA），經HMG-CoA還原酶（羥甲基戊二酸單醯輔酶A還原酶，hydroxymethylglutaryl-CoA reductase）還原，變成甲羥戊酸（Mevalonic acid）。甲羥戊酸會再經過角鯊烯（Squalene）、7-去氫膽固醇（7-dehydrocholesterol）等合成膽固醇（見下頁圖）。

至於膽固醇的合成過程，則須由回饋利用機制調節。細胞內的膽固醇量增加，透過膽固醇的HMG-CoA還原酶的作用會受調控，此時，HMG-CoA轉化成甲羥戊酸的反應會被抑制。

膽固醇雖可以在體內合成，但卻無法在體內分解。人體不具分解膽固醇的機制，因此為了不讓膽固醇過度生產，反饋抑制（feedback inhibition）會發揮

重要詞彙

HMG-CoA還原酶：將HMG-CoA轉換成甲羥戊酸的酵素，同時也是膽固醇合成途徑的限速酶（rate limiting enzyme）。限速酶是一種決定，製造某種物質反應途徑的反應速度的酵素，而且是該反應途徑裡，反應速度最慢的酵素。一般而言，在該反應途徑裡，受到反饋利用機制的酵素就是限速酶。

膽固醇的合成與排出

膽固醇在肝臟及其他組織裡由乙醯輔酶A合成。合成量1日約為0.5g到1g，透過反饋抑制調節。

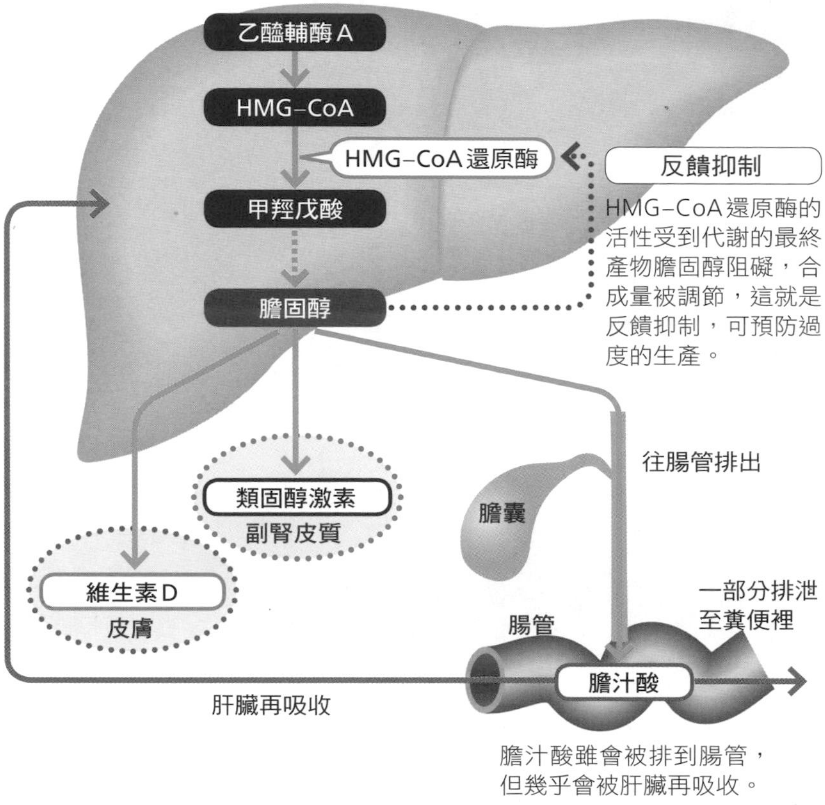

乙醯輔酶A
HMG–CoA
HMG–CoA還原酶
甲羥戊酸
膽固醇
反饋抑制
HMG–CoA還原酶的活性受到代謝的最終產物膽固醇阻礙，合成量被調節，這就是反饋抑制，可預防過度的生產。
往腸管排出
類固醇激素
副腎皮質
維生素D
皮膚
膽囊
腸管
一部分排泄至糞便裡
膽汁酸
肝臟再吸收
膽汁酸雖會被排到腸管，但幾乎會被肝臟再吸收。

重要詞彙

反饋抑制（feedback inhibition）：從結果追溯原因來進行調節控制，這就是反饋抑制。如：血糖值的調節等，也是經由反饋抑制進行。

作用。含有膽汁酸的腸道，是膽固醇唯一的排出路徑。

膽固醇的利用

膽固醇可製造出膽汁酸、類固醇激素、維生素D等。此外，膽固醇也是構成細胞膜的一種成分。

膽汁酸（膽酸及去氧膽酸）是膽固醇在肝臟內合成。膽汁酸儲存在膽囊後不久，雖會被十二指腸分泌，但幾乎會在迴腸被再度吸收，回到肝臟再利用（腸肝循環）。

膽汁酸會被使脂質易於消化吸收的微膠粒化所利用（見六十六頁）。

類固醇激素裡，包含副腎皮質激素（糖皮質激素〈Glucocorticoid〉、礦物性皮質激素〈mineralocorticoid〉）以及性激素（男性荷爾蒙、女性荷爾蒙）。

維生素D是由7－去氫膽固醇（7-dehydrocholesterol）利用皮膚製造（見一七五頁）。

重要詞彙

葡萄糖皮質素：促進蛋白質（胺基酸）的糖質新生作用，使血糖上升的荷爾蒙激素。如腎上腺皮質素（Cortisol）等。

礦物質皮質素：指促進腎臟中鈉的再吸收，及鉀排泄作用的荷爾蒙激素。如醛固酮（Aldosterone）等。

專欄三

攝取蛋白質，九種胺基酸一百分了嗎？

食物中所含的蛋白質有特別的評分方式。不一定單純只能對人體需要的「量」做評分，還可對人體有多少用處的「質」做評分。

構成人體的蛋白質，是由二十種胺基酸所構成。其中無法在人體內合成，必須從食物中攝取的胺基酸，稱為「必需胺基酸」，共有九種。必需胺基酸在人體蛋白質裡比例如何，已有數據規範，此規範被稱為「胺基酸需要量模式（amino acid pattern）（見下表）」，由世界衛生組織（WHO）所發表。將食物中蛋白質的胺基酸組成，與該胺基

胺基酸需要量模式
（mg／g蛋白質）

必需胺基酸	1～2歲幼童的需要量
組胺酸	18
異白胺酸	31
白胺酸	63
離胺酸	52
含硫胺基酸	26
芳香族胺基酸	46
羥丁胺酸	27
色胺酸	7.4
纈胺酸	42

顯示1g的蛋白質裡所含的必需胺基酸量。
FAO／WHO／UNU（2007年）

酸需要量模式對照，即可對蛋白質的「質」進行評分，也就是評分營養價值，這就是胺基酸分數（amino acid score）。

胺基酸分數可以用被放進木桶裡的水來做比喻。將食物裡蛋白質的必需胺基酸組成，與胺基酸需要量模式比較，尋找比例最少的必需胺基酸。而這個比喻用的木桶，最短的木板部分（見左圖的離胺酸）稱為第一限制胺基酸。人體的蛋白質合成，只能合成相當於第一限制胺基酸的量。

胺基酸分數最高為滿分一百。食物中的必需胺基酸含量，只要能夠超過所有胺基酸需要量模式，胺基酸分數就會是一百分。倘若無法超過，把第一限制胺基酸的量，除以胺基酸需要量模式所得的值（%）就是胺基酸分數。

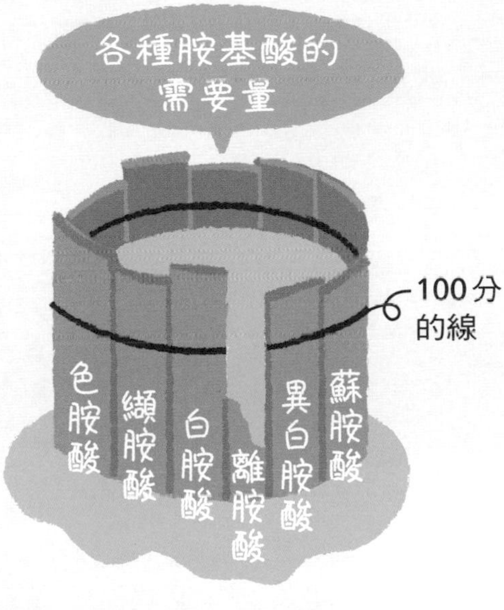
各種胺基酸的需要量
100分的線
色胺酸
纈胺酸
白胺酸
離胺酸
異白胺酸
蘇胺酸

▲木桶裡的水位相當於胺基酸分數。

第四章

水及電解質的作用

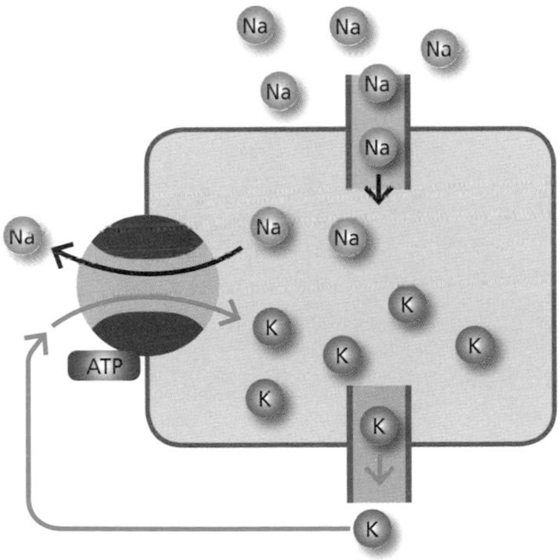

01 水對人體的五大作用（好處）

水是由兩個氫原子，及一個氧分子所形成的水分子（H_2O），大量聚集所形成的物質。分子中的氫原子帶正（＋）電荷，氧原子帶負（－）電荷，故水分子整體為極性分子（polar molecules）。

每個水分子都是因氫結合而在一起，不過水跟水間的結合方式，並不固定，氫結合會分分合合四處流動（見左圖）。這樣的結構，會影響水的性質與作用。

人體構成成分的比率

以成人男性來說，其身體構成成分，以體重比例按多寡排列，依序為：水（約六〇％）、蛋白質（約二〇％）、脂質（約一五％）、礦物質（約五％）、醣類（約一％）。女性則因體脂肪較多的關係，水的比率也較低，約占五五％。脂肪組織內所含的水量比其他組織少，肥胖者體內的水分量也自然較少。

重要詞彙

極性分子：分子的結構中，部分存在著正電荷與負電荷，而這些正負電荷的重心並不一致，也就是電子分布不平均的分子。亦稱作有極性分子。

氫結合：氫結合就是夾在氫原子之間的結合。位於某分子中帶有正電荷的氫原子，與位於其他分子中帶有負電荷的氫原子，因正負相吸的電子作用而結合在一起。

水分子裡的氫結合

由2個氫原子與1個氧原子所構成的水分子，因帶氧端具負電荷，帶氫端具正電荷的關係，具有像磁鐵般的作用，會因正負相吸的電子力而結合。（氫結合）

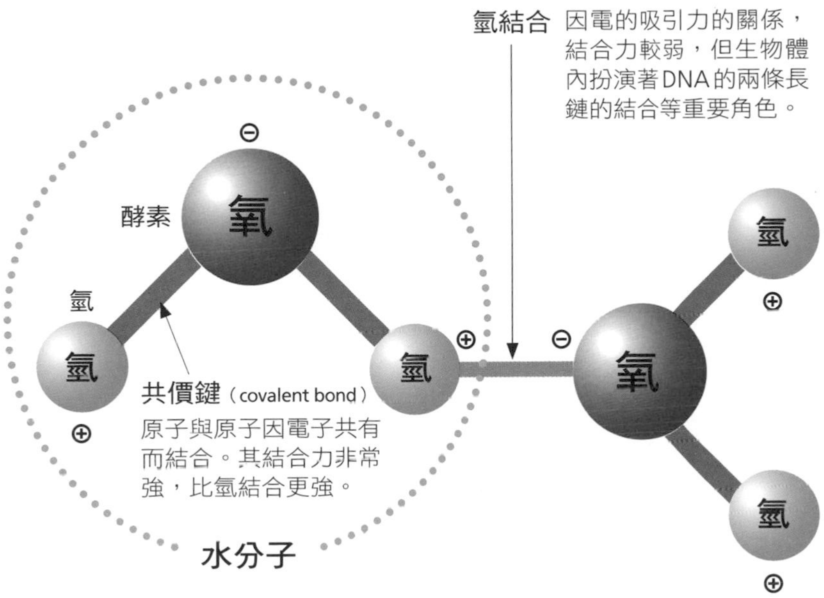

氫結合 因電的吸引力的關係，結合力較弱，但生物體內扮演著DNA的兩條長鏈的結合等重要角色。
⊖
酵素
氧
氫
氫
氫
⊕
⊕
⊖
氧
氫
⊕
氫
⊕
共價鍵（covalent bond）
原子與原子因電子共有而結合。其結合力非常強，比氫結合更強。
水分子

用語解說

水分子裡的氫結合：由2個氫原子與1個氧原子所構成的水分子，因帶氧端具負電荷，帶氫端具正電荷的關係，具有像磁鐵般的作用，會因正負相吸的電子力而結合（氫結合）。

迷你知識

不同年齡的體內水分量：人體的水分量會隨著年齡而遞減，新生兒的體內水分量約為70%到80%、老年人則約為40%到50%，差距變化極大。

水的性質與功能

1. **溶媒**：水可以在細胞內外將各種物質溶解，是非常優異的溶媒。在生物體中，可幫助水溶性成分，將環境調整成易於引起化學反應的場所。

2. **誘電率**：電解質在溶媒裡，陽離子跟陰離子會分離。水的誘電率高，因此電解質的溶解性也很高。尤其在生物體內進行滲透壓調節時，水是非常方便的物質。

3. **比熱（熱容量）**：水的比熱大，故具易冷易熱的性質。水占人體的比率很高，因此能夠降低周圍溫度變化對人體的影響。

4. **蒸發熱（氣化熱）**：人體溫上升時會流汗，利用把汗水蒸發的方式來調節體溫。水的蒸發熱（氣化熱）很大，會隨著汗水蒸發，從皮膚表面有效率的帶走熱。

5. **黏性**：水黏性低，可使血液的流動圓滑順暢。

用語解說

誘電率：顯示分子將帶有正負電荷的原子（陽離子與陰離子）分離的分極程度。誘電率越高，與其他分子的陰離子及陽離子越容易發生反應。

02 口渴時不只要補充水。喝水太多會出事

水分平衡（water balance）的定義，即為身體攝取的水分量，及排出的水分量的平衡。

身體健康的人水分變動小，體內會保持一定的水分，舉個例子，身體攝取的水分量大，排出的水量也會增加，這是人體的自動調節功能。

人體的水分平衡雖會因人、因日而有所變化，不過每天吸收，與排出的水分量，大約是二千一百毫升到三千毫升（見下圖）。

最低水分總攝取量

最低限度的水分攝取量，稱為最低水分總攝取量，是計算強制尿量（obligatory urine volume）、無感蒸發

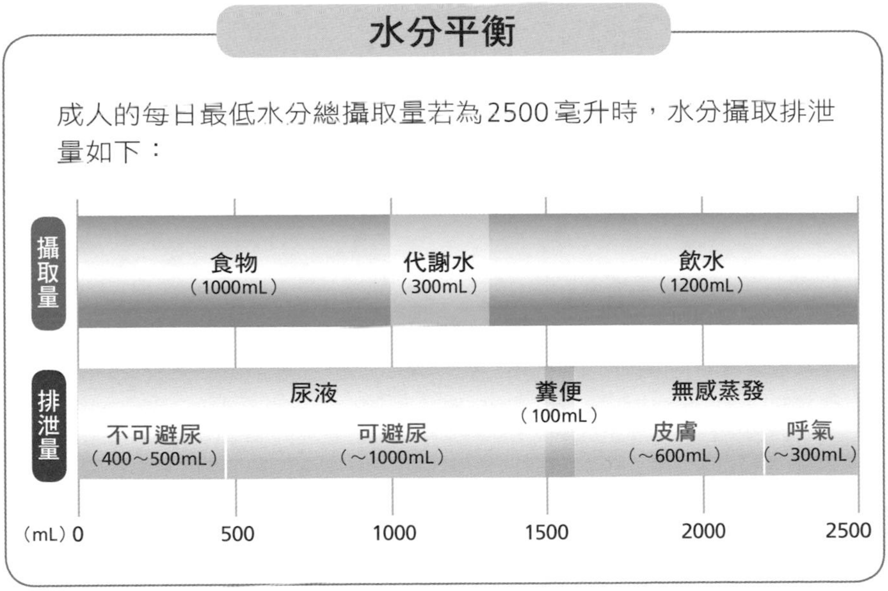
水分平衡
成人的每日最低水分總攝取量若為2500毫升時，水分攝取排泄量如下：
攝取量
食物（1000mL）
代謝水（300mL）
飲水（1200mL）
排泄量
尿液
不可避尿（400～500mL）
可避尿（～1000mL）
糞便（100mL）
無感蒸發
皮膚（～600mL）
呼氣（～300mL）
（mL）0
500
1000
1500
2000
2500

（insensible perspiration）、糞便裡所含的水分量，這三者的總和，再減去代謝性水分（metabolic water）所得出，人體的每日最低水分總攝取量，約為一千一百毫升。

水分的缺乏與過剩

當人體因流失水分及電解質（Na^+），造成體液量（細胞外液量）減少，就稱為脫水。若體內水分低於體重二％（一公斤＝一公升）時，人就會感到強烈的口渴，甚至會出現頭痛、食慾不振等症狀。要注意的是，脫水時應注意多補給水分，不僅要補充水，同時也要補充電解質。

脫水分為高張性脫水（水分缺乏性脫水）、等張性脫水（混合性脫水）、低張性脫水（缺鈉性脫水）三種。

高張性脫水是由於出汗、水分攝取不足所造成的失水狀態，這時人體內的細胞外液被濃縮，滲透壓上升。低張性脫水是由於下痢、嘔吐、出汗造成喪失鹽分（電解質），此時人體內的細胞外液（見一五三頁）濃度變低、滲透壓低下。等張性脫水則是兩者的混合型。

另一方面，如果過度攝取水分，就會造成水中毒症狀。不只如此，過剩的水分會因利尿排泄，而喪失水分及鹽分，甚至會引發唾液分泌過多或嘔吐。水分過剩的狀態若持續一段時間，則容易造成體重增加或浮腫。

重要詞彙

強制尿量（obligatory urine volume）：為了排泄老廢物質，或是身體為了維持礦物質平衡排泄不要的物質，作為溶媒之最低限度必須排尿量。一天約需要400到500毫升。

無感蒸發（insensible perspiration）：從皮膚、肺部（呼氣）以水蒸氣的方式釋放出來的水分。又稱無感覺水分喪失。

脫水的種類

脫水現象可依照鈉濃度分為高張性脫水、等張性脫水、低張性脫水。

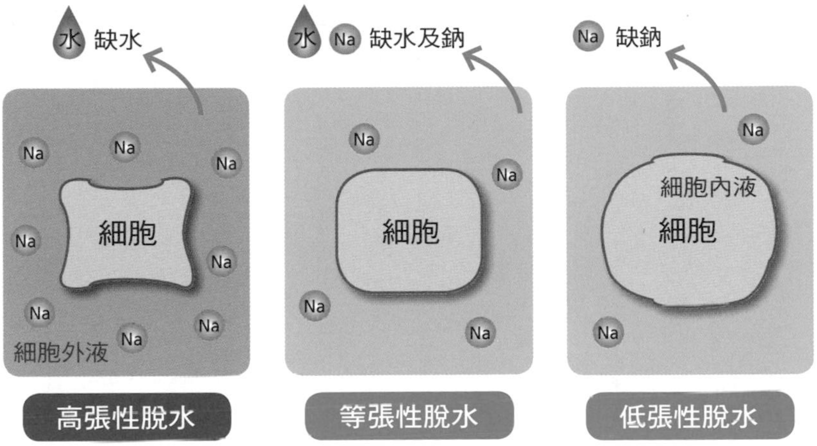

重要詞彙

代謝性水分（metabolic water）：攝取的營養素在體內，被代謝時所產生的水分。又稱氧化水。

用語解說

水中毒：因水分滯留於人體，無法排出所引發的各種症狀。在中醫的概念裡，被視為造成水腫、頭暈目眩、冰冷、頭痛等原因。

浮腫：組織間液等細胞外液的水分異常增多的狀態。會發生水腫。

迷你知識

脫水：脫水若超過體重的2%，會造成精神不穩定、體溫上升的情況；若超過10%會造成肌肉痙攣、腎臟喪失功能，甚至有20%會難以生存。此外，大量出汗時若只是補充水分的話，血液裡的鈉離子濃度會降低，恐怕會因低血壓而失去意識。

03 腎臟過濾血液，生成尿液

尿液是由腎臟所製造（見三〇五頁）。腎臟產生尿液的機能性單位，叫做「腎單位」（nephron），是由腎小體以及連結腎單位的腎小管（renal tubule）所組成。與所謂的腎小體，即是由一個名為鮑氏囊（Bowman's capsule）的囊袋，包覆住毛細血管叢「腎小球」（glomerulus）的組織。

在生物體內沒被利用、含有營養素或營養素分解物等的血液，會經由腎動脈被運送至腎臟，接著通過腎小球。在腎小球裡，於血球或分子內體積較大的蛋白質等，會被去除（腎小球過濾，golmerular filtration），製造出尿液的前身，也就是名為原尿的液體，經過濾流動到腎小管。

原尿並不會被完全排出，對人體有用的物質，在腎小管裡再度被吸收，剩餘的老廢物質，會聚集在腎小管的集合管（collecting tubule），以尿液的方式排泄出去。腎小管可大致分為：近端腎小管（Proximal renal tubule）、亨利氏彎管（Loop of Henle）、遠端腎小管（distal renal tubule）三個部分（見一五二頁圖）。

重要詞彙

醛固酮（aldosterone）：具礦物性皮質激素（mineralocorticoid）作用之類固醇荷爾蒙。具參與的作用如：礦物性皮質激素與腎臟的鈉再吸收、鉀的排泄、水及電解質等恆常性維持等有關。

亨利氏彎管（Loop of Henle）：亨利氏彎管是在近端腎小管前端，改變方向做U形回轉，一直連接到遠端腎小管的髮夾狀構造。亨利氏彎管的前半段稱為上行枝，後半段稱為下行枝。

葡萄糖、胺基酸等有機物質及水分、鹽分（鈉、氯）等，會從近端腎小管再度被吸收。亨利氏彎管會再度吸收水與離子（鈉、氯、鉀），使尿液濃縮。遠端腎小管會再度吸收鈉與鈣質，將鉀排泄出去。

與尿液相關的荷爾蒙

尿液的生成與排出也跟荷爾蒙有關。

此外，遠端腎小管的鈉再吸收、鉀的排泄，則是由副腎的醛固酮（aldosterone）促進。至於鈣質的再吸收，主要由副甲狀腺的副甲狀腺素（parathormone）推動。下垂體後葉的抗利尿激素（ADH），則促使遠端腎小管與集合管的水分再吸收。

迷你知識

腎單位（nephron）：腎臟運作的基本單位「腎單位」，一顆腎臟約有一百萬個，是尿液生成的最小單位。

腎臟過濾血液：經腎小球過濾（golmerular filtration）被去除的血球、蛋白質會殘留於血液裡，經腎靜脈返回大靜脈。（見P305）

一天的尿液生成量：本應經腎小球過濾的原尿，成人一日約生產180公升，但因99%以上的水分會被再度吸收，故最後被以尿液方式排出的量，每天約為1.5公升。

腎小管內的物質再吸收

在腎小管與集合管被腎小球過濾掉的原尿約99%會被再吸收。
被排泄的尿量為原尿的1%。

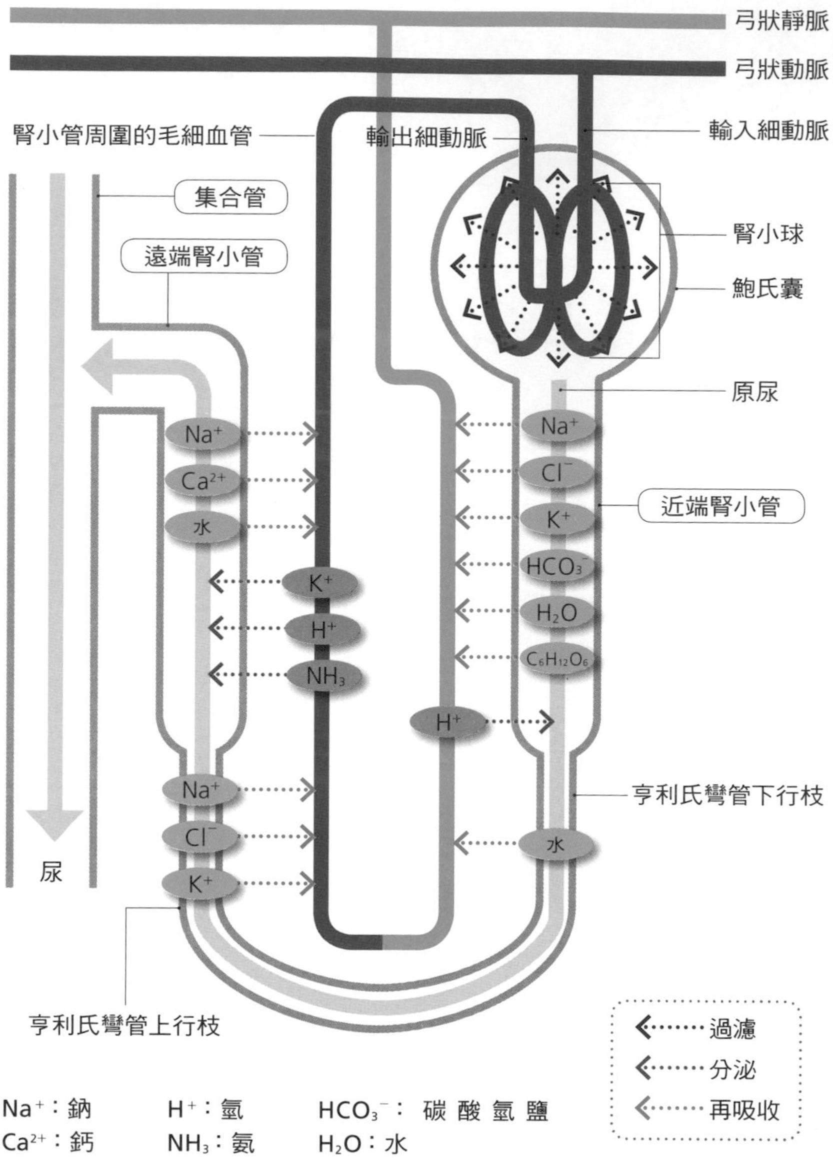

弓狀靜脈
弓狀動脈
輸入細動脈
輸出細動脈
腎小管周圍的毛細血管
集合管
遠端腎小管
腎小球
鮑氏囊
原尿
近端腎小管
Na+
Cl−
K+
HCO3−
H2O
C6H12O6
H+
Ca2+
水
NH3
亨利氏彎管下行枝
亨利氏彎管上行枝
尿
過濾
分泌
再吸收

Na^+：鈉	H^+：氫	HCO_3^-：碳酸氫鹽
Ca^{2+}：鈣	NH_3：氨	H_2O：水
K^+：鉀	Cl^-：氯	$C_6H_{12}O_6$：葡萄糖

04 人體內電解質的種類與功用

化合物要溶解於水之類的溶媒時，帶＋（正）電荷的原子（基團）與帶－（負）電荷的原子（基團）會分離，在此過程中，使溶液通電的物質就是電解質。而具代表性的電解質有：食鹽（$NaCl \rightarrow Na + Cl^-$）、氫氧化鈉（$NaOH \rightarrow Na^+ \rightarrow OH^-$）、鹽酸（$HCl \rightarrow H^+ + Cl^-$）等。

此外，電解質分離時，所產生之帶正電荷的原子（基團）稱為陽離子，帶負電荷的原子（基團）稱為陰離子。從營養學觀點來看，重要的是這兩種離子的作用，而離子本身也會稱為電解質。

離子的種類

生物體內存在著鈉離子（Na^+）、鉀離子（K^+）、鎂離子（Mg^{2+}）、鈣離子（Ca^{2+}）等陽離子；氯離子（Cl^-）、氫氧根離子（OH^-）、碳酸氫根離子（HCO_3^-）、磷酸二氫離子（HPO_4^{2-}）、蛋白質離子等陰離子。

用語解說

細胞外液：血漿及組織間液（間質液）合稱細胞外液。

迷你知識

鈉鉀幫浦（Na^+、K^+－ATPase）：Na^+、K^+－ATPase存在於高等生物的細胞膜，可以將其視為能夠主動運輸Na^+及K^+的酵素。負責將鈉離子（Na^+）主動運輸至細胞外，將鉀離子（K^+）主動運輸至細胞內，並維持各自的濃度。

體液的組成與離子濃度

構成身體的水分叫做體液。成人的體液約占體重約六〇%，其中的三分之二為細胞內液，剩餘的三分之一為細胞外液。

細胞內液、細胞外液內都含有離子，不過離子的濃度不一樣。

例如，細胞外液含有大量的鈉離子，其離子濃度為血漿內一百四十二毫莫耳／升、組織間液內一百三十八毫莫耳／升，不過在細胞內液的濃度為十四毫莫耳／升。而鉀離子大量存在於細胞外液，其離子濃度為一百五十七毫莫耳／升。相反的，鉀離子在細胞外液裡的血漿、組織間液的濃度皆僅有五毫莫耳／升（見左圖）。

細胞內外的離子濃度差，會對生物體內的機制產生極大的影響，也關係到體液量的調節、體液滲透壓的調節、體液酸鹼值的調節。

鈉離子與鉀離子的作用

鈉離子及鉀離子互相作用，維持各式各樣的體內活動。

1. **細胞膜滲透壓的維持**：兩者以離子一進一出的活動方式，維持體液的滲透壓。

2. **體液的酸鹼值（pH）調節**：將體液的pH（氫離子濃度指數，亦稱酸鹼

重要詞彙

活動電位：透過某種刺激使細胞內部的電位從負（－）轉為正（＋）之一連串的膜電位變化。

細胞外液及細胞內液的電解質組成

電解質與體液量的調節、體液滲透壓的調節、體液酸鹼值的調節等有關。以下是電解質的組成方式。

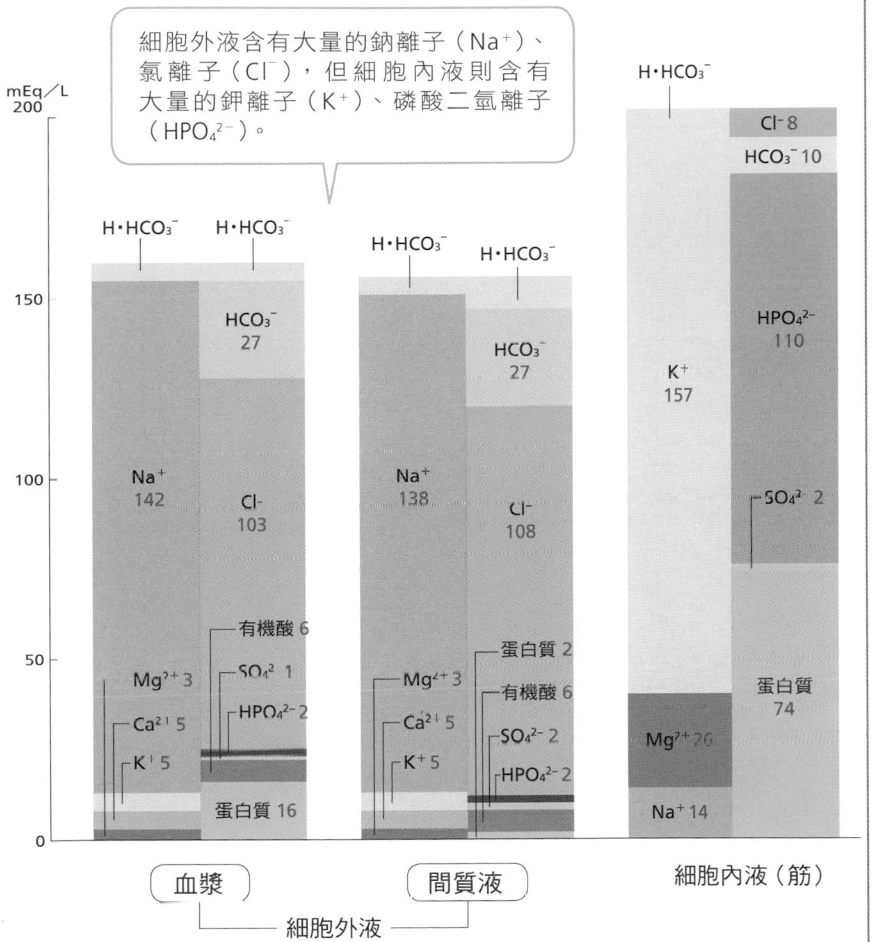

- H^+：氫
- HCO_3^-：碳酸氫鹽
- Na^+：鈉離子
- Mg^{2+}：鎂離子
- Ca^{2+}：鈣離子
- K^+：鉀離子
- Cl^-：氯離子
- SO_4^{2-}：硫酸根離子
- HPO_4^{2-}：水磷酸二氫離子

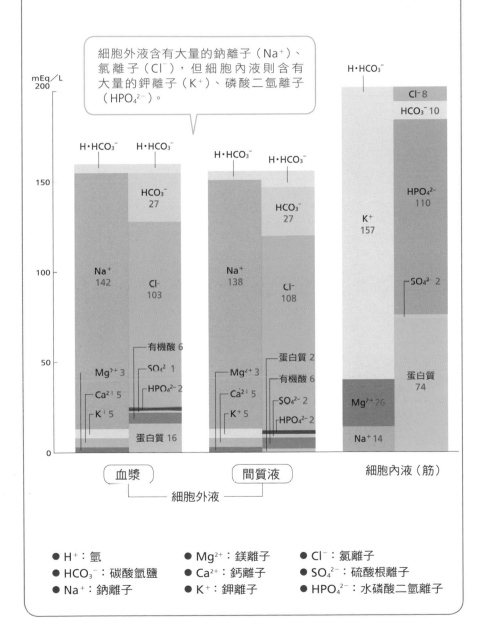

值）調整在七．三五到七．四五的範圍內，保持體液一定的功用。

3. 神經傳導：一般而言，大量的鈉離子存在於細胞外，大量的鉀離子存在於細胞內，使細胞內保持著－（負）的電位。

神經細胞受到刺激，鈉離子會流入細胞內，局部性的細胞內電位會變成＋（正）。而且，稍微間隔一段時間後，這次換鉀離子跑出細胞外，細胞內會變回原本的－（負）電位。

這種電位的變化（活動電位）連續發生，會造成神經細胞對其他細胞進行刺激。

4. 營養的吸收：葡萄糖、胺基酸會在鈉離子被細胞吸收時，一起被吸收，這個作用即為鈉離子共同運輸。

鈣離子與鎂離子的作用

鈣離子（Ca^{2+}）與鎂離子（Mg^{2+}）與肌肉的收縮、鬆弛相關。

肌肉的收縮運動，是由於位在肌肉細胞膜的感應器，感受到從神經傳來的電氣信號，將儲存於肌質網（sarcoplasmic reticulum）的鈣離子，釋放到肌肉細胞內所引起。為了肌肉收縮而被肌肉細胞吸收進去的鈣離子，會因鎂離子的作用而被釋放至細胞外，使肌肉鬆弛。

重要詞彙

肌質網（sarcoplasmic reticulum）：環繞著肌原纖維（myofibril）的特殊形狀的小胞體，是鈣離子的儲藏庫。

離子通道（ion channel）與離子幫浦（ion pump）

細胞膜具有讓特定離子，通過的機制，這個路徑叫做離子通道（ion channel）（見下頁圖）。離子通道能使離子從濃度高往濃度低的方向移動，常見的路徑有鈉離子通道、鉀離子通道、鈣離子通道等。

相反的，細胞膜裡也有使用經水解ATP所產生的能量，這可使特定離子從濃度低往濃度高方向移動。由於濃度的差距，反而迫使必須將離子往上送，因此這個路徑稱為離子幫浦（ion pump）。例如：鈉鉀幫浦、鈣幫浦等。

離子通道與離子幫浦依照需要而運作，促使體液的離子濃度維持一定的狀態（見下頁圖）。

迷你知識

體液的pH調節與緩衝作用：為了讓人體中的體液pH值維持在7.4附近（弱鹼性），血液的緩衝會發揮作用，維持體內的酸鹼平衡。

主動運輸與被動運輸：分子通過細胞膜的機制，分為主動運輸與被動運輸。從高濃度往低濃度移動，稱為被動運輸。相反的，使用ATP等能量，從低濃度往高濃度移動，稱為主動運輸。

離子通道與離子幫浦

離子通道可使特定的離子，從濃度高往濃度低的方向移動。而離子幫浦則是消耗ATP的能量，使特定離子可以從濃度低的地方，往上打向濃度高處移動。

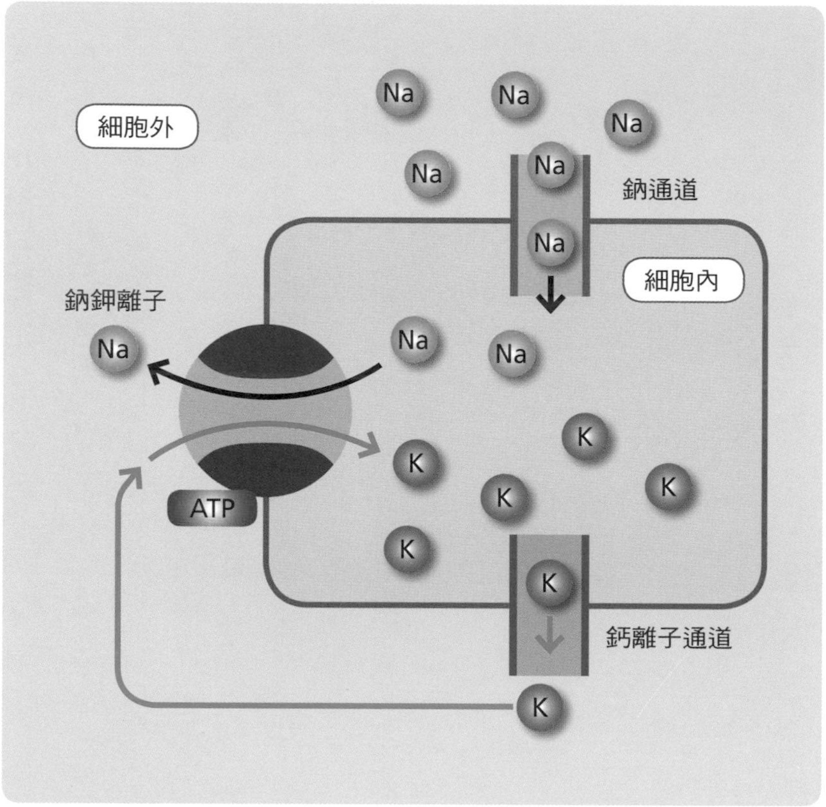

迷你知識

離子通道與離子幫浦：離子通道是分解貫通細胞膜的蛋白質；而離子幫浦則是分解ATP的膜蛋白質（酵素）。

05 滲透壓與水腫

生體膜之間，如果有與電解質濃度不同的液體存在，體內會有某種力量運作，使電解質的濃度差達到平衡。這個力量就稱為滲透壓，為了使體液濃度保持平衡，水分會從濃度較低處流向濃度高的地方。

其中，體液的滲透壓可分為血漿滲透壓及膠質滲透壓（見下頁圖）。

血漿滲透壓

血漿滲透壓指的是，形成細胞內液與細胞外液（血漿與組織間液）的滲透壓，這兩者之間隔著細胞膜。

細胞內液富含鉀離子（K^+），細胞外液含有大量的鈉離子，兩者之間的濃度差會形成滲透壓，使體液保持平衡。血漿滲透壓的正常值，大約在二百八十到二百九十毫莫耳／升。

用語解說

毫莫耳濃度－mOsm／L：是滲透壓的單位。顯示每升溶液中所含溶質粒子的數值。其計算公式為：1 mOsm／L＝1 mmol／L（毫莫耳濃度）× 粒子數。

血漿滲透壓與膠質滲透壓

體液的滲透壓分為形成於細胞內液，與細胞外液的「血漿滲透壓」，以及形成於血漿與組織間液之間的「膠質滲透壓」。

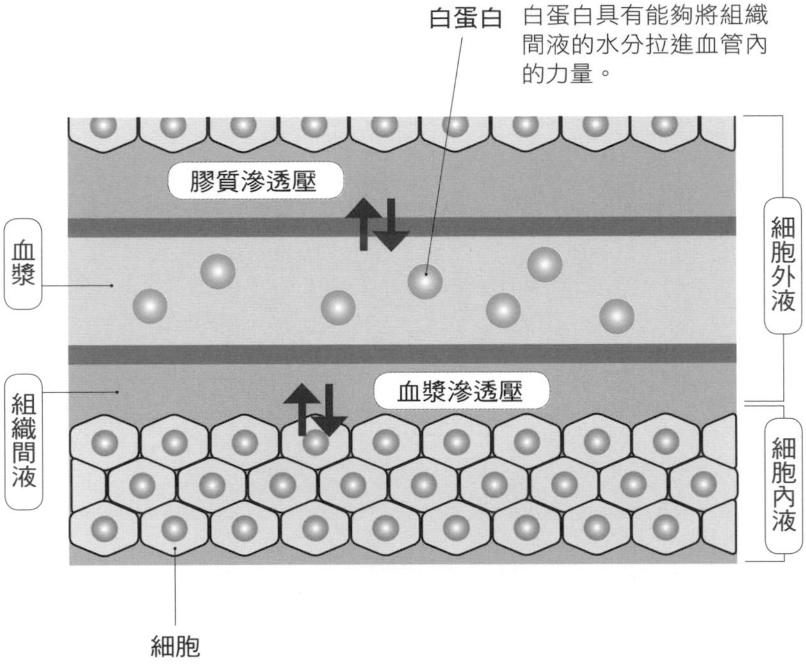
白蛋白
白蛋白具有能夠將組織間液的水分拉進血管內的力量。
膠質滲透壓
血漿
細胞外液
組織間液
血漿滲透壓
細胞內液
細胞

迷你知識

生理食鹽水的滲透壓：用於點滴或是醫療器具洗淨劑的生理食鹽水（濃度0.9%），滲透壓為308毫莫耳濃度。

白蛋白與水腫：低蛋白血症是造成水腫的原因之一。血漿中的白蛋白量若是不足，一直以來所維持的膠質滲透壓也會不足，因此造成組織間液的水分量增加，形成水腫（見P308）。

血漿滲透壓的調節

體液的滲透壓由腎臟所調節（見一五〇頁）。以尿液的形式排泄水分，或是將攝取的鈉離子吸收、排泄，以調節濃度、保持水分與電解質的平衡。

若因大量出汗等而導致體內水分量減少、滲透壓升高，位於下視丘的滲透壓受器會受到刺激。接著，腦下垂體後葉會分泌抗利尿激素（ADH），作用於腎臟的集合管，以促進水分再吸收的方式減少尿量。其結果會增加體液量，使滲透壓下降。

相反的，大量的水分攝取會導致體液增加，滲透壓若是不足的話，ADH的分泌會減少，其結果導致尿量增加、體液量減少，滲透壓就會回復正常。

膠質滲透壓

膠質滲透壓指的是，隔著血管壁的血漿，與組織間液中間形成的滲透壓。

血漿裡存在著一種名為白蛋白（albumin）的蛋白質。分子較大的白蛋白雖然無法通過血管壁，卻能將組織間液的水分拉攏過來。為了保持血漿中的白蛋白濃度，所產生的就是膠質滲透壓。

一般來說，血管內的膠質滲透壓的正常值，大約是二十八毫米汞柱。

用語解說

白蛋白：肝臟所合成的血漿蛋白質之一。約占血漿蛋白值的60%。因分子較小，故易溶於水。

06 酸鹼不平衡會生什麼病？

人體透過營養素的代謝或肌肉運動等，會在體液裡產生釋放氫離子（H^+）的酸性物質。不過為了使細胞正常運作，必須用鹼基來中和酸，將多餘的酸性物質排出體外，以保持體液pH（氫離子濃度指數）的平衡。

人體的體液、血液維持在pH七・三五到七・四五之間的弱鹼性。像這樣，pH維持在一定的平衡，就稱為酸鹼基平衡。

酸鹼基平衡是透過，體液（血液）的緩衝作用（體液緩衝系統），或是呼吸（肺）、腎臟的運作所調節（見一六四頁圖）。

體液緩衝系統

1. 碳酸氫鹽系統：透過為酸的碳酸（H_2CO_3），以及為鹼的碳酸氫離子（HCO_3^-）的緩衝作用。血液的緩衝能力，約有一半是由碳酸氫鹽系統所負責。

重要詞彙

緩衝作用：在酸鹼基平衡裡，體液中的酸若是增加，就會中和酸；體內的鹼（鹼基）若是增加，就會中和鹼，這種維持pH平衡的作用，就稱為緩衝作用。

迷你知識

酸與鹼基：酸（acid）是在水中會釋放出氫離子的物質；鹼基（base）則是接受（吸收）氫離子的物質。

血液的緩衝作用：血液的緩衝作用中，碳酸氫鹽系統約負責65%；血紅蛋白系統約負責30%；血漿蛋白系統約負責5%；磷酸系統約負責5%的任務。

酸性物質（氫離子）若是增加，碳酸氫會將之吸收，並減少氫離子；鹼性（鹼基性）越強的話，碳酸會釋放出氫離子調節pH。

透過呼吸（肺）的調節

碳酸氫鹽系統裡所產生碳酸（H_2CO_3），會被分解成二氧化碳（CO_2）與水（H_2O）。而且二氧化碳會透過靜脈血運送至肺部，透過呼吸運動排出。

經呼吸所排出的二氧化碳若是增加，血液的pH值會上升，若二氧化碳的排出量減少，血液的pH會下降。

由腎臟調節

腎臟會調節尿液中的氫離子，以及再度吸收的碳酸氫離子（HCO_3^-）的量，保持均衡的pH（見下頁圖）。

2. 血紅蛋白系統：位於紅血球的血紅蛋白（Hb）分子，有一部分會與氫離子結合，形成還原血紅蛋白（HHb）中和酸。

3. 血漿蛋白系統：構成蛋白質的胺基酸也具緩衝作用。胺基酸裡存在著，吸引同一個分子內氫離子的胺基（$-NH_2$），以及釋放出氫離子的羧基（-COOH）。因此，遇酸時胺基會變成弱鹼基，遇鹼時羧基則變成弱酸。

4. 磷酸系統：磷酸（H_3PO_4）在血液裡扮演著磷酸二氫離子（$H_2PO_4^-$）或

迷你知識

血液pH與細胞裡pH的差：通常血液的pH會呈現7.4的偏弱鹼性，但細胞內的pH則呈7的中性。細胞內所產生的有害代謝產物幾乎都呈酸性，因此有害代謝物質從細胞內要移至細胞外的時候，血液pH與細胞內的pH值落差，致使代謝有效運作。

體液的酸鹼基平衡

血液（體液）的酸鹼基平衡是肺（呼吸性）及腎臟（代謝性）透過碳酸氫及碳酸的緩衝作用幫助以保持平衡。

由腎臟調節

腎臟以排出氫離子（H^+），以及再度吸收碳酸氫（HCO_3^-）的方式來調節pH。血液裡的H^+若是增加，使得酸性變強的話，身體會主動排出H^+，增加再度吸收HCO_3^-的方式使身體趨於鹼性。HCO_3^-會吸收H^+，變成碳酸（H_2CO_3），以增強鹼性。

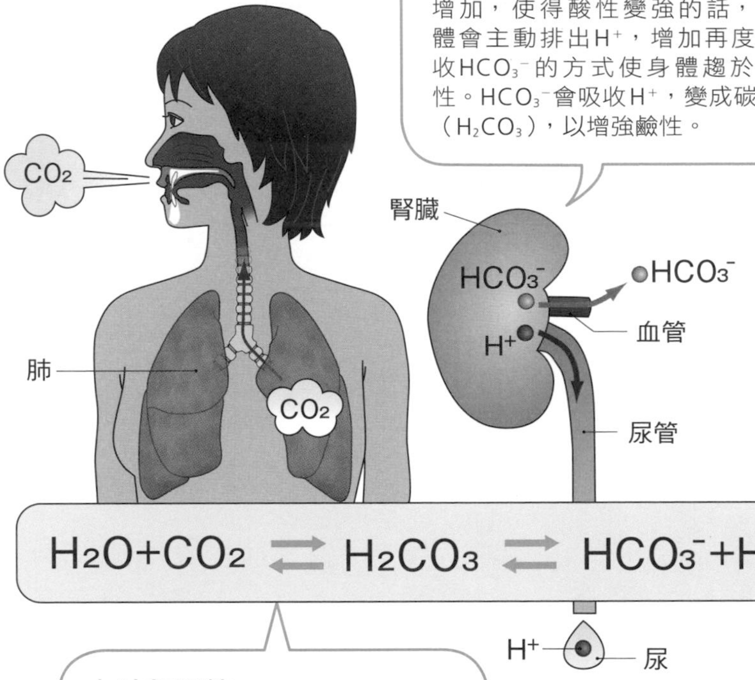

CO_2
腎臟
HCO_3^-
HCO_3^-
血管
H^+
肺
CO_2
尿管
H^+
尿

$$H_2O+CO_2 \rightleftarrows H_2CO_3 \rightleftarrows HCO_3^-+H^+$$

由肺部調節

血液裡的氫離子（H^+）增加，偏酸性的話，便會進行左向的反應，造成碳酸（H_2CO_3）增加，被分解為水（H_2O）及二氧化碳（CO_2），CO_2會經由呼吸排出。血液若是偏鹼的話，會進行右向的反應，碳酸會釋放出H^+使血液偏酸。

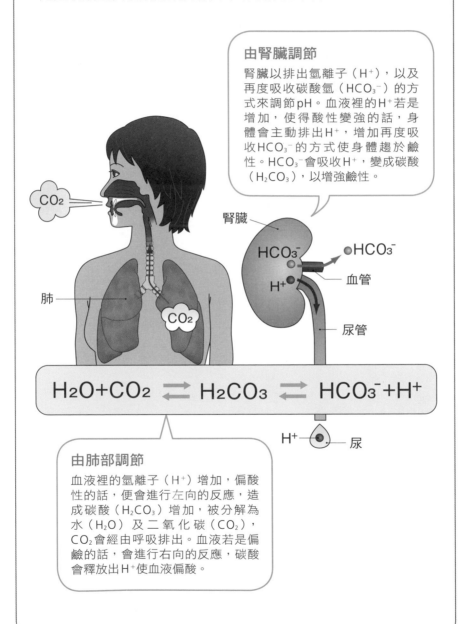

是磷酸一氫離子（HPO_4^{2-}）的角色。

磷酸二氫離子具酸的作用，磷酸一氫離子具鹼的作用。鹼性偏強時，磷酸二氫離子會釋放出氫離子，氫離子若是增加，磷酸一氫離子會將之吸收。

酸血症與鹼血症

血液的pH若是失衡，則會引發酸血症（acidosis）、鹼血症（alkalosis）等病態。兩者各分為呼吸性的問題與代謝性的問題。

1. **呼吸性酸血症**：因肺炎等的呼吸性疾患的影響，使得體內的二氧化碳無法排出，血液裡的二氧化碳上升的結果，造成血液的pH低落，而使人生病。
2. **代謝性酸血症**：腎功能低落導致酸無法排泄於尿液中，或是因下痢而過度失去鹼性的腸液，也可能因糖尿病的影響，造成強酸性的酮體過度生產（酮症）的結果，導致血液的pH低落的病態。
3. **呼吸性鹼血症**：因過度呼吸（換氣過度症候群）等的影響，使得二氧化碳過度排出體外，結果導致血中的二氧化碳減少，造成血液pH上升而誘發病狀。
4. **代謝性鹼血症**：因嘔吐造成胃酸過度排出，或是服用鹼性藥劑或投與利尿劑的結果，造成血液pH上升而生病。

迷你知識

血液pH的傾向：血液pH偏酸（未滿7.4）稱為酸血（acidemia）；偏鹼（超過7.4）稱為鹼血（alkalemia）。酸血症（alkalosis）為酸血所引起的病態；鹼血症（alkalosis）為鹼血所引起的病態，但弱酸血症與鹼血症同時發生的話，則看不出血液pH偏酸還是偏鹼。

酸血症（acidosis）與鹼血症（alkalosis）

體液的pH在7.35以下（偏酸性）稱為酸血症；pH在7.45以上（偏鹼性）稱為鹼血症。

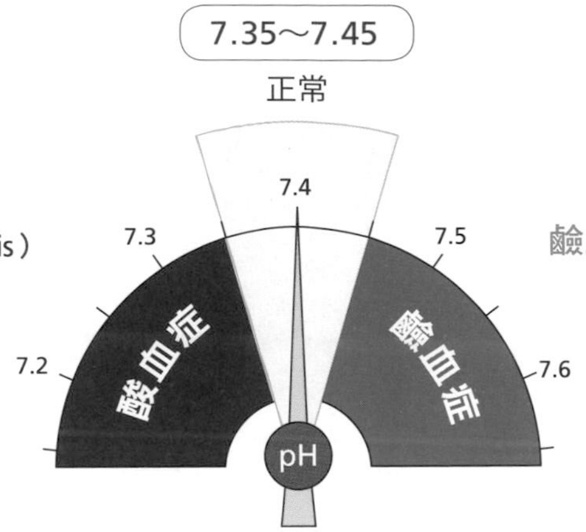

酸血症（acidosis）

- **造成代謝性酸血症的原因**
  如：腎功能不全、下痢、糖尿病等。
- **造成呼吸性酸血症的原因**
  如：肺炎等的呼吸器疾患。

鹼血症（alkalosis）

- **造成代謝性鹼血症的原因**
  如：嘔吐、使用鹼基性藥劑的內服、利尿劑等。
- **造成呼吸性鹼血症的原因**
  如：換氣過度。

生理知識

體內所產生的酸

二氧化碳（CO_2）是全身的細胞組織運作所產生的代謝最後產物。二氧化碳溶於水，會形成碳酸（H_2CO_3）（$CO_2 + H_2O \rightarrow H_2CO_3$），在血液裡呈現弱酸的作用。此外，透過肌肉運動，血液裡的有機酸、乳酸、丙酮酸等的固定酸（碳酸以外的酸）會跟著增加。血液裡的酸過多，多餘的酸就會從腎臟排泄至尿液裡。

多餘的酸會經腎臟排泄至尿液。

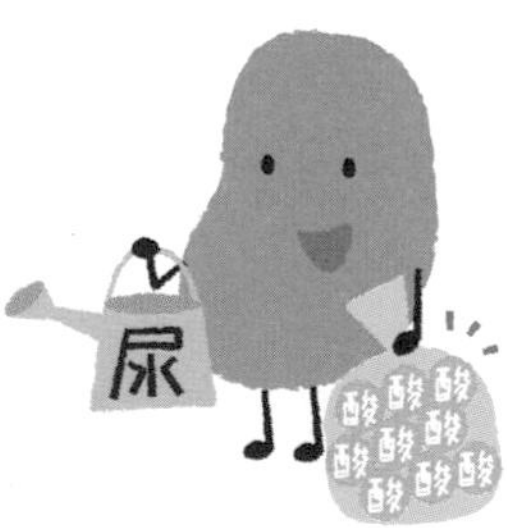

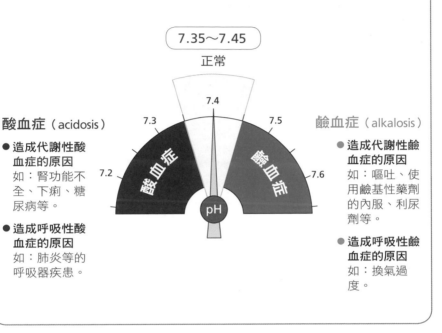

專欄四

為什麼鯨魚海豚可以喝海水解渴，人就不行？

明明同樣是水，鹽水就算再鹹，也並非不能飲用。但為什麼人就算喝了海水，還是不能補充體內的水分呢？

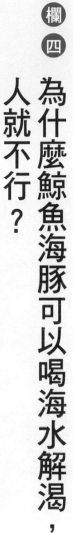

海水的鹽分濃度約為三．五％。然而，人類的體液鹽分濃度為〇．九％，幾乎與生理食鹽水相同。體液的滲透壓透過這樣的鹽分濃度保持平衡，生命得以維持。若是飲用了海水，海水的水分與鹽分（鈉、氯等礦物質）也被腸道吸收了，為了維持滲透壓，身體必須將濃度較高的體液排出體外，這個過程也會把更多礦物質排出體外。實際上，人體的礦物質排出路徑就是尿液。

問題來了，為了排出海水的礦物質，身體必須製造比海水鹽分濃度更高的尿，才能以尿液的方式，將人於攝取量的水分排泄出去。遺憾的是，人體無法製造出比海水濃度更高的尿液。這就是海水不能喝的原因。其實關鍵在於腎臟的尿液濃縮能力。人若是飲用一公升的海水，為了排出多餘的鹽分，必須製造一．三五公升的尿液。這樣體內反而會多喪失〇．三五公升的水分。要是繼續飲用海水，反而使人越喝越渴，致使脫水症狀變得更嚴重，體液的滲透壓無法維持正常，就會危及生命。

至於生活在海裡的鯨魚、海豚，由於尿液的濃縮度比人高，因此就算飲用海水也能補充體內的水分。

第五章

維生素和植生素，攝取太多太少都不好

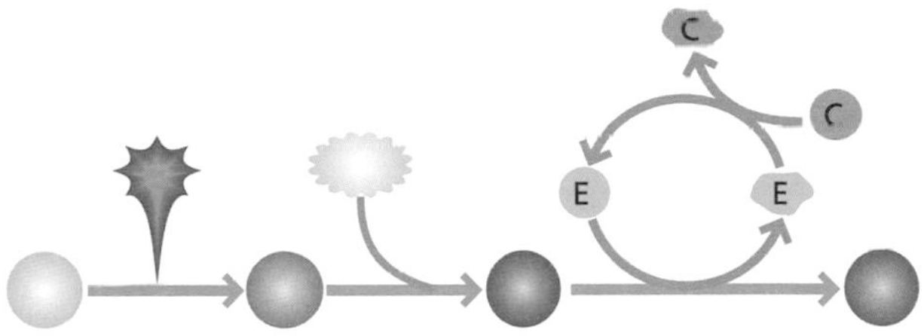

01 維生素A，視力，腦壓亢進，肝功能

維生素A是所有維生素中，四種脂溶性維生素的其中一種。脂溶性維生素因易溶於脂質，故會儲存於肝臟或其他組織中，其吸收與體內搬運方式，也受脂質影響。

維生素A雖然分為A_1（視網醇，retinol）及A_2（3-脫氫視網膜醇，3-Dehydroretinol），但碳鏈末端若為醇性氫氧基（$-CH_2OH$）時，稱為視網醇（retinol），碳鏈末端若為羧基（-COOH）時，則稱為視網酸（retinoic acid）。一般視網醇都被稱為維生素A（retinoid）（見下圖）。

視網醇經氧化後，形成的視網酸是利用感知光線明暗的視紫質（rhodopsin）成分，維持視覺功

維生素A的化學構造

由2個氫原子與1個氧原子所構成的水分子，因帶氧端具負電荷，帶氫端具正電荷的關係，具有像磁鐵般的作用，會因正負相吸的電子力而結合。（氫結合）

視網醇（retinol）

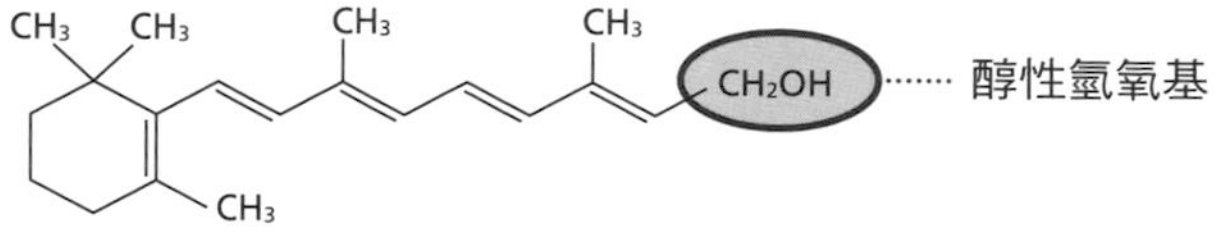
CH3
CH3
CH3
CH3
CH2OH
CH3
醇性氫氧基

視網醇（retinol）

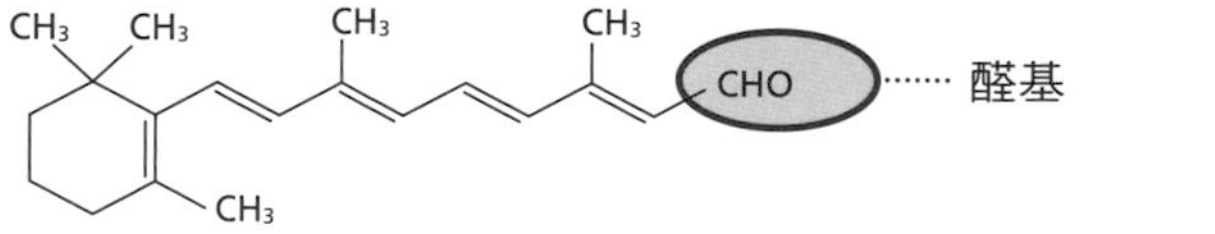
CH3
CH3
CH3
CH3
CHO
CH3
醛基

視網酸（retinoic acid）

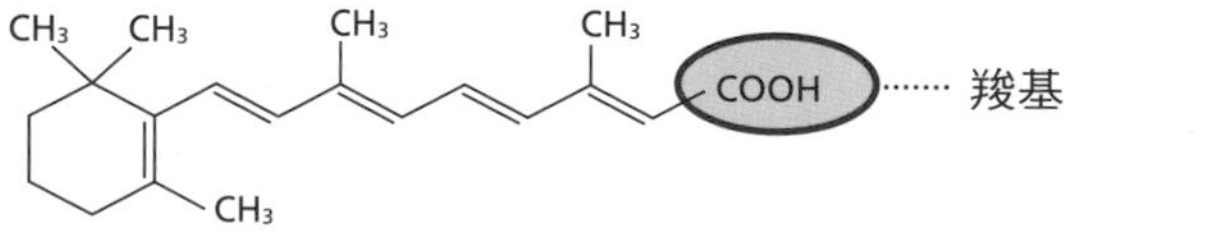
CH3
CH3
CH3
CH3
COOH
CH3
羧基

能正常。

視網酸具備類似荷爾蒙的重要功能。能夠穿透標的細胞的細胞膜，與核內受體結合影響基因表現，促進上皮細胞的形成，相關的細胞分化及增殖（見下頁圖）。皮膚及黏膜等上皮組織，因為與維生素A有關而促進細胞新生，得以保持正常的狀態。

被人體攝取的維生素A，會跟脂質一起經小腸上皮細胞吸收後，經淋巴管被運送至肝臟。雖然人體內的維生素A，約有九成會在肝臟的儲存細胞中，以視網脂（retinyl esters，又稱維生素A酯）的形式存在，不過在需要的時候，會與在肝臟合成的視網醇結合蛋白（Retinol-binding protein，簡稱RBP）結合，接著被運送至日的組織。

維生素A在動物性食品裡，以維生素A酯的形式存在；在植物性食品裡，以β-胡蘿蔔素等之類胡蘿蔔素（維生素A原）的形式存在。β-胡蘿蔔素作為維生素A的生物體利用率，為視網醇的十二分之一。此外，β-胡蘿蔔素具有維生素A裡所沒有的抗氧化作用（見一八〇頁）。

缺乏症

缺乏維生素A會引起的病變，如暗適應的反應性低落（夜盲症）、上皮組織乾燥所產生的角膜乾燥症、因黏膜抵抗性減少，產生的細菌感染

重要詞彙

維生素A（retinoid）：維生素A及維生素A的類緣化合物誘導體的統稱。依碳鏈末端之類的不同被分類。

視紫質（rhodopsin）：存在於視網膜的感光色素，是由名為視蛋白（opsin）的蛋白質與視網醛（retinal）結合而成。當照射到光線時，視網醛會分離，這個變化會成為信號由視神經傳達到腦部，因而看得見東西。視蛋白與視網醛重複著分離與結合，完成開關的任務。由於視網醛會慢慢被消耗，若不從維生素A補充的話，會引發視覺障礙。

維生素A的作用機制

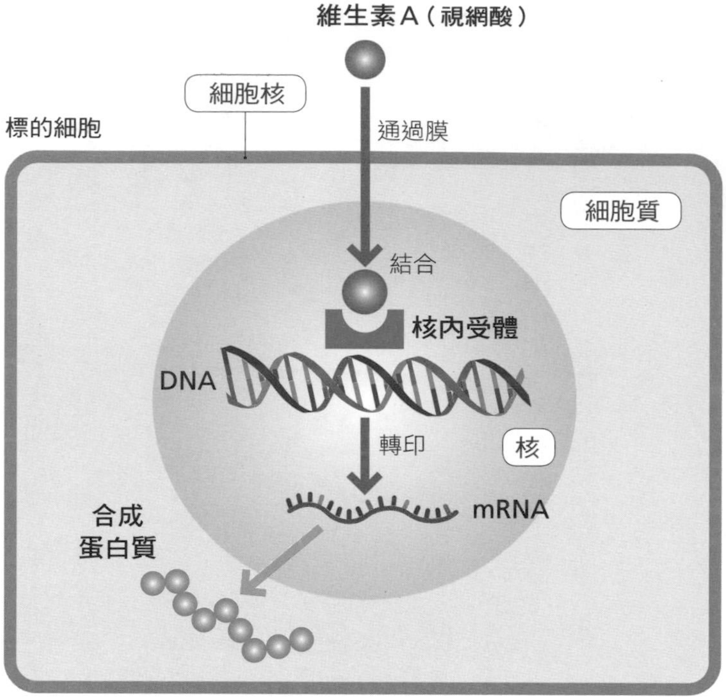
維生素A（視網酸）
細胞核
標的細胞
通過膜
細胞質
結合
核內受體
DNA
轉印
核
mRNA
合成
蛋白質

維生素A若與標的細胞的核內受體結合，基因DNA的特定部分，會被訊息RNA（mRNA）轉印，透過跑出核外的mRAN的情報合成蛋白質（見P34）。合成的蛋白質具有特定的功能。

迷你知識

視網醇活性當量（μgRAE）：這是以 β－胡蘿蔔素分裂成2個時，會產生2個分子的視網醇的吸收率來換算。

症等。

過剩症

維生素A攝取過多，會引發腦壓亢進所產生的頭痛、噁心、脫毛、肌肉疼痛、皮膚脫屑等症狀。

維生素A若在成人肝臟內過度累積，會引發肝功能障礙，故上限攝取量為二千七百視網醇活性當量／日。此外，維生素A攝取過度雖會引發過剩症，但目前仍未出現有人因大量攝取β-胡蘿蔔素，而危害健康的案例。

迷你知識

暗適應：因眼睛習慣暗的地方，一開始看不見東西，慢慢逐漸可以看見，這就是暗適應。

維生素A的飲食必需攝取量標準（μgRAE/日）

性別	男性				女性			
年齡等	平均需要量 2	推薦量 2	建議攝取量 3	上限攝取量 3	平均需要量 2	推薦量 2	建議攝取量 3	上限攝取量 3
0～5（月）	—	—	300	600	—	—	300	600
6～11（月）	—	—	400	600	—	—	400	600
1～2（歲）	300	400	—	600	250	350	—	600
3～5（歲）	350	500	—	700	300	400	—	700
6～7（歲）	300	450	—	900	300	400	—	900
8～9（歲）	350	500	—	1,200	350	500	—	1,200
10～11（歲）	450	600	—	1,500	400	600	—	1,500
12～14（歲）	550	800	—	2,100	500	700	—	2,100
15～17（歲）	650	900	—	2,600	500	650	—	2,600
18～29（歲）	600	850	—	2,700	450	650	—	2,700
30～49（歲）	650	900	—	2,700	500	700	—	2,700
50～69（歲）	600	850	—	2,700	500	700	—	2,700
70以上（歲）	550	800	—	2,700	450	650	—	2,700
孕婦（附加量）初期					＋0	＋0	—	—
中期					＋0	＋0	—	—
後期					＋60	＋80	—	—
授乳婦（附加量）					＋300	＋450	—	—

1 視網醇活性當量（μgRAE）＝視網醇（μg）＋β－胡蘿蔔素（μg）×1/12＋α－胡蘿蔔素（μg）×1/24＋β－隱黃質（μg）×1/24＋其他維生素A原類胡蘿蔔素（μg）×1/24

2 含維生素A原類胡蘿蔔素。

3 不含維生素A原類胡蘿蔔素。

（日本人飲食攝取標準2015年版）

富含維生素A的食品

雞肝	14,000μg
豬肝	13,000μg
星鰻（清蒸）	890μg
摩羅葉（生）	840μg
紅蘿蔔（生）	680μg

可食部分每100g的視網醇活性當量（維生素A）含量。

02 維生素D，骨質疏鬆，高鈣血症

維生素D（促鈣醇；calciferol）裡主要有維生素D_2（麥角鈣化醇；ergocalciferol）及維生素D_3（膽促鈣醇；cholecalciferol）。其各別的前驅物，也就是來自植物的麥角鈣化醇（維生素D_2），以及來自動物的7－氫膽固醇（維生素D_3）受紫外線照射後，即可於體內合成，部分維生素D_3則是在皮膚合成。

維生素D_3會先在肝臟被第二十五個碳素（見下頁，迷你知識）羥基化，形成25－羥基維生素D_3（25-hydroxyvitamin D_3，其分子式為：25（OH）D_3），接著第一α碳素會在腎臟被羥基化，代謝為活性型的1，25－羥基維生素D_3（1α, 25-hydroxyvitamin D_3，其分子式為：1α25（OH）$_2D_3$）（見下頁圖）。這個在腎臟進行的羥基化，會透過副甲狀腺荷爾蒙（副甲狀腺素，parathyroid hormone，簡稱PTH）促進。活性型維生素D的生理性機能為：促進小腸黏膜細胞的鈣，結合蛋白合成（促進鈣質吸收）及磷的吸收、促進腎尿細管的鈣

迷你知識

1，25－羥基維生素D_3（1，25－hydroxyvitamin D_3）的血中濃度：在肝臟、腎臟裡被羥基化的1，25－羥基維生素D_3的血中濃度，反映出因受到陽光照射在皮膚裡合成的維生素D_3，以及來自於食物的維生素D_3的總量，因而成為維生素D_3缺乏的指標。

維生素D的作用機制

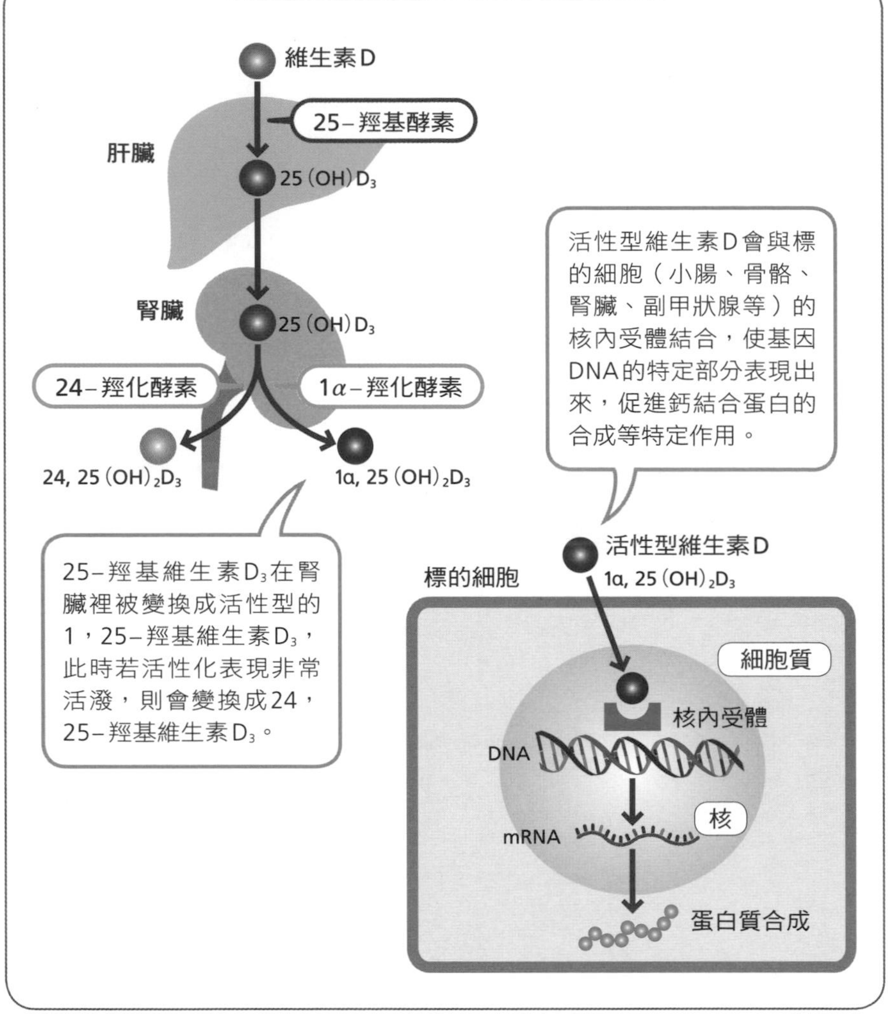
維生素D
25－羥基酵素
肝臟
25 (OH) D_3
腎臟
25 (OH) D_3
24－羥化酵素
1α－羥化酵素
24, 25 $(OH)_2D_3$
1α, 25 $(OH)_2D_3$
活性型維生素D會與標的細胞（小腸、骨骼、腎臟、副甲狀腺等）的核內受體結合，使基因DNA的特定部分表現出來，促進鈣結合蛋白的合成等特定作用。
25－羥基維生素D_3在腎臟裡被變換成活性型的1，25－羥基維生素D_3，此時若活性化表現非常活潑，則會變換成24，25－羥基維生素D_3。
活性型維生素D
1α, 25 $(OH)_2D_3$
標的細胞
細胞質
核內受體
DNA
核
mRNA
蛋白質合成

迷你知識

維生素D的化學構造與碳素編號：
維生素D被活性化時，碳素編號1號（第1個）及25號（第25個）碳素會被羥基化。

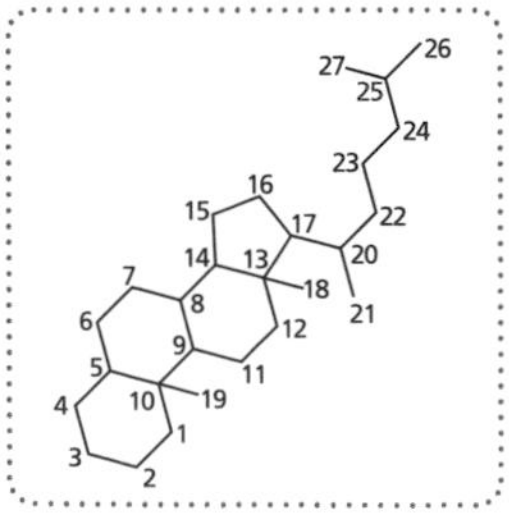
27
26
25
24
23
22
21
20
16
17
15
13
14
18
12
7
8
6
9
11
5
10
19
4
1
3
2

質再吸收、促進骨骼的鈣質吸收等。維生素D跟維生素A一樣，會透過與核內受體結合的方式，來調控基因，合成鈣結合蛋白。

此外，活性維生素D能活化造骨的骨芽細胞（osteoblast）及破壞骨骼的破骨細胞（osteoclast），促進骨骼改建。人體的骨骼經常被改建，因此維生素D與其說是與骨骼的構成，倒不如說是與骨骼改建有著密切的關係。

然而，破骨細胞若是經維生素D活性化的話，鈣質則會從骨骼溶出，造成血中鈣濃度上升。萬一這件事真的發生了會怎樣呢？

由於甲狀腺會分泌出一種名為「降鈣素」（calcitonin）的荷爾蒙，具有抑制破骨細胞活動，並降

生理知識

維生素與骨骼形成

維生素與造骨作用關係密切。造骨的骨芽細胞會先合成骨骼的地基，也就是骨基質（膠原纖維、骨鈣蛋白，osteocalcin）。若將骨骼比喻為建築物，那膠原蛋白就相當於鋼筋，磷酸鈣則相當於水泥。骨鈣蛋白是與鈣結合的一種蛋白質，使磷酸與鈣結合形成骨骼。

骨鈣蛋白的合成需要維生素K及維生素D的協助，維生素K扮演著使骨鈣蛋白活性化的任務。維生素C是合成膠原蛋白所不可少的物質。活性型維生素D會促進鈣質與磷的吸收，也會促進骨芽細胞和破骨細胞的活性化。

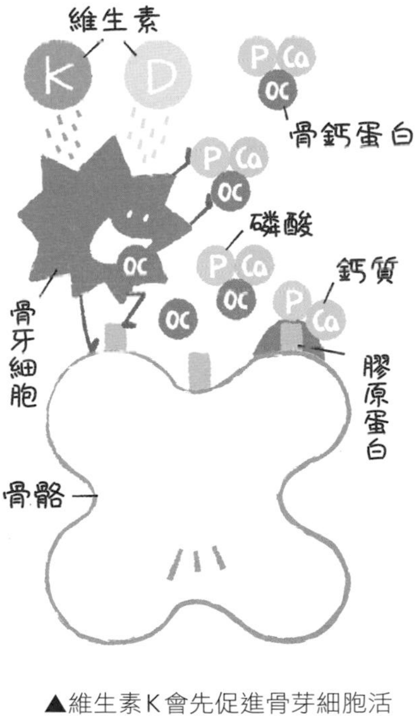

▲維生素K會先促進骨芽細胞活性化，而後開始形成骨骼。

低血中鈣濃度的作用。但血中鈣濃度如果降得太低的話，副甲狀腺荷爾蒙的分泌會增加，反而促進破骨細胞的活動，增進骨骼的鈣質吸收量，提升血中鈣濃度的量。血中鈣濃度透過這兩種酵素的調節，保持一定的濃度。

缺乏症

體內的維生素D若不足，會引發小兒佝僂病、成長障礙，以及成人的軟骨症、骨質疏鬆症。

過剩症

維生素D攝取過量，會引發高鈣血症（脫水、高熱、心律紊亂、意識不清）或腎障礙等疾病。

重要詞彙

佝僂症：發生在幼兒時期的骨骼異常疾病，會使脊椎或四肢骨骼彎曲或變形。主要發病原因為維生素D攝取不足，或合成不良，或因肝臟、腎臟的代謝障礙導致無法吸收鈣質，引起骨骼鈣化異常造成。

維生素D的飲食必需攝取量標準（μg/日）

性別	男性		女性	
年齡等	建議攝取量	上限攝取量	建議攝取量	上限攝取量
0～5（月）	5.0	25	5.0	25
6～11（月）	5.0	25	5.0	25
1～2（歲）	2.0	20	2.0	20
3～5（歲）	2.5	30	2.5	30
6～7（歲）	3.0	40	3.0	40
8～9（歲）	3.5	40	3.5	40
10～11（歲）	4.5	60	4.5	60
12～14（歲）	5.5	80	5.5	80
15～17（歲）	6.0	90	6.0	90
18～29（歲）	5.5	100	5.5	100
30～49（歲）	5.5	100	5.5	100
50～69（歲）	5.5	100	5.5	100
70以上（歲）	5.5	100	5.5	100
孕婦			7.0	—
授乳婦			8.0	—

（日本人飲食攝取標準2015年版）

富含維生素D的食品

鮟鱇魚肝	110μg
半乾燥的吻魚乾	61μg
沙丁魚乾	50μg
醃製的鱒魚或鮭魚子	47μg
黑木耳	39μg
紅鮭（生）	33μg

可食部分每100g的
維生素D含量。

03 維生素E，抗老化，貧血，骨質疏鬆

天然的維生素E，大致上可分為生育醇（tocopherol）及生育三烯醇（Tocotrienol）兩種，其個別各有同族體α－、β－、γ－、δ－四個種類。生物體內主要分布的是α－生育醇（α－tocopherol）。

維生素E裡，具有能弱化活性氧、防止細胞膜脂質（尤其是不飽和脂肪酸）過氧化的抗氧化作用。細胞內的粒線體在製造出能量時，會產生羥自由基（hydroxyl radical）。羥自由基的超強氧化力，會使細胞膜所含的脂質氧化，轉變成名為脂基（Lipid radical）的物質。脂基會跟氧產生反應，變成脂肪過氫氧化物（Lipid

重要詞彙

活性氧：酵素分子變化成反應性較高（氧化能力強）的化合物，統稱為活性氧，例如：羥自由基（hydroxyl radical）、超氧陰離子自由基（superoxide anion radical）、單重態氧（singlet oxygen）、過氧化氫都是。活性氧的強力氧化力會損害細胞。

迷你知識

體內的維生素E代謝：經小腸吸收的維生素E被運送至肝臟後，會在肝臟內被α－生育醇（α－tocopherol）以外的同族體（β－、γ－、δ－）代謝掉。α－生育醇會與α－生育醇轉運蛋白（α－TTP）結合，轉化為超低密度脂蛋白膽固醇（VLDL）後，才能供給末梢組織。

用語解說

溶血性貧血：由於構成紅血球細胞膜的不飽和脂肪酸被活性氧氧化，使紅血球細胞膜破裂而壞死所導致的貧血。

perhydroxyl radicals），將其他脂質轉化為脂基，自己變成過氧化脂質（見下圖）。這樣的反應連鎖重複，造成過氧化脂質囤積，最後導致細胞被破壞。

這也就是維生素E，抗氧化作用能延長細胞壽命，防止老化的原因。

缺乏症

早產兒（編按：體重在兩千五百公克以下之新生兒）若缺乏維生素E，會因紅血球的細胞膜損壞而引起血溶性貧血。

過剩症

有實驗報告指出，維生素E攝取過量，會導致骨質疏鬆症。維生素E會造成破骨細胞巨大化，引發廣泛性骨吸收，因此要注意過量攝取。

維生素E的抗氧化作用

維生素E會弱化活性氧（還原），停止脂基被製造的連鎖反應。

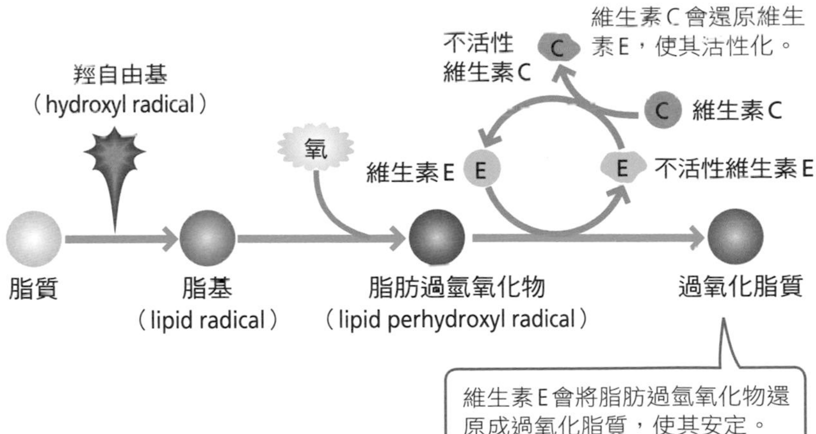
維生素C會還原維生素E，使其活性化。
不活性維生素C
羥自由基（hydroxyl radical）
維生素C
氧
維生素E
不活性維生素E
脂質
脂基（lipid radical）
脂肪過氫氧化物（lipid perhydroxyl radical）
過氧化脂質
維生素E會將脂肪過氫氧化物還原成過氧化脂質，使其安定。

維生素 E 的飲食必需攝取量標準（μg/日）[1]

性別	男性		女性	
年齡等	建議攝取量	上限攝取量	建議攝取量	上限攝取量
0～5（月）	3.0	—	3.0	—
6～11（月）	4.0	—	4.0	—
1～2（歲）	3.5	150	3.5	150
3～5（歲）	4.5	200	4.5	200
6～7（歲）	5.0	300	5.0	300
8～9（歲）	5.5	350	5.5	350
10～11（歲）	5.5	450	6.0	450
12～14（歲）	7.5	650	6.0	600
15～17（歲）	7.5	750	6.0	650
18～29（歲）	6.5	800	6.0	650
30～49（歲）	6.5	900	6.0	700
50～69（歲）	6.5	850	6.0	700
70以上（歲）	6.5	750	6.0	650
孕婦			6.5	—
授乳婦			7.0	—

1 其中 α－生育醇為固定量，不包含 α－生育醇轉運蛋白以外的維生素E。

（日本人飲食攝取標準2015年版）

富含維生素E的食品	
杏仁	29.4mg
葵花油	27.1mg
玉米油	171mg
摩羅葉（生）	6.5mg
西洋南瓜（生）	4.9mg

可食部分每100g的
維生素E含量。

生理知識

維生素C與維生素E之間的關係

維生素C、維生素E都具有抗氧化作用，彼此間有著特別的關係。維生素E若將自己的電子給予活性氧還原，而失去抗氧化力時，維生素C的強力還原力，能將維生素E還原回去（把電子給維生素E）。接著，維生素C會失去抗氧化力，排泄至尿液。

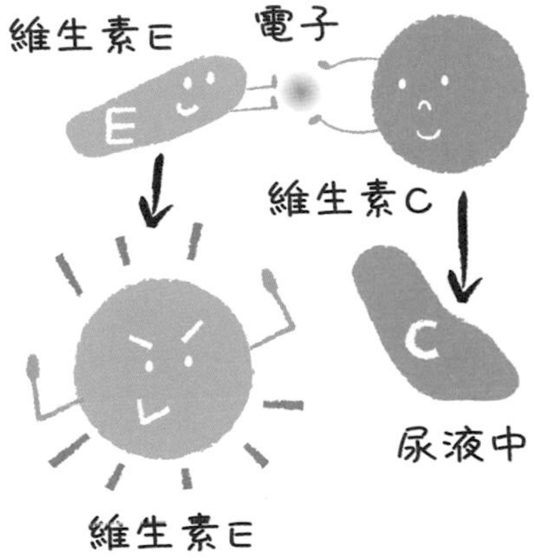

04 維生素K，貧血，黃疸，綠色蔬菜

天然的維生素K有維生素K_1（葉綠醌；Phylloquinone），以及維生素K_2（甲萘醌；menaquinone）。維生素K_1是由植物的葉綠素所製造，因此綠色蔬菜、植物油、豆類、海藻類都含有大量維生素K_1。維生素K_2除了動物性食品、納豆等含量豐富外，人體的腸內細菌也會製造，不過只能製造出需要量的一半，因此需要從食品中攝取。

由於新生兒的腸內細菌少，有時會引發新生兒消化道出血。成人若長期服用抗生素，腸內細菌也會減少，因此也必須注意，維生素K缺乏症的問題。

生理知識

對新生兒投予維生素K_2糖漿

新生兒的腸內細菌仍未發達，因此腸道內的維生素K產生較少，容易缺乏維生素K。

因體內缺乏維生素K所引發之新生兒消化道出血，若在出生後3個月內發生，發生頭蓋內出血的風險大增，重症的情況也會遺留後遺症。因此，可對新生兒投予維生素K_2糖漿來預防。

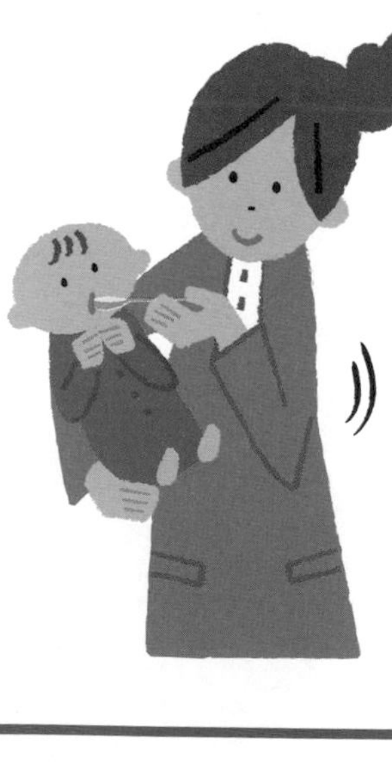

肝臟在製造凝血因子（prothrombin）時需要維生素K，也因此維生素K又被稱為止血維生素，有助於凝血的功能。服用抗凝血藥（華法林；warfarin）的病患，則容易因維生素K攝取過量而形成血栓，故須特別注意。

此外，維生素K也是骨骼形成過程中，不可缺的維生素，能促進骨芽細胞所分泌之骨鈣蛋白（osteocalcin）活性化。而被維生素K活性化的骨鈣蛋白，是一種鈣結合蛋白，其會與鈣質（Ca^{2+}）結合，能將鈣質儲存於骨骼內。

缺乏症

人體若缺乏維生素K會引發出血傾向、凝血功能不佳、新生兒消化管出血、特發性乳兒維生素K缺乏症（頭蓋內出血）等病症。

過剩症

過度攝取維生素K，會引發溶血性貧血、黃疸症等。

迷你知識

維生素K與凝血因子：凝血因了裡有Ⅰ、～XⅢ因子（缺Ⅵ），其中Ⅱ、Ⅶ、Ⅸ、Ⅹ四種為維生素K依賴性因子。

用語解說

抗凝血藥劑：心臟手術後病患、易發生血栓的病患所服用的華法林（warfarin）等藥劑，會造成血液不易凝固等問題。過量攝取維生素K的狀況，經常發生在長期食用納豆、綠藻、羽衣甘藍青汁的人身上，有極高的機率，會影響血液凝固藥劑的藥效。

維生素K的飲食必需攝取量標準（μg/日）

性別	男性	女性
年齡等	建議攝取量	建議攝取量
0～5（月）	4	4
6～11（月）	7	7
1～2（歲）	60	60
3～5（歲）	70	70
6～7（歲）	85	85
8～9（歲）	100	100
10～11（歲）	120	120
12～14（歲）	150	150
15～17（歲）	160	160
18～29（歲）	150	150
30～49（歲）	150	150
50～69（歲）	150	150
70以上（歲）	150	150
孕婦		150
授乳婦		150

（日本人飲食攝取標準2015年版）

富含維生素K的食品	
納豆	870μg
摩羅葉	640μg
明日葉	500μg
高麗菜芽（生）	150μg
小松菜（生）	
豆類、蔬菜等	210μg

可食部分每100g的
維生素K含量。

05 維生素B_1，疲勞倦怠，肥胖

維生素B_1是水溶性維生素的一種，同時也具有硫成分的胺（amine），因此也被稱為硫胺（thiamin）。一九一〇年，由鈴木梅太郎從米糠內萃取出來，用來預防腳氣病。

維生素B_1是單環嘧啶（monocyclic pyrimidines，構造式左半部的六角形部分），以及帶醇性氫氧基的噻唑環（thiazole，構造式右半部的五角形部分），透過亞甲基（methylene group）結合而成（見下圖）。

維生素B_1會在生物體內的各個組織，被轉換成硫胺二磷酸（TDP），作

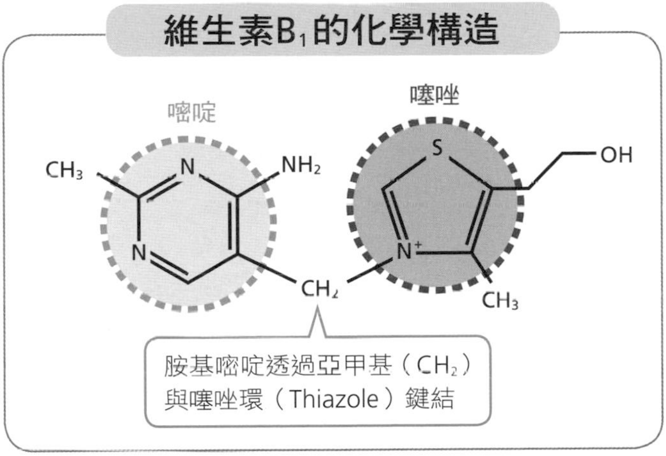
維生素B₁的化學構造
嘧啶
噻唑
CH₃
N
NH₂
N
CH₂
S
OH
N⁺
CH₃
胺基嘧啶透過亞甲基（CH₂）與噻唑環（Thiazole）鍵結

重要詞彙

腳氣病：初期症狀為食慾不振、全身倦怠，而後會引起下半身水腫、下肢麻痺症狀越來越明顯，然後漸漸開始出現心悸、呼吸困難的症狀，嚴重則會引發心功能不全。

為代謝醣類所需酵素（丙酮酸脫氫酶，pyruvate dehydrogenase、α-酮戊二酸脫氫酶，α-ketoglutarate dehydrogenase、轉酮酶，transketolase）的輔助酵素。而TDP中再度被磷酸化的硫胺三磷酸（TTP），則在神經細胞內，負責神經傳達的工作。

前面已解釋過，醣類、脂質等，是人類生命活動不可缺少的能量來源。在代表性的能量代謝過程，也就是TCA循環（檸檬酸循環）裡，維生素B_1扮演著將醣類、脂質變換成能量酵素的重要角色。因此，倘若體內維生素B_1不足，TCA循環將無法順暢運作，造成能量產生停滯。

最重要的是，醣類代謝的最後過程會進入TCA循環，也就是說，維生素B_1，會成為將丙酮酸轉化成乙醯CoA之酵素（丙酮酸脫氫酶，pyruvate dehydrogenase）的輔助酵素。若丙酮酸無法轉換成乙醯CoA，醣類（葡萄糖）將無法作為能量完全燃燒（見左圖）。

缺乏症

人體若缺乏維生素B_1，會引發腳氣病、韋尼克式氏腦病變（Wernicke encephalopathy）、肥胖、慢性疲勞、疲勞症狀（肩頸僵硬、食慾不振、倦怠症）等。

迷你知識

維生素B_1的烹調方式：維生素B_1大多是水溶性，不易溶於油且怕熱，烹調時大約會流失食品內含總量的1／2到1／3。洋蔥、大蒜所內含的大蒜素（allicin），與維生素B_1結合所產生的大蒜硫胺素（allithiamine），能減少維生素B_1的流失並促進吸收。

維生素B_1的吸收阻礙：維生素B_1因具弱酸性、性質安定、怕鹼的特性，故帶有鹼性成分的小蘇打、腸胃藥等會阻礙維生素B_1的吸收。

與代謝有關的維生素B群

維生素B群與醣類、脂質、蛋白質的能量代謝相關。分別說明如下。

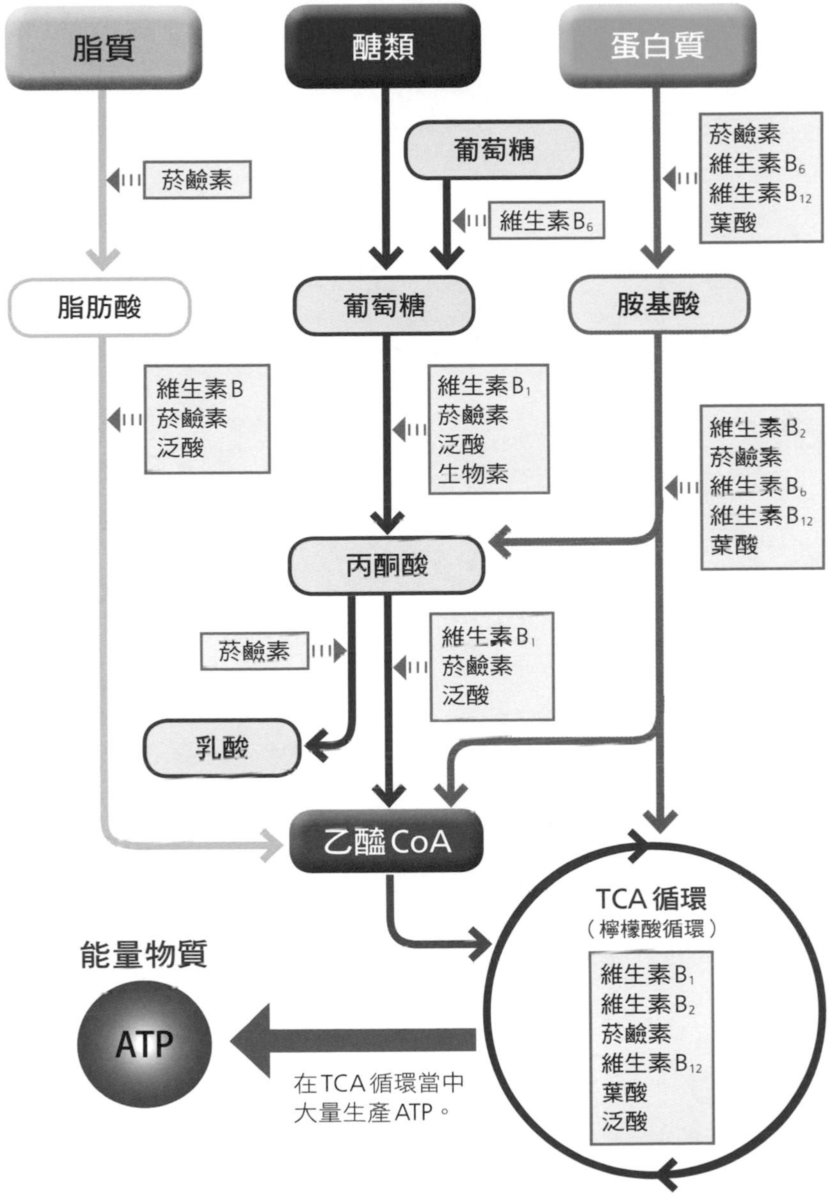
脂質
醣類
蛋白質
菸鹼素
葡萄糖
維生素B6
菸鹼素
維生素B6
維生素B12
葉酸
脂肪酸
葡萄糖
胺基酸
維生素B
菸鹼素
泛酸
維生素B1
菸鹼素
泛酸
生物素
維生素B2
菸鹼素
維生素B6
維生素B12
葉酸
丙酮酸
菸鹼素
維生素B1
菸鹼素
泛酸
乳酸
乙醯CoA
TCA循環
（檸檬酸循環）
維生素B1
維生素B2
菸鹼素
維生素B12
葉酸
泛酸
能量物質
ATP
在TCA循環當中
大量生產ATP。

過剩症

因目前仍未有任何攝取過量會危害健康的報告，被視為不易出現過度攝取的健康危害。

重要詞彙

韋尼克式氏腦病變（Wernicke encephalopathy）：因體內維生素B_1不足所引發之步行運動失調、眼球運動麻痺等障礙。若是慢性化的話，會惡化為引發記憶障礙、譫妄（delirium）的科爾薩科夫氏症候群（Korsakoff's syndrome，又稱健忘綜合症）。長期飲酒的人易罹患此症。

迷你知識

維生素B_1缺乏的主要原因：除了攝取不足外，也跟肝功能障礙所造成之維生素B_1活性化障礙、飲酒過度、醣類攝取過剩、激烈的運動或勞動所造成之維生素B_1消耗過度有關。

維生素 B_1 的飲食必需攝取量標準（μgRAE/日）[1]

性別	男性			女性		
年齡等	平均需要量	推薦量	建議攝取量	平均需要量	推薦量	建議攝取量
0～5（月）	－	－	0.1	－	－	0.1
6～11（月）	－	－	0.2	－	－	0.2
1～2（歲）	0.4	0.5	－	0.4	0.5	－
3～5（歲）	0.6	0.7	－	0.6	0.7	－
6～7（歲）	0.7	0.8	－	0.7	0.8	－
8～9（歲）	0.8	1.0	－	0.8	0.9	－
10～11（歲）	1.0	1.2	－	0.9	1.1	－
12～14（歲）	1.2	1.4	－	1.1	1.3	－
15～17（歲）	1.3	1.5	－	1.0	1.2	－
18～29（歲）	1.2	1.4	－	0.9	1.1	－
30～49（歲）	1.2	1.4	－	0.9	1.1	－
50～69（歲）	1.1	1.3	－	0.8	0.9	－
70 以上（歲）	1.0	1.2	－	0.8	0.9	－
孕婦（附加量）				＋0.2	＋0.2	－
授乳婦（附加量）				＋0.2	＋0.2	

1 依照身體活動量等級 II（＊編按：日本分為 I ～IV 四個等級。II 相當於臺灣的中度等級）之推定熱量需要量，計算所得出之數據。

特記事項：平均需要量內的數值，並不是為了預防腳氣病這項維生素 B_1 缺乏症最低需要量，而是排泄至尿液裡的維生素 B_1 量，開始出現增加情形時之攝取量（體內飽和量）。

（日本人飲食攝取標準 2015 年版）

富含維生素 B_1 的食品	
豬小里肌肉	0.98mg
鰻魚（蒲燒）	0.75mg
大豆（乾的）	0.83mg

可食部分每 100g 的維生素 B_1 含量。

06 維生素B_2，頭皮屑，口內炎，脫毛

維生素B_2，又被稱為核黃素（riboflavin）。雖為水溶性維生素，但其實難溶於水。雖然它是一種既耐熱又耐酸，且烹調時不易喪失營養成分的維生素，但卻怕光，而且容易分解。

核黃素在生物體內，以黃素單核苷酸（FMN）或黃

維生素B_2的化學構造

維生素B_2在生物體內會轉變為FMN或FAD，扮演著輔助酵素的角色。

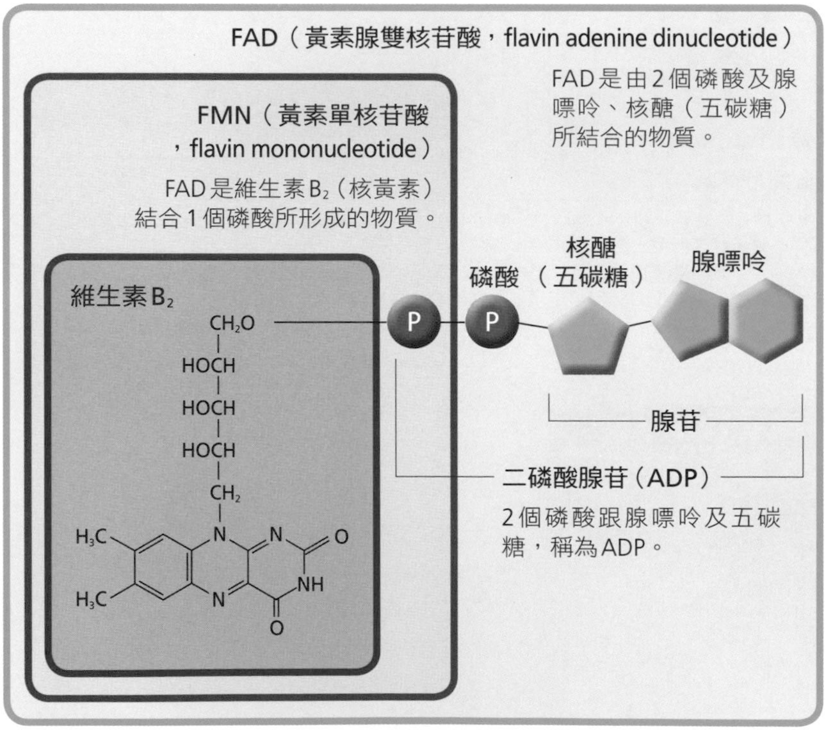
FAD（黃素腺雙核苷酸，flavin adenine dinucleotide）
FAD是由2個磷酸及腺嘌呤、核醣（五碳糖）所結合的物質。
FMN（黃素單核苷酸，flavin mononucleotide）
FAD是維生素B2（核黃素）結合1個磷酸所形成的物質。
維生素B2
CH2O
HOCH
HOCH
HOCH
CH2
H3C
H3C
N
N
O
NH
N
O
磷酸
核醣（五碳糖）
腺嘌呤
P
P
腺苷
二磷酸腺苷（ADP）
2個磷酸跟腺嘌呤及五碳糖，稱為ADP。

素腺雙核苷酸（FAD）的形式存在，是氧化還原酵素的輔助酵素。FMN或FAD是黃素酵素（flavoenzyme）的輔助酵素，在生物體內代謝的各種場合上，負責重要的氧化還原反應觸媒的工作，換句話說，FAD、FMN也可以說是，維生素B_2的活性型態。

維生素B_2（核黃素），與三大營養素的能量代謝相關，尤其脂質代謝更是不可或缺。中性脂肪被分解所產生的脂肪酸，受到β氧化後會再度被分解，產生大量的乙醯CoA。乙醯CoA進入TCA循環後會產生熱量（見一八九頁）。

這種脂肪酸的β氧化過程，必需有維生素B_2（FAD）的參與，而且在TCA循環裡，能量產生也需要FAD。為此，維生素B_2若是發生不足的情況，在TCA循環裡，脂質將難以被作為熱量利用，反而會被儲存起來。

還有，蛋白質被分解所產生的丙胺酸，代謝成丙酮酸需要維生素B_2，麩胺酸要代謝成α-酮戊二酸，也需要維生素B_2的幫忙。由於維生素B_2有助於蛋白質的代謝、促進細胞的合成，因此也被稱為成長的維生素。

維生素B_2與氧化還原反應有關，因此也具抗氧化作

重要詞彙

黃素酵素（flavoenzyme）：黃素酵素是人體為了維持生命，與中樞性過程相關的酵素群。與胺基酸代謝、醣類代謝、脂質代謝、能量產生、基因修復、殺菌作用等相關。

迷你知識

維生素B_1、維生素B_2與乙醯CoA：從碳水化合物經過丙酮酸，產生乙醯CoA的路徑，都與維生素B_1相關；而從脂肪酸產生乙醯CoA的路徑與維生素B_2相關。

維生素B_2缺乏的主要原因：除了因熱量、脂肪的過度攝取，消耗維生素B_2所造成的缺乏，以及因維生素B_1不足，所伴隨的維生素B_2不足外，還有因長期服用抗生物質、口服避孕藥、精神安定劑、副腎皮質荷爾蒙等，也容易引發維生素B_2不足的情況。

用，會變成去除活性氧的谷胱甘肽過氧化物酶（glutathione peroxidase）的輔助酵素，預防過氧化脂質的形成。

缺乏症

人體缺乏維生素B_2，會引發口內炎、口角炎、脂漏性皮膚炎、脫毛症等皮膚黏膜疾患，以及成長障礙等。

過剩症

因維生素B_2具水溶性的特質，就算攝取過量，也能夠排出體外，不須擔心。當維生素B_2排泄至尿液時，尿液會變黃。

生理知識

維生素B_2會因納豆菌的作用而大幅提升

大豆製品本身的維生素B_2含量並不多，不過納豆卻含有較多的維生素B_2，這是因為納豆菌會合成維生素B_2的關係。動物性食品含有較高的維生素B_2，故建議飲食以蔬果為中心的人可多食用納豆。

體內維生素B_2若是不足，會影響皮膚、黏膜的再生，甚至會造成肌膚粗糙乾燥。

▼食用納豆可改善體內維生素B_2不足的情況。

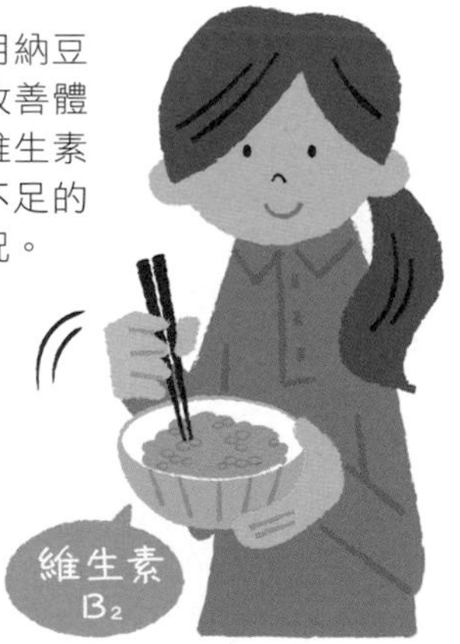

維生素B₂的飲食必需攝取量標準（μgRAE/日）[1]

性別	男性			女性		
年齡等	平均需要量	推薦量	建議攝取量	平均需要量	推薦量	建議攝取量
0～5（月）	－	－	0.3	－	－	0.3
6～11（月）	－	－	0.4	－	－	0.4
1～2（歲）	0.5	0.6	－	0.5	0.5	－
3～5（歲）	0.7	0.8	－	0.6	0.8	－
6～7（歲）	0.8	0.9	－	0.7	0.9	－
8～9（歲）	0.9	1.1	－	0.9	1.0	－
10～11（歲）	1.1	1.4	－	1.1	1.3	－
12～14（歲）	1.3	1.6	－	1.2	1.4	－
15～17（歲）	1.4	1.7	－	1.2	1.4	－
18～29（歲）	1.3	1.6	－	1.0	1.2	－
30～49（歲）	1.3	1.4	－	0.9	1.1	－
50～69（歲）	1.1	1.6	－	1.0	1.2	－
70以上（歲）	1.1	1.3	－	0.9	1.1	－
孕婦（附加量）				＋0.2	＋0.3	－
授乳婦（附加量）				＋0.5	＋0.6	

1 依照身體活動量等級 II（＊編按：日本分為 I ～IV 四個等級。II 相當於台灣的中度等級）之推定熱量需要量，計算所得出之數據。

特記事項：平均需要量內的數值，並不是為了預防口唇炎、口角炎、舌炎等，因缺乏維生素B₂引起之皮膚炎所需之最低需要量，而是排泄至尿液裡的維生素B₂量，開始出現增加情形時之攝取量（體內飽和量）。

（日本人飲食攝取標準2015年版）

富含維生素B₂的食品

豬肝	3.60mg
牛肝	3.00mg
納豆	0.56mg
舞菇（生）	0.49mg
雞蛋（生）	0.43mg
摩羅葉（生）	0.42mg

可食部分每100g的維生素B₂含量。

07 菸鹼素，皮膚炎，不安症，喝酒

菸鹼酸（nicotinic acid）、菸鹼醯胺（nicotinamide）統稱為菸鹼素（niacin），在植物性食品裡以菸鹼酸的形式、在動物性食品裡以菸鹼醯胺的形式存在，也因此菸鹼素會以菸鹼醯胺的形式，廣泛分布在人體裡，大多存在於肝臟內。

菸鹼素在人體內，是由名為色胺酸（tryptophan）的必需胺基酸所製造，不過其轉換率為六十分之一，因此，若要從食品裡獲得足夠的菸鹼素，應換算包含色胺酸的菸鹼酸當量。

維生素B群與醣類（碳水化合物）、脂質、蛋白質的代謝等，各方面都有關係，菸鹼素也一樣。

菸鹼醯胺會在體內，變化成菸鹼醯胺腺嘌呤二核苷酸（NAD），以及菸鹼醯胺腺嘌呤二核苷酸磷酸（NADP），負責代謝所需的脫氧酵素的輔助酵素的工作。

在兩千多種酵素中，菸鹼素是五百多種酵素的輔助酵素，而其中一種與酒

迷你知識

菸鹼素當量：根據《日本食品標準成分表2010》內記載的菸鹼素含量，為「菸鹼醯胺＋菸鹼酸」的量，由於不含由色胺酸所生物合成的菸鹼素，因此要求得食品內含的菸鹼素當量，要加上食品內的色胺酸量×1／60。

菸鹼素當量（mgNE）＝菸鹼素（mg）＋1／60色胺酸（mg）

精的代謝產物，乙醛去氫酶的分解相關。

此外，因為菸鹼素又跟經由血管擴張作用改善血液循環，以及健全皮膚的生物合成相關，因此也被稱作是「肌膚的維生素」。

缺乏症

正常的飲食，幾乎不會發生菸鹼素缺乏的狀況，不過一旦缺乏菸鹼素，將會引發蜀黍症（Pellagra，皮膚炎、神經障礙、不安症）、舌炎症等病症。

過剩症

大量攝取會造成皮膚紅腫、嘔吐、下痢、肝功能障礙等症狀，不過在一般日常生活的飲食當中，不須擔心會有攝取過量的問題。

生理知識

酒精與菸鹼素

菸鹼素雖具分解因飲酒所產生之乙醛去氫酶（aldehyde dehydrogenase）的功效，但若是因大量飲酒造成肝功能運作不佳，由色胺酸變成菸鹼素的轉換率便會明顯偏低、不足。這時，從食品內攝取菸鹼酸、菸鹼醯胺等菸鹼素非常重要。

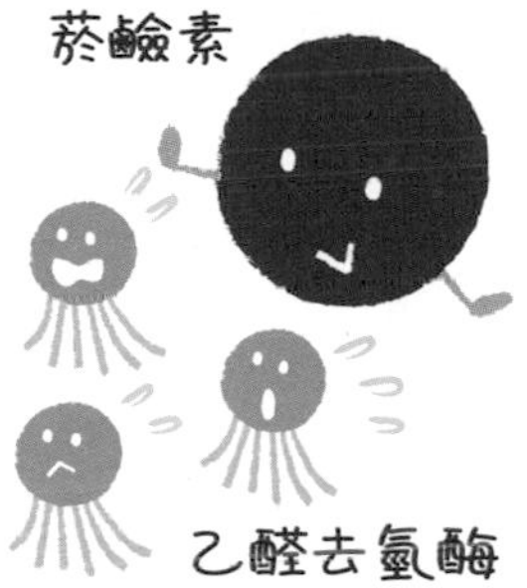

▲菸鹼素會分解乙醛去氫酶。

重要詞彙

蜀黍症（Pellagra）：蜀黍症是一種典型的菸鹼素缺乏症，臉部、脖子、手腳上會出現皮膚炎，甚至會發生頭暈、神經障礙、頭痛、下痢等症狀。在以玉米（不含色胺酸）為主食的南美地區發生率極高。

菸鹼素的飲食必需攝取量標準（mgNE/日）[1]

性別	男性				女性			
年齡等	平均需要量	推薦量	建議攝取量	上限攝取量[2]	平均需要量	推薦量	建議攝取量	上限攝取量[2]
0～5（月）[3]	—	—	2	—	—	—	2	—
6～11（月）	—	—	3	—	—	—	3	—
1～2（歲）	5	5	—	60（15）	4	5	—	60（15）
3～5（歲）	6	7	—	80（20）	6	7	—	80（20）
6～7（歲）	7	9	—	100（30）	7	8	—	100（30）
8～9（歲）	9	11	—	150（35）	8	10	—	150（35）
10～11（歲）	11	13	—	200（45）	10	12	—	200（45）
12～14（歲）	12	15	—	250（60）	12	14	—	250（60）
15～17（歲）	14	16	—	300（75）	11	13	—	250（65）
18～29（歲）	13	15	—	300（80）	9	11	—	250（65）
30～49（歲）	13	15	—	350（85）	10	12	—	250（65）
50～69（歲）	12	14	—	350（88）	9	11	—	250（65）
70以上（歲）	11	13	—	300（75）	8	10	—	250（60）
孕婦（附加量）初期					—	—	—	—
授乳婦（附加量）					＋3	＋3	—	—

NE＝菸鹼素當量＝菸鹼素＋1／60

1 依照身體活動量等級 II（＊譯註：日本分為 I ～IV 四個等級。II 相當於臺灣的中度等級）計算所得出之數據。

2 菸鹼醯胺的mg量、（　）內的菸鹼酸的MG量，皆是參照參考體重所算出。

3 單位為mg／日

富含菸鹼素的食品

富含菸鹼素的食品	
鰹魚（春季捕獲、生）	19.0mg
鰹魚（秋季捕獲、生）	18.0mg
黃鰭金槍魚（生）	17.5mg
花生	17.0mg
豬肝	14.0mg
牛肝	13.5mg

可食部分每100g的菸鹼素含量

08 維生素B_6，血清素與多巴胺，溼疹，痙攣

維生素B_6可分為，吡哆醇（pyridoxine）、吡哆醛（pyridoxal）、吡哆胺（pyridoxiamine）三種。在酸性物質裡狀態安定，但遇中性、鹼性物質則不安定，且遇光（尤其是紫外線）會分解。

飲食中所攝取的維生素B_6，經小腸吸收後被運送至肝臟，與血清蛋白質的白蛋白（albumin）結合，之後運送至血液內，大多數會與糖原磷酸化酶（glycogen phosphorylase）結合，被儲存於體內。

維生素B_6在生物體內，以磷酸吡哆醛（PLP）或磷酸吡哆胺（PMP）的形式存在，是胺基轉移作用、脫碳酸反應等，與胺基酸代謝相關酵素的輔助酵素（見下頁圖）。由於與胺基酸（蛋白質合成成分）的合成、分解相關，故蛋白質攝取量大的人，需增加維生素B_6的攝取量。

維生素B_6也與由色胺酸開始的菸鹼素合成、身為神經傳導物質的多巴胺、血清素、γ-丁胺基酪酸（GABA）等的生物合成、荷爾蒙作用的調節相

重要詞彙

多巴胺（dopamine）：存在於中樞神經的神經傳導物質，是腎上腺素、去甲腎上腺素的前驅體，也是操縱與運動調節、荷爾蒙調節相關的自律神經的物質。
GABA（γ–丁胺基酪酸）：近年廣受矚目的成分之一，是抑制系神經的傳導物質。有研究指出GABA具有能夠減輕壓力、放鬆的效果。可從玄米、番茄等當中攝取。

維生素B_6與胺基酸轉移作用

維生素B_6是胺基酸脫羧酶（NH_2）的輔助酵素，因此是胺基酸代謝的必需維生素。

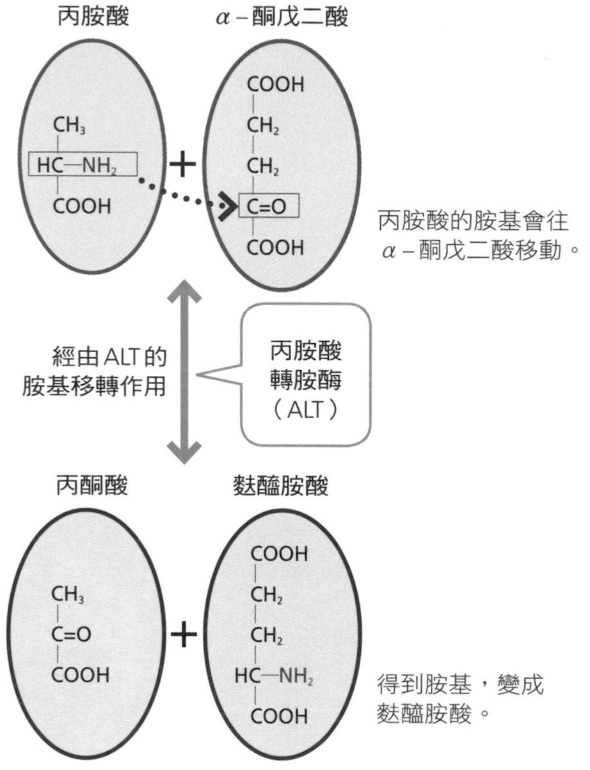

丙胺酸
α－酮戊二酸
CH₃
HC—NH₂
COOH
COOH
CH₂
CH₂
C=O
COOH
丙胺酸的胺基會往
α－酮戊二酸移動。
經由ALT的
胺基移轉作用
丙胺酸
轉胺酶
（ALT）
丙酮酸
麩醯胺酸
CH₃
C=O
COOH
COOH
CH₂
CH₂
HC—NH₂
COOH
得到胺基，變成
麩醯胺酸。

用語解說

PMS（經前症候群）：症狀於月經開始前的一至兩個星期開始，一直到月經開始時消失，具週期性一連串的不適症狀。身體性的不適症狀（下腹疼痛、頭痛、便祕）及精神性的不適症狀（煩躁、興奮、不安），可能單獨出現，也會合併發生。

關，而且也具有減輕經前症候群（PMS）的作用。

缺乏症

由於維生素B_6，也可經由腸道內細菌合成，因此發生缺乏的狀況並不常見，但如果缺乏的話，不僅會造成胺基酸代謝異常，甚至會引起各種不適症狀，例如抑制成長、體重減少、癲癇樣痙攣、溼疹、口角炎、脂漏性皮膚炎、舌炎、小紅血球性貧血等。

過剩症

基本上，就算大量攝取維生素B_6，也不會有過剩症的情況發生，但有報告指出，長期過度攝取會造成末梢神經疼痛、麻痺，甚至產生知覺障礙等情況。

迷你知識

維生素B_6的推薦量：與蛋白質代謝廣泛相關的維生素B_6的推薦量，是以蛋白質為基準計算、制定出來的。1g的蛋白質需要0.019mg的維生素B_6。

維生素B₆的飲食必需攝取量標準（mg/日）[1]

性別	男性				女性			
年齡等	平均需要量	推薦量	建議攝取量	上限攝取量[2]	平均需要量	推薦量	建議攝取量	上限攝取量[2]
0～5（月）	—	—	0.2	—	—	—	0.2	—
6～11（月）	—	—	0.3	—	—	—	0.3	—
1～2（歲）	0.4	0.5	—	10	0.4	0.5	—	10
3～5（歲）	0.5	0.6	—	15	0.5	0.6	—	15
6～7（歲）	0.7	0.8	—	20	0.6	0.7	—	20
8～9（歲）	0.8	0.9	—	25	0.8	0.9	—	25
10～11（歲）	1.0	1.2	—	30	1.0	1.2	—	30
12～14（歲）	1.2	1.4	—	40	1.1	1.3	—	40
15～17（歲）	1.2	1.5	—	50	1.1	1.3	—	45
18～29（歲）	1.2	1.4	—	55	1.0	1.2	—	45
30～49（歲）	1.2	1.4	—	60	1.0	1.2	—	45
50～69（歲）	1.2	1.4	—	55	1.0	1.2	—	45
70以上（歲）	1.2	1.4	—	50	1.0	1.2	—	40
孕婦（附加量）初期					＋0.2	＋0.2	—	—
授乳婦（附加量）					＋0.3	＋0.3	—	—

1 依照蛋白質飲食攝取標準的建議推薦量計算所得出之數據（孕婦、授乳婦女的附加量除外）。
2 指的並非是飲食所攝取之維生素B₆的量，而是吡哆醇（pyridoxine）的量。

（日本人飲食攝取標準2015年版）

富含維生素B₆的食品	
南金槍魚（背部肉、生）	1.08mg
鰹魚（生）	0.76mg
牛肝（生）	0.89mg
雞胸肉	0.60mg
大蒜	1.50mg
開心果	1.22mg

可食部分每100g的維生素B₆含量。

09 維生素B_{12}不易吸收，睡眠障礙，倦怠

維生素B_{12}是含鈷的化合物，又稱為鈷胺素（cobalamin），具水溶性及耐熱性。一般具維生素B_{12}活性的化合物有：羥鈷胺（hydroxocobalamin）、甲基氰鈷胺（methylcobalamin）、腺苷鈷胺（adenosylcobalamin）、亞鈷胺素（sulphitocobalamin）、氰鈷胺素（cyanocobalamin）。在生物體內，甲基氰鈷胺及腺苷鈷胺，負責胺基酸代謝之輔助酵素的工作。

維生素B_{12}主要存在動物性食品內，植物性食品裡幾乎看不到。維生素B_{12}進入體內後，與胃部所分泌的醣蛋白內因子（內在因子，castle intrinsic factor）結合，在小腸後半部的迴腸被吸收，進入血液內。被吸收的維生素B_{12}在血液裡，主要與身為醣蛋白的轉鈷胺素（transcobalamin）結合，而後被運送至肝臟及末梢組織、器官，儲存於肝臟內做循環的動作。健康的成人對於食品內維生素B_{12}的吸收率為五〇%左右，就算每餐攝取二微克（μg）以上的維生素B_{12}，也無法完全被吸收。

重要詞彙

高半胱胺酸：是必需胺基酸之一的甲硫胺酸（methionine），不完全代謝的生成物。為了使活性氧發生，高半胱胺酸對身體有害，也有人說它是造成動脈硬化、各種身體疾患的原因。

維生素B_{12}除了與葉酸、紅血球的生成相關外，也會合成神經細胞內的核酸及蛋白質。此外，維生素B_6及葉酸，都跟從高半胱胺酸（homocysteine）的甲硫胺酸再合成，葉酸再生產時也會利用到。

缺乏症

人體若缺乏維生素B_{12}，會引發惡性貧血（巨赤芽球性貧血）、高半胱胺酸尿症、高半胱胺酸血症、睡眠障礙、知覺障礙、食慾不振、倦怠感，以及極端缺乏所引起之甲基丙二酸血症（Methylmalonic acidemia）等病症。

過剩症

當胃所分泌的內在因子達到飽和時，就算維生素B_{12}攝取過量，也不會被身體吸收，因此不會發生過剩症的情況，所以沒有攝取量的限制。

用語解說

高半胱胺酸尿症：因先天性基因異常，而過度發生的高半胱胺酸大量排泄於尿液的疾病。

高半胱胺酸血症：血液內的高半胱胺酸濃度變高，會傷及血管壁，而這個傷害會造成動脈硬化，因此高半胱胺酸是動脈硬化的促進因子。

甲基丙二酸血症：維生素B_{12}不足會造成甲基丙二酸單醯輔酶A（Methylmalonyl Coenzyme A），無法轉化為琥珀醯輔酶A（Succinyl–Coenzyme A），因而在體內大量囤積，是先天性有基酸代謝異常症的1種。

生理知識

維生素B_{12}與胃的健康

維生素B_{12}的吸收所需的內在因子（蛋白質）是由胃壁細胞所分泌。與內在因子結合的維生素B_{12}，被運送至小腸後，經迴腸吸收，因此若是因手術而切除過胃或是迴腸的人，將無法吸收維生素B_{12}。此外，若胃黏膜發生了萎縮等障礙的話，內在因子分泌會減少，維生素B_{12}的吸收率也會不佳，因此會陷入維生素B_{12}缺乏症的狀態。由此可知，胃的健康對預防貧血相當重要。

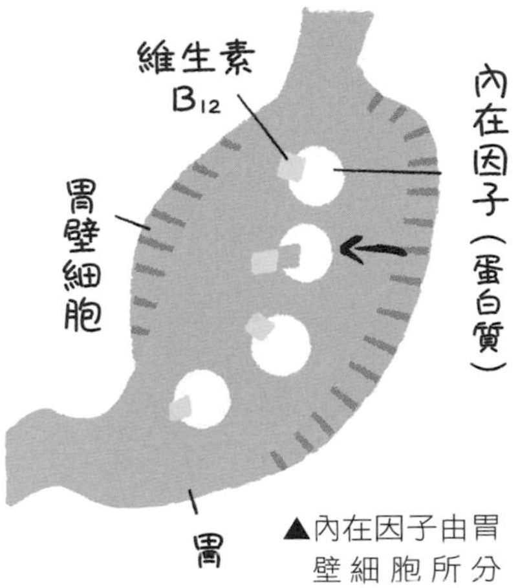

▲內在因子由胃壁細胞所分泌，會跟維生素B_{12}結合。

維生素B_{12}的飲食攝取標準（μg/日）

性別	男性			女性		
年齡等	平均需要量	推薦量	建議攝取量	平均需要量	推薦量	建議攝取量
0～5（月）	—	—	0.4	—	—	0.4
6～11（月）	—	—	0.5	—	—	0.5
1～2（歲）	0.7	0.9	—	0.7	0.9	—
3～5（歲）	0.8	1.0	—	0.8	1.0	—
6～7（歲）	1.0	1.3	—	1.0	1.3	—
8～9（歲）	1.2	1.5	—	1.2	1.5	—
10～11（歲）	1.5	1.8	—	1.5	1.8	—
12～14（歲）	1.9	2.3	—	1.9	2.3	—
15～17（歲）	2.1	2.5	—	2.1	2.5	—
18～29（歲）	2.0	2.4	—	2.0	2.4	—
30～49（歲）	2.0	2.4	—	2.0	2.4	—
50～69（歲）	2.0	2.4	—	2.0	2.4	—
70以上（歲）	2.0	2.4	—	2.0	2.4	—
孕婦（附加量）				＋0.3	＋0.4	—
授乳婦（附加量）				＋0.7	＋0.8	

（日本人飲食攝取標準2015年版）

富含維生素B_{12}的食品	
日本鯷魚（魚乾）	64.5μg
水煮蛤蠣罐頭	63.8μg
蜆	62.4μg
燒海苔	57.6μg

可食部分每100g的維生素B_{12}含量。

10 葉酸，造血維生素，過敏蕁麻疹

葉酸（蝶醯谷胺酸，pteroylglutamic acid）是蝶啶環（Pteridine Ring）、對胺基安息香酸（Para-aminobenzoic Acid）、麩胺酸（glutamic acid）所結合的化合物。結合一個麩胺酸的物質，稱為蝶醯單麩胺酸（pteroylmonoglutamic acid）；結合數個麩胺酸的物質，稱為蝶醯多麩胺酸（pteroylpolyglutamic acid）。

食品中的葉酸大多都是屬於多麩胺酸型，在食品受到烹調、加工的過程，以及胃酸環境下，葉酸幾乎都會游離，經由腸內酵素變為多麩胺酸型，從小腸上皮細胞吸收。

葉酸在生物體內，會被還原成二氫葉酸（dihydrofolic acid），且會轉化成四氫葉酸（Tetrahydrofolic acid），作為合成核酸成分的嘌呤核（purine nucleus），以及鹼基的胸腺嘧啶酵素的輔助酵素，是細胞分裂、增殖、成熟不可或缺的成分。故葉酸具有維持細胞分裂的活潑及黏膜的健康、預防貧血、預防胎兒神經管閉鎖障礙的效果。

葉酸有「造血的維生素」之稱，與維生素 B_{12} 都有助於紅血球的合成，缺

迷你知識

葉酸名稱的由來：1941年從菠菜葉內發現的葉酸，被用來作為乳酸菌增殖的因子。「葉」在拉丁語裡被稱作folium，因此被取名為葉酸（folic acid）。

乏其中一種，都會引發巨赤芽球性貧血（megaloblastic anaemias）。

必需胺基酸的甲硫胺酸（見九十四頁），在透過高半胱胺酸再度合成為甲硫胺酸的過程，葉酸是不可缺少的物質。人體若缺乏葉酸，甲硫胺酸無法再度合成，高半胱胺酸會在血液內異常增加，促進動脈硬化（見下圖）。

缺乏症

人體若缺乏葉酸，會引發巨赤芽球性貧血、口內炎、肌膚發炎、高半胱胺酸血症、胎兒神經管閉鎖障礙等病症。

過剩症

極端的大量攝取葉酸，可能會引起發燒、蕁麻疹等葉酸過敏症。

葉酸與甲硫胺酸的代謝

必需胺基酸的甲硫胺酸再度合成，葉酸是不可或缺的物質。

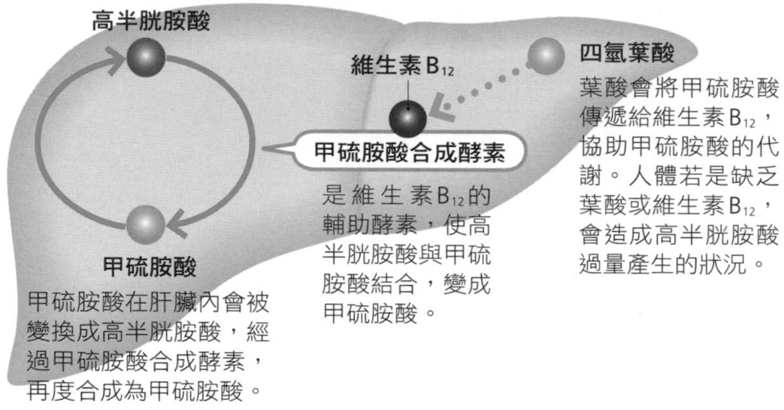
高半胱胺酸
維生素B12
四氫葉酸
葉酸會將甲硫胺酸傳遞給維生素B12，協助甲硫胺酸的代謝。人體若是缺乏葉酸或維生素B12，會造成高半胱胺酸過量產生的狀況。
甲硫胺酸合成酵素
是維生素B12的輔助酵素，使高半胱胺酸與甲硫胺酸結合，變成甲硫胺酸。
甲硫胺酸
甲硫胺酸在肝臟內會被變換成高半胱胺酸，經過甲硫胺酸合成酵素，再度合成為甲硫胺酸。

重要詞彙

神經管閉鎖障礙：因胎兒的神經管發育不全，所引起的脊柱裂、無腦症、腦疝脱等先天性異常。懷孕初期體內缺乏葉酸是原因之一，攝取足夠的葉酸，可大幅降低神經管閉鎖障礙發生的風險。

葉酸的飲食必需攝取量標準（μg/日）[1]

性別	男性				女性			
年齡等	平均需要量	推薦量	建議攝取量	上限攝取量[2]	平均需要量	推薦量	建議攝取量	上限攝取量[2]
0～5（月）	—	—	40	—	—	—	40	—
6～11（月）	—	—	60	—	—	—	60	—
1～2（歲）	70	90	—	200	70	90	—	200
3～5（歲）	80	100	—	300	80	100	—	300
6～7（歲）	100	130	—	400	100	130	—	400
8～9（歲）	120	150	—	500	120	150	—	500
10～11（歲）	150	180	—	700	150	180	—	700
12～14（歲）	190	230	—	900	190	230	—	900
15～17（歲）	210	250	—	900	210	250	—	900
18～29（歲）	200	240	—	900	200	240	—	900
30～49（歲）	200	240	—	1,000	200	240	—	1,000
50～69（歲）	200	240	—	1,000	200	240	—	1,000
70以上（歲）	200	240	—	900	200	240	—	900
孕婦（附加量）初期					＋200	＋240	—	—
授乳婦（附加量）					＋80	＋100	—	—

1 計畫懷孕的女性，或是有懷孕可能性的女性，為了降低發生胎兒神經管閉鎖障礙的風險，每日多攝取400μg蝶醯單麩胺酸最為理想。
2 營養補充或強化食品所含之蝶醯單麩胺酸量。　（日本人飲食攝取標準2015年版）

富含葉酸的食品	
燒海苔	1,900μg
雞肝	1,300μg
油菜花	340μg
摩羅葉	250μg
菠菜	210μg

可食部分每100g的葉酸含量。

11 泛酸，免疫力降低，過度減肥

泛酸在食品內廣泛存在。在人體內的主要功能，是成為由泛酸與半胺酸（cysteamine）、腺苷（adenosine）所結合的輔酶A（CoA），與醣類及脂肪酸的代謝有著密切的關係。在人體內除了大多以乙醯CoA，及醯基CoA的方式存在（見下圖）外，也會以類似磷酸泛醯巰基乙胺（phophopantetheine）般，與酵素蛋白結合的狀態存在。

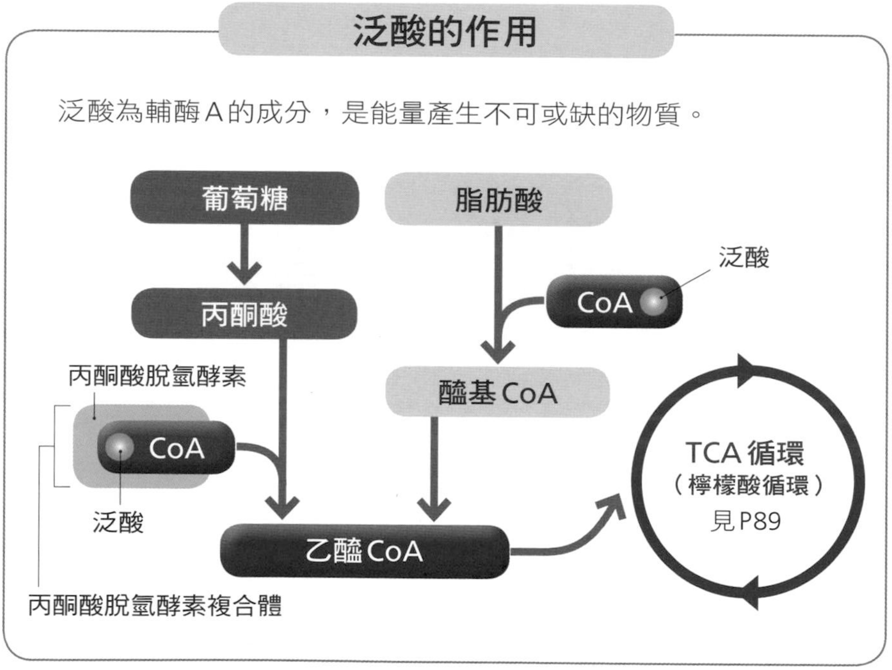
泛酸的作用
泛酸為輔酶A的成分，是能量產生不可或缺的物質。
葡萄糖
丙酮酸
丙酮酸脫氫酵素
CoA
泛酸
丙酮酸脫氫酵素複合體
脂肪酸
泛酸
CoA
醯基 CoA
乙醯 CoA
TCA 循環
（檸檬酸循環）
見 P89

迷你知識

泛酸（pantothenic acid）的由來：英文的意思是「到處存在的酸」，實際上各種食品都含有泛酸。

泛酸扮演著一百四十多種輔助酵素的角色，有助於維持各種代謝，以及荷爾蒙的合成正常運作。其中在醣類、脂質的能量代謝過程中，泛酸是不可或缺的物質，也會協同菸鹼素、維生素B_2運作。由於將脂肪酸分解成乙醯CoA代謝時需要泛酸，因此若體內泛酸不足，不僅會造成人體能量產生停滯，也容易造成脂肪囤積體內。此外，泛酸還有助於高密度脂蛋白膽固醇（HDL-C）的生成。

此外，泛酸還與膽固醇所合成的副腎皮質荷爾蒙相關，具有調整壓力耐受性的作用。人在感受到壓力時，會分泌副腎皮質荷爾蒙，不僅能提升血糖值，使腦部與肌肉的活性化、使血壓上升以讓各種營養素充分的傳遞到體內的各個細胞，讓細胞的機能變活潑。

缺乏症

動物性食品、植物性食品都含有泛酸，因此，在一般正常的飲食生活下，不會發生不足的狀況。但極端的減肥或是長期使用抗生素者，會發生免疫力低落、抗壓性不足、動脈硬化、成長障礙、體重減少、皮膚炎、毛髮不健康等症狀。目前無任何報告指出若攝取過量，會引發任何病變。

重要詞彙

高密度脂蛋白膽固醇（HDL-C）：膽固醇有2種，在血液循環時，將膽固醇運送至細胞的「壞的」低密度脂蛋白膽固醇（LDL-C），及回收血液或細胞內多餘膽固醇的「好的」高密度脂蛋白膽固醇（HDL-C）。

副腎皮質荷爾蒙：由副腎皮質產生之荷爾蒙的總稱，會因為壓力，侵襲等各式不同的影響而分泌。與抑制發炎、碳水化合物的代謝、蛋白質的異化、調節血液的電解質濃度、免疫反應等許多生理作用有關。

泛酸的飲食必需攝取量標準（mgNE/日）

性別	男性				女性			
年齡等	平均需要量	推薦量	建議攝取量	上限攝取量	平均需要量	推薦量	建議攝取量	上限攝取量
0～5（月）	—	—	4	—	—	—	4	—
6～11（月）	—	—	3	—	—	—	3	—
1～2（歲）	—	—	3	—	—	—	3	—
3～5（歲）	—	—	4	—	—	—	4	—
6～7（歲）	—	—	5	—	—	—	5	—
8～9（歲）	—	—	5	—	—	—	5	—
10～11（歲）	—	—	6	—	—	—	6	—
12～14（歲）	—	—	7	—	—	—	6	—
15～17（歲）	—	—	7	—	—	—	5	—
18～29（歲）	—	—	5	—	—	—	4	—
30～49（歲）	—	—	5	—	—	—	4	—
50～69（歲）	—	—	5	—	—	—	5	—
70以上（歲）	—	—	5	—	—	—	5	—
孕婦（附加量）初期					—	—	5	—
授乳婦（附加量）					—	—	5	—

（日本人飲食攝取標準2015年版）

富含泛酸的食品	
雞肝	10.10mg
豬肝	7.19mg
蛋黃	4.33mg
生鱈魚子	3.68mg
納豆	3.60mg

可食部分每100g的泛酸含量。

12 維生素C，抗氧化，膠原蛋白，血管健康

維生素C又名抗壞血酸（ascorbic acid），原本是用來預防壞血病的，在生物體內，幾乎都是以還原型的形式存在，另一部分是以氧化型的形式存在。維生素C不僅易溶於水，還不耐光與熱，因此要注意它容易短時間就被消耗，另外烹調上也須特別注意。

維生素C因具強大的還原能力，故擁有各式多樣的生理功能（見下頁圖）。拿代表性的功能抗氧化作用為例，具有消除各種活性氧（超氧化物，Superoxide、羥自由基，hydroxyl radical、過氧化氫、單重態氧，singlet oxygen等）的功能。

維生素C與約占人體蛋白質三分之一的膠原蛋白合成相關。膠原蛋白是由三根屬於長鏈胺基酸的多胜肽（多胜肽鏈，polypeptide chain），所合成的螺旋構造（三次元分子構造）。維生素C會將這個多胜肽鏈所含的脯胺酸（proline）及離胺酸（lysine）氫氧化，促進膠原蛋白的合成。壞血病發生的原因是，由於膠原蛋白的合成不足，造成血管脆弱。

重要詞彙

壞血病：因血管（尤其是微血管）變弱，所造成之易於出血的疾病。身體到處都會出血，例如皮膚出現紫斑、齒莖出血等。此外，抗壞血酸的名詞是從抗（anti-）壞血（scorbutic）的酸（acid）而來。

而且，維生素C可將三價鐵（Fe^{3+}）還原成二價鐵（Fe^{2+}），能促進腸道吸收鐵質（見二四七頁）。

維生素C也跟人體感受到壓力時，所分泌的副腎皮質荷爾蒙（皮質醇，cortisol）及副腎髓質荷爾蒙的合成相關。當人承受壓力及抽菸時，也會消耗大量維生素C。

缺乏症

人體若缺乏維生素C會引發壞血症，以及伴隨壞血症的各種症狀（全身性的倦怠疲勞感、出血、關節疼痛等）。目前尚無任何報告指出，攝取過量會危害人體。

維生素C的作用

維生素C除了具抗氧化作用外，還具有為了增進健康的種種功用。

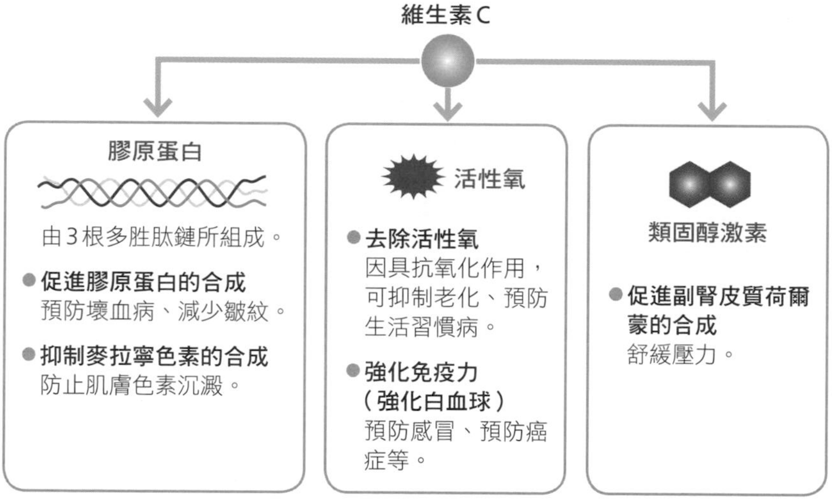
維生素C
膠原蛋白
由3根多胜肽鏈所組成。
●促進膠原蛋白的合成
預防壞血病、減少皺紋。
●抑制麥拉寧色素的合成
防止肌膚色素沉澱。
活性氧
●去除活性氧
因具抗氧化作用，可抑制老化、預防生活習慣病。
●強化免疫力（強化白血球）
預防感冒、預防癌症等。
類固醇激素
●促進副腎皮質荷爾蒙的合成
舒緩壓力。

迷你知識

抑制致癌物質之生成：維生素C可抑制胃癌、肝癌等致癌物質亞硝胺（Nitrosamine）的產生。

與藥物代謝相關：具維持進入體內之異物及藥物代謝酵素蛋白，也就是細胞色素（cytochrome）的作用。

維生素C的飲食必需攝取量標準（μg/日）

性別	男性			女性		
年齡等	平均需要量	推薦量	建議攝取量	平均需要量	推薦量	建議攝取量
0～5（月）	—	—	40	—	—	40
6～11（月）	—	—	40	—	—	40
1～2（歲）	30	35	—	30	35	—
3～5（歲）	35	40	—	35	40	—
6～7（歲）	45	55	—	45	55	—
8～9（歲）	50	60	—	50	60	—
10～11（歲）	60	75	—	60	75	—
12～14（歲）	80	95	—	80	95	—
15～17（歲）	85	100	—	85	100	
18～29（歲）	85	100	—	85	100	—
30～49（歲）	85	100	—	85	100	—
50～69（歲）	85	100	—	85	100	
70以上（歲）	85	100	—	85	100	—
孕婦（附加量）				＋10	＋10	—
授乳婦（附加量）				＋40	＋45	

（日本人飲食攝取標準2015年版）

富含維生素C的食品	
紅椒	170mg
青椒	150mg
柚子皮	150mg
油菜花	130mg
巴西利（荷蘭芹）	120mg
花椰菜	120mg
檸檬	100mg

可食部分每100g的
維生素C含量。

13 生物素，脫髮，倦怠，胰島素不足

生物素在細胞內，幾乎會與胺基酸的離胺酸（lysine）結合，存在於蛋白質當中。

蛋白質在人體消化管內，被分解成胜肽（peptide）後，離胺酸與生物素，會經由生物素酵素（biotinidase）切割開來，被身體吸收。腸內細菌也能自行合成生物素，因此人體吸收的部分生物素，是來自腸內細菌。

生物素主要的工作，是成為醣類代謝、脂肪酸合成所需的輔助酵素。尤其是在肝臟內的葡萄糖，再合成的葡萄糖新生過程中，生物素扮演著將丙酮酸，轉為草醯乙酸的丙酮酸羧化酶（Pyruvate carboxylase），輔助酵素的重要角色。

在葡萄糖新生過程中，也會使用到因運動，在肌肉裡產生的乳酸，因此倘若體內缺乏生物素，乳酸將不會被消耗利

生理知識

蛋白與生物素的缺乏

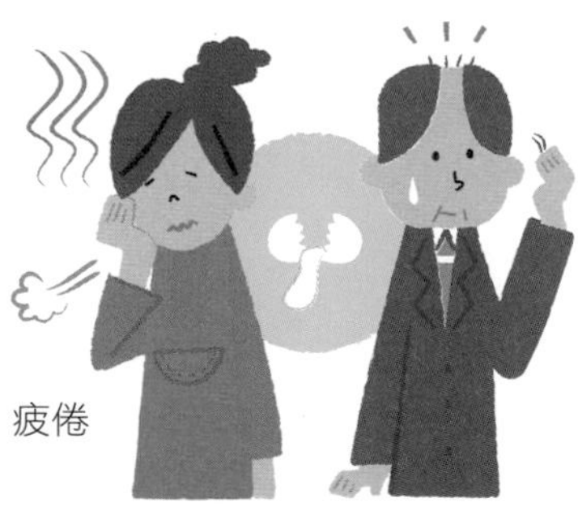

人在一天裡大量（5顆到6顆以上）食用生蛋白，會引發脫毛、皮膚炎、倦怠感的狀況。蛋白裡所含的抗生物素蛋白（avidin）會在體內與生物素結合，阻礙腸道對生物素的吸收，造成人體生物素的缺乏。此外，蛋只要加熱調理過後，生物素便不會與抗生物素蛋白結合，生物素的吸收便不會受到阻礙。

用，身體會感到疲勞及肌肉痠痛。

在脂肪酸合成的過程裡，生物素扮演將乙醯CoA轉換成乙醯CoA羧化酶的輔助酵素角色。

讓生物素成為輔助酵素的是羧化酶（羧基轉移酶），包含上述兩種，共四種羧化酶，稱為生物素酵素群。

此外，胺基酸的代謝、核酸的合成等，生物素也都扮演著輔助酵素的作用。而且生物素也跟細胞分裂有關，所以在維持皮膚、黏膜的健康方面，扮演著非常重要的角色。

缺乏症

人體若缺乏生物素會引發皮膚炎、脫毛，黏膜發炎、肌肉疼痛、倦怠感、疲勞感、神經障礙（失眠、味覺異常）、胰島素分泌不足等。不僅肉類，蔬菜、乳製品、魚類等的食品都含有大量的生物素，因此在一般正常的飲食攝取狀況下，不會有缺乏的情況發生。目前幾乎沒有報告指出，過量攝取會對健康造成危害。

重要詞彙

葡萄糖新生：葡萄糖在生物體內是絕對必要的物質，因此肝臟（部分在腎臟）會從醣類以外的材料製造出葡萄糖。材料的來源有甘油、蛋白質的分解產物胺基酸等，不過脂肪酸不會是葡萄糖新生的材料。

迷你知識

生物素酵素群：生物素酵素群是生物素的輔助酵素，主要有以下四種：

- 丙酮酸羧化酶（Pyruvate carboxylase，與葡萄糖代謝相關）。
- 乙醯輔酶A羧化酶（Acetyl-CoA carboxylase，與脂肪代謝相關）。
- 丙醯輔酶A羧化酶（propionyl-CoA carboxylase，與丙醯輔酶A代謝相關）。
- 3-甲基巴豆醯輔酶A羧化酶（3-Methylcrotonyl-CoA carboxylase，與胺基酸中的白胺酸代謝相關）。

生物素的飲食必需攝取量標準（μg/日）

性別	男性				女性			
年齡等	平均需要量	推薦量	建議攝取量	上限攝取量	平均需要量	推薦量	建議攝取量	上限攝取量
0～5（月）	—	—	4	—	—	—	4	—
6～11（月）	—	—	10	—	—	—	10	—
1～2（歲）	—	—	20	—	—	—	20	—
3～5（歲）	—	—	20	—	—	—	20	—
6～7（歲）	—	—	25	—	—	—	25	—
8～9（歲）	—	—	30	—	—	—	30	—
10～11（歲）	—	—	35	—	—	—	35	—
12～14（歲）	—	—	50	—	—	—	50	—
15～17（歲）	—	—	50	—	—	—	50	—
18～29（歲）	—	—	50	—	—	—	50	—
30～49（歲）	—	—	50	—	—	—	50	—
50～69（歲）	—	—	50	—	—	—	50	—
70以上（歲）	—	—	50	—	—	—	50	—
孕婦（附加量）初期					—	—	50	—
授乳婦（附加量）					—	—	50	—

（日本人飲食攝取標準2015年版）

富含生物素的食品	
雞肝	232.4μg
花生（乾）	92.3μg
豬肝	79.6μg
牛肝	76.1μg
雞蛋（蛋黃.生）	65.0μg

可食部分每100g的
生物素含量。

14 植物生化素，第七營養素，抗老化

植物生化素（phytochemical）是蔬菜、水果、豆類等，植物裡所含的化學成分，被稱為第七營養素，近年來頗受矚目。植物生化素不僅具抗氧化作用外，還有許多的功效值得期待，其大半為水溶性成分，種類多達一萬多種。

有一說是植物在進行光合作用時，也會為了保護自已不受紫外線的傷害，而生產製造出的元素就是植物生化素。

對於抗老化的期待

植物生化素受到矚目的原因是「法國矛盾」（french paradox）。在法國飲食文化裡，法國人雖然從肉類、乳製品等攝取到較為大量的飽和脂肪酸，不過同時也飲用許多紅酒。然而在一九九〇年代，法國人心肌梗塞的發生率，較其他歐美各國低，這是因為紅酒裡所含的多酚（polyphenol）成分運作引發了矛盾，因而成焦點。

用語解說

雌激素（estrogen）：用女性荷爾蒙之一的卵胞荷爾蒙，來誘發女性排卵。因大豆異黃酮素（isoflavone）的化學構造與雌激素非常相似，故體內雌激素不足時，具有類似雌激素的作用。

多酚為代表性的植物生化素，具有強力的抗氧化作用，因此被視為具延緩老化的抗老效果。紅酒等裡所含的多酚，是一種叫做白藜蘆醇（resveratrol）的成分，能夠將有長壽基因之稱的去化酰化酶（Sirtuin）基因活性化，因此大家都對它的抗老效果寄予厚望，不過仍然無法確定效果如何。

植物生化素的分類

多酚

存在於分子內，複數個多酚性羥基的植物成分的統稱。大多為水溶性，其中最廣為人知的是，這些成分皆具有很強的抗氧化作用。

色素	花色素苷（anthocyanin）	葡萄皮、甘藷皮等含紫色的水溶性色素，且具有促進視神經運作色素的視紫質的再合成。
	薑黃素（curcumin）	薑黃所含的黃色色素。可促進膽汁分泌、強化肝功能等。
苦味、澀味	兒茶素	茶葉裡所含的苦味、澀味成分。具抗菌作用、抑制血壓上升作用、血中膽固醇調節作用等。
	綠原酸（chlorogenic acid）	咖啡裡含有的苦味成分，具抗氧化作用。

迷你知識

去化酰化酶（Sirtuin）基因：因飢餓、熱量限制而活性化的基因。這個基因所製造的蛋白質會調節基因表現，因此被視為具延長生命的效果。

香氣	生薑油	生薑的香氣與辛味的成分，具抗菌作用。
其他	大豆異黃酮素	大豆內所含的成分，其化學構造讓大豆異黃酮素具有類似雌激素的功效（更年期症狀的緩和、預防骨質疏鬆症等）。
	芝麻素	芝麻裡所含的芝麻木酚素（lignans）之一，其降膽固醇作用受到期待。
	橙皮苷	溫州橘子、西柚等果皮內所含的物質。是維生素P的一種，預防高血壓、幫助維生素C的吸收等效果受到期待。

類胡蘿蔔素

天然色素的成分，有很強的抗氧化作用，用好油做料理，脂溶性維生素較容易被人體吸收。

胡蘿蔔類	β－胡蘿蔔素	綠黃色蔬菜裡含有大量的黃色或橙色色素，在人體內是轉化為維生素A的維生素A原（前軀體）。具抗氧化作用，及減少低密度脂蛋白膽固醇的作用。
	薑黃素（curcumin）	番茄、西瓜所含的紅色色素成分。研究報告指出具抗氧化作用。
葉黃素類	蝦青素	蝦、蟹、鮭魚等海鮮之中，抗氧化作用受到期待。
	葉黃素	綠黃色蔬菜、蛋黃裡所含的黃色色素成分。有益於眼睛的健康。

迷你知識

維生素P：植物裡所大量含有之水溶性色素－黃酮類化合物（Flavonoid）也被稱為「維生素P」。

硫化合物

大蒜、洋蔥等百合科的蔬菜、蘿蔔、芥末等十字花科蔬菜所含的成分，大多具強力殺菌效果，作為預防食物中毒及提味用的香辛料之用。

大蒜素	大蒜特有的香味成分——大蒜素是經過蒜酶（alliinase）分解後的成分。大蒜素除了具抗癌作用、抗菌作用外，與維生素B結合後會轉化成大蒜硫胺素（allithiamine），對於疲勞恢復極具效果。
異硫氰酸酯	高麗菜、綠色花椰菜內所含的成分，具強化免疫力及抗癌作用，效果備受期待。
蘿蔔硫素	異硫氰酸酯的一種，被認為具抗癌作用，綠花椰菜及綠花椰菜苗內含有之成分。

香氣成分（萜烯類）

植物的香氣成分，精油為主要成分。被視為具有抗氧化作用、強化免疫力等效果。

檸烯、檸檬苦素	柑橘類所含的芳香成分，尤其是檸檬皮含量最為豐富。抗癌效果受到期待。
薄荷醇	薄荷等香草所含有的清爽香氣成分，具提高免疫力的作用。

迷你知識

十字花科：為植物中最繁盛的科之一，十字花科植物具防癌、抗癌作用，常見的十字花科植物有，花椰菜、高麗菜、小白菜等。

多醣類

海藻、根菜類含量豐富的碳水化合物的一種，在難消化性的狀況下，被分類於膳食纖維下。

褐藻素	海藻類所含，在海藻自身受到衝擊時自我保護，或是修復傷口時所需的成分，除了具抗癌效果外，安定血壓的作用也受到期待。
黏液素	山藥、秋葵、滑菇等黏液裡所含的物質，是醣蛋白的混合物，具保護胃壁等功效。
菊糖	是與複數果糖結合的物質，牛蒡、菊苣、洋蔥內所含有的物質，具抑制血糖上升、降低血中脂質的作用。
β-葡聚糖	蕈類含量豐富，提高免疫力、抗癌作用受到期待。

迷你知識

萜烯花科：為一系列萜類化合物的總稱，屬脂類，不溶水，主要由部分植物產生。許多萜類化合物具生理活性，是研究天然產物，和開發新藥的重要來源。

第六章

礦物質

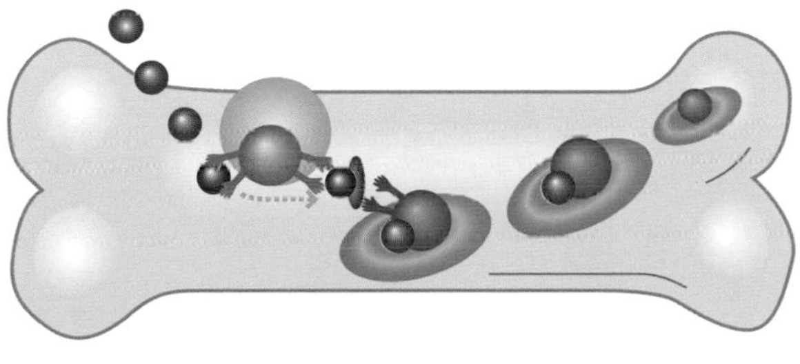

01 鈉，幫助吸收營養，維持血壓

鈉大多存在於細胞外側的細胞外液中（血液或組織間液），為主要的陽離子。鈉對人體而言，是極為重要的電解質之一，成人體液中大約含有一百公克的鈉。

鈉的主要作用有以下四種：

一、維持體液的滲透壓。使得以細胞膜為界的細胞內液，以及細胞外液之間的血漿，滲透壓維持平穩正常，也能藉此調節循環血量。鈉離子透過細胞膜上的鈉離子通道，或鈉鉀幫浦進出，以調節滲透壓（見左圖）。

二、帶動神經細胞和心肌細胞等的電位興奮性細胞。透過鈉離子進入細胞內外，陽離子濃度產生變化，細胞內外電位出現差異，誘發動作電位，藉以傳導細胞的興奮（見左圖）。

三、利用鈉離子進入細胞內的熱量，有效率的將葡萄糖，和胺基酸等營養成分，吸收至細胞內。

重要詞彙

鈉鉀幫浦：酵素蛋白質之一，位於細胞膜上，利用ATP酶的熱量將鈉傳送出細胞外，及傳送鉀進入細胞內的機制。

電位興奮性細胞：細胞受到刺激，使細胞內外的電位狀態出現變化，進而產生興奮，成為具傳達功能的細胞。具有神經細胞、肌肉細胞，以及與內分泌有關的細胞之一部分。

鈉離子的作用機制

鈉離子具有維持血漿滲透壓，及傳達神經訊息的機制。

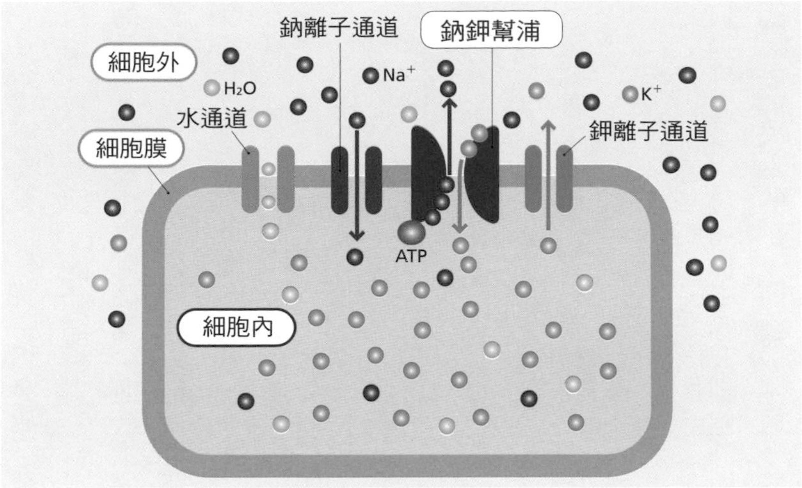

血漿滲透壓透過離子濃度進行調節，而細胞外液則是藉由濃度高的Na^+維持平衡調整。

【鈉與動作電位】

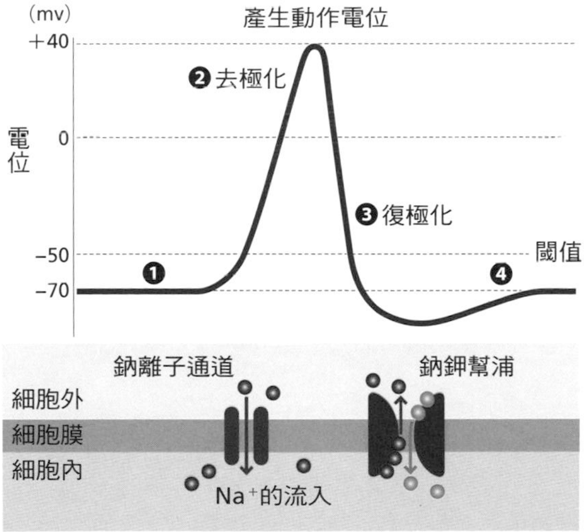

❶ 神經細胞會透過細胞內外的陽離子濃度差產生一定的電位差異（靜止膜電位），此時細胞內成為負值（−70mV）。

❷ 神經細胞一旦接收到訊號，膜電位朝正值方向竄升，當超過一定的閾值（−50mV），鈉離子通道打開，流入大量Na^+，電位急速上昇（去極化），進而產生動作電位。K^+藉由鉀離子通道流出細胞外。

❸ 動作電位產生後，膜電位再度降低（復分極）。

❹ 之後，細胞內的鈉離子經由鈉鉀幫浦被吸出細胞外，鉀離子進入細胞內，回復到原來的狀態。

四、與體液的pH調節有關。鈉是體液中重碳酸鈉（碳酸氫鈉，$NaHCO_3$）等的緩衝物質，具有中和血液等細胞外液之酸鹼作用（細胞內液則是由鉀負責調節pH的功能）。

體內的鈉含量主要由腎臟調節。血液中的鈉暫時被排泄到，已被腎絲球過濾的濾液中，然而大部分的鈉會被腎小管重新吸收。這時，血液中的鈉濃度，透過腎小管的再吸收，鈉含量維持在一百三十五到一百四十五毫莫耳／升，而過多的鈉則經由尿液排泄。

缺乏症

鈉若不足會引發血壓降低、脫水症、低鈉血症等。當人大量流汗，水分及鹽分亦會隨之流失，因此運動過度激烈時，除了水分之外，必須同時補充鹽分（鈉）。此外，反覆下痢及嘔吐時，由於也會流失水分及電解質，同樣需要補充鹽分。

過剩症

鈉攝取過度，會引發高血壓等。細胞外液的陽離子主要為鈉離子所構成，因此攝取過多的鈉，將造成陽離子維持一定的濃度，水分屯積，而引發高血壓的誘因。

迷你知識

體內預備鹼：碳酸氫鈉俗稱小蘇打，呈鹼性。為中和血液中酸性最強而有力的中和劑，故有「體內預備鹼」之稱。

重要詞彙

低血鈉症：體內鈉含量經排泄而減少，無法保持水分，導致脫水狀態。出現倦怠感、站起時頭暈等症狀。另外，有別於上述的心功能不全、腎病症候群等，則是鈉含量不變，僅水分增加造成稀釋性，而引發低血鈉症。
高血鈉症：因為水分過度流失，鈉含量不變所引起的脫水狀態。高血鈉症的發病原因有發燒、下痢、服用過量利尿劑、尿崩症等。

鈉的飲食必需攝取量標準（mg／日）

性別	男性			女性		
年齡等	推估平均需要量	建議攝取量	目標攝取量	推估平均需要量	建議攝取量	目標攝取量
0～5（月）	—	100（0.3）	—	—	100（0.3）	—
6～11（月）	—	600（1.5）	—	—	600（1.5）	—
1～2（歲）	—	—	（未達3.0）	—	—	（未達3.5）
3～5（歲）	—	—	（未達4.0）	—	—	（未達4.5）
6～7（歲）	—	—	（未達5.0）	—	—	（未達5.5）
8～9（歲）	—	—	（未達5.5）	—	—	（未達6.0）
10～11（歲）	—	—	（未達6.5）	—	—	（未達7.0）
12～14（歲）	—	—	（未達8.0）	—	—	（未達7.0）
15～17（歲）	—	—	（未達8.0）	—	—	（未達7.0）
18～29（歲）	600（1.5）	—	（未達8.0）	600（1.5）	—	（未達7.0）
30～49（歲）	600（1.5）	—	（未達8.0）	600（1.5）	—	（未達7.0）
50～69（歲）	600（1.5）	—	（未達8.0）	600（1.5）	—	（未達7.0）
70以上（歲）	600（1.5）	—	（未達8.0）	600（1.5）	—	（未達7.0）
孕婦（附加量）				—	—	—
授乳婦（附加量）				—	—	—

＊（　）內為食鹽等值量（g／日）　　（日本人飲食攝取標準2015年版）

富含鈉的食品

食品	
梅乾	22.1g
淡醬油	16.0g
半乾燥的吻魚乾	6.6g
脂眼鯡魚乾	5.8g
生火腿	5.6g

可食部分每100g的食鹽等值量。

由於多半透過結合氯的食鹽（氯化鈉）攝取鈉，故鈉的攝取量可透過食鹽等值量換算。

食鹽等值量（公克）＝
鈉（毫克）×2.54÷1000

02 氯，保持胃部酸性，幫助消化

氯的生理機能

氯和鈉，都是食鹽（氯化鈉，NaCl）的成分，位於人體內血液中的血漿，和細胞間液等細胞外側的體液中。與鈉離子相同，氯也是以氯離子（陰離子）的形式存在於人體，其功能為調節位於細胞中體液的滲透壓。

氯在胃酸中化身為鹽酸的形態，透過保持胃液的酸性，替攝取的食物殺菌。

還有，強酸會破壞蛋白質的高級結構使其變形，變得更容易分解。同時，可活性化分解蛋白質的消化酵素胃蛋白酶，具有助於促進消化的作用。此外，也有促進胰液分泌的效用。

缺乏症

氯缺乏之時，會有脫毛、倦怠、食慾不振跟肌肉痠痛無力的現象。

重要詞彙

胃蛋白酶：脊椎動物胃液中含有的蛋白質分解酵素（蛋白酶）之一。前驅物胃蛋白酶原經分泌後，在鹽酸的作用下達到活性化，轉變為胃蛋白酶，分解蛋白質。

過剩症

只要腎功能正常，腎就會調節氯，但如果攝取過多，就可能引發酸中毒、高氯血症或是體內酸鹼值易失調等情況。

必需攝取量

氯並未設定飲食攝取基準，而是考量食鹽的等值量，故可參考第二二九頁表格。

03 鉀，降血壓，利尿，心肌運作

人體內有九七%的鉀，以陽離子的型態存在於細胞內液中。一邊與細胞外液中豐富的鈉聯手合作，一面擔任體液的滲透壓調節、酸鹼基平衡的維持、神經及肌肉的興奮傳導等任務。

鈉離子和鉀離子，利用細胞膜上的鈉鉀幫浦（見一五三頁的迷你知識）進出細胞，維持細胞內外離子濃度的平衡，特別是調節細胞內的滲透壓保持穩定狀態。

當鉀被腎小管再吸收時，為了能與鈉對抗，便會增加鉀的攝取，加強鈉的排泄。也就是說，鉀具有降低血壓的功效，如果想預防高血壓，建議可攝取適量的鉀（見左圖）。

隨著鈉的排泄增加，水分排泄量亦會跟著增加，也就是說鉀亦具有利尿作用。

另外，鉀濃度若維持在適量範圍內，便能使肌肉收縮更加圓滑順暢，保持

迷你知識

因為鉀易溶於水，故在水煮等調理過程中，鉀離子會流失8成以上。可攝取鉀離子損失率較少的根莖類、豆類、塊莖類食品，或適合生食的水果、海藻、蔬菜。烹煮後鉀會溶解於湯汁，若連同湯汁一起飲用，攝取效率更高。

正常的心肌等活動。

缺乏症

鉀若不足，會引發持續性的疲勞、低鉀血症、肌耐力下降、心肺功能降低等。一般的飲食雖然不致於缺乏鉀離子，但是持續性的下痢、運動或中暑等產生的脫水症，可能造成鉀的不足。此外，抗生素或利尿劑等有時也會促使鉀的排泄增加。

過剩症

鈉攝取過度，會引發高鉀血症等。一般的飲食生活雖然不致於攝取過度的鈉，但是當腎功能低下，鉀離子無法排泄，會導致高鉀血症。

鉀的降血壓作用

鉀抑制腎臟再吸收鈉，防止血壓上升。

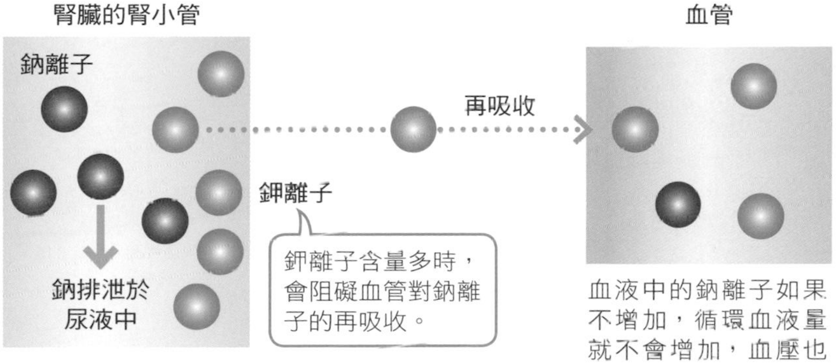
腎臟的腎小管
鈉離子
鈉排泄於尿液中
再吸收
鉀離子
鉀離子含量多時，會阻礙血管對鈉離子的再吸收。
血管

血液中的鈉離子如果不增加，循環血液量就不會增加，血壓也不會上昇。

重要詞彙

低鉀血症：當血漿中的鉀濃度低於3.5mEq／L時，即為低鉀血症。嚴重時，會引發肌肉麻痺和血壓降低等造成呼吸衰竭。

高鉀血症：當血漿中的鉀濃度高於5.5mEq／L時，即為高鉀血症，會引發心律不整、血壓降低、心跳停止。

鉀的飲食必需攝取量標準（mg／日）

性別	男性		女性	
年齡等	建議攝取量	上限攝取量	建議攝取量	上限攝取量
0～5（月）	400	—	400	—
6～11（月）	700	—	700	—
1～2（歲）	900	—	800	—
3～5（歲）	1,100	—	1,000	—
6～7（歲）	1,300	1,800以上	1,200	40
8～9（歲）	1,600	2,000以上	1,500	40
10～11（歲）	1,900	2,200以上	1,800	60
12～14（歲）	2,400	2,600以上	2,200	80
15～17（歲）	2,800	3,000以上	2,100	90
18～29（歲）	2,500	3,000以上	2,000	100
30～49（歲）	2,500	3,000以上	2,000	100
50～69（歲）	2,500	3,000以上	2,000	100
70以上（歲）	2,500	3,000以上	2,000	100
孕婦			2,000	—
授乳婦			2,000	—

（日本人飲食攝取標準2015年版）

富含鉀的食品	
海帶芽乾（原味）	5,200mg
洋栖菜乾	4,400mg
乾蘿蔔絲	3,200mg
酪梨	720mg
菠菜	690mg
芋頭	640mg

可食部分每100g的鉀含量。

04 鈣，凝血，抑制肌肉興奮，傳達細胞資訊

鈣是人體中含量最多的礦物質，成人體內約有一公斤的鈣，其中九九％以羥磷灰石的型態，存在於骨骼及牙齒的硬組織中。剩下的約一％被稱為機能鈣，則以磷酸鹽或游離離子化的狀態，穿梭於血液、肌肉、神經等體內組織及血液中。

鈣的生理機能並非只有形成骨骼及牙齒，而是林林總總、五花八門。比方說，細胞的資訊傳達（磷亦參與此項機能）、血液的凝固作用、肌肉興奮性的抑制、心肌的收縮作用（鎂亦參與此項作用）、抑制對刺激的神經感受性、胰蛋白酶等酵素作用的活性化等。

血液中的離子化鈣濃度，被精密的調節於八．八到十毫克／分升的範圍內，而維持鈣離子濃度的機制，則與各式各樣的荷爾蒙有關。

血鈣濃度的上昇由副甲狀腺素（parathyroid hormone，ＰＴＨ）控制。當血鈣濃度低於八．八毫克／分升，副甲狀腺細胞受到刺激分泌ＰＴＨ，促進腸

重要詞彙

羥磷灰石：鹼性磷酸鈣，為骨骼及牙齒的主要成分，易和骨骼融合，具有良好的生物親和性。易於吸附蛋白質、脂質、碳水化合物，對人類來說屬於安全物質，被廣泛應用於醫療用素材。

副甲狀腺素：由副甲狀腺素所分泌的荷爾蒙，亦稱為副甲狀腺素。血鈣濃度降低時，副甲狀腺素分泌增加，促進骨質中鈣質的取出，以及腸道對鈣離子的吸收，以利增加血液中的鈣。

鈣的調節機制

鈣是具有重要的生理機能的電解質，能夠嚴格而精密的調節並維持血液中鈣的濃度。

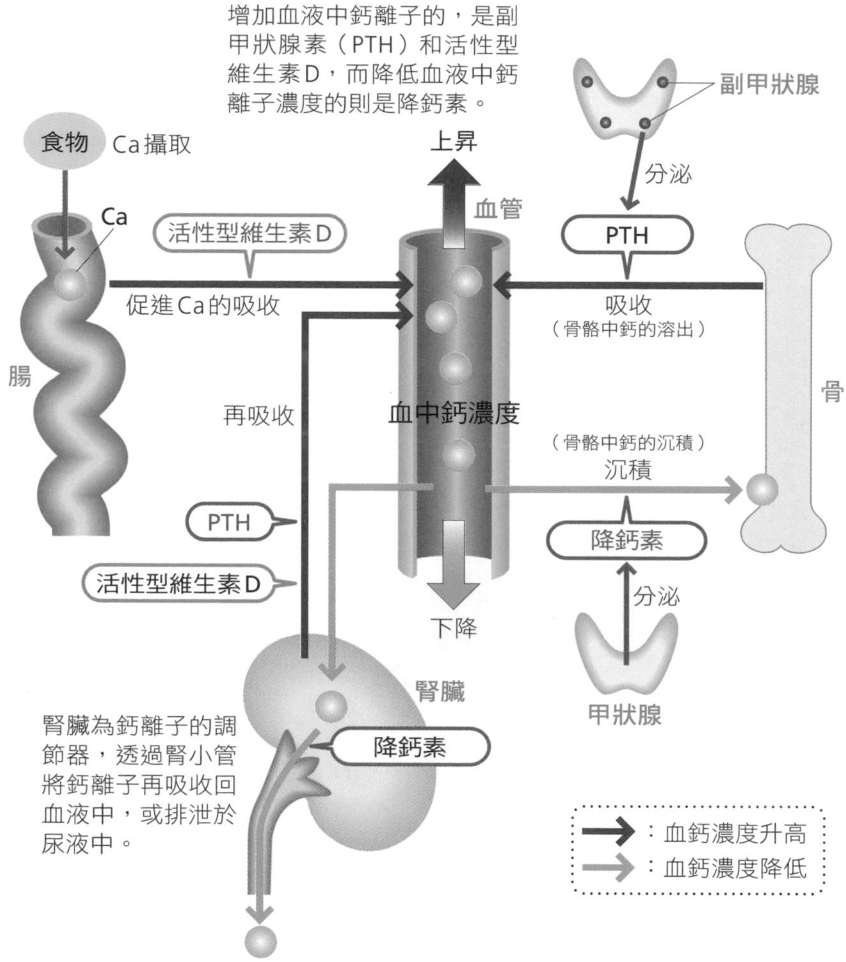
增加血液中鈣離子的，是副甲狀腺素（PTH）和活性型維生素D，而降低血液中鈣離子濃度的則是降鈣素。
副甲狀腺
食物
Ca攝取
上昇
分泌
Ca
血管
活性型維生素D
PTH
促進Ca的吸收
吸收
（骨骼中鈣的溶出）
腸
骨
再吸收
血中鈣濃度
（骨骼中鈣的沉積）
沉積
PTH
降鈣素
活性型維生素D
分泌
下降
腎臟
甲狀腺
腎臟為鈣離子的調節器，透過腎小管將鈣離子再吸收回血液中，或排泄於尿液中。
降鈣素
：血鈣濃度升高
：血鈣濃度降低

註）血液中的鈣濃度，為以下3項的合計。一，以游離離子（Ca^{2+}）的形式存在的量（約50%）；二，與血清蛋白質「白蛋白」結合之形式所存在的量（約40%）；三，和檸檬酸等複合體形式而存在的量（約10%）。

其中，具有生理作用的僅只有鈣離子而已。因此，低白蛋白血症患者即使鈣離子濃度降低，相對的血鈣濃度驗出來也是低的，所以必須進行校正。

鈣濃度的校正（mg/dL）＝血清鈣濃度（mg/dL）－血清白蛋白濃度（g/dL）＋4

道對鈣的吸收、骨骼中鈣的溶解，以及腎臟對鈣的再吸收。

另一方面，血鈣濃度一旦超過十毫克／分升，甲狀腺會分泌降鈣素。降鈣素則會抑制腸道對鈣的吸收、骨骼中鈣的沉澱，以及尿鈣的排泄。

這麼一來，鈣濃度能經常保持在穩定的狀態，不容易因為一時的鈣攝取不足，而引發缺乏症。

來自於食物的鈣，在鹼性較強的十二指腸、小腸上半段，呈水溶性被人體吸收。成人的吸收率約二五％到三〇％，由於成長期對鈣的需求量提高，所以約在四〇％左右（見下頁圖）。

有了鈣調蛋白（結合了鈣的蛋白質），就能藉由主動運輸，提高鈣的吸收。因為活性型維生素D可以促進鈣調蛋白的合成，因此具有提高鈣吸收的作用。

缺乏症

鈣若不足，會引發軟骨症、骨質疏鬆症等。特別是孩童，若長期鈣攝取不足，會導致成骨不全所引發的成長不良。

過剩症

鈣攝取過度，可能會引發泌尿器系統結石、高鈣血症候群等。

重要詞彙

降鈣素：甲狀腺所分泌的荷爾蒙，當血鈣濃度上昇時，甲狀腺素分泌增加，抑制骨骼中鈣質的溶出。

骨質疏鬆症：骨質的吸收和生成代謝無法正常運作，因此骨骼內部呈現中空、脆弱、容易骨折的狀態，常見於停經婦女。

鈣的吸收與攝取

鈣是日本人長期攝取不足的礦物質，由於鈣很難被吸收，且吸收率會依年齡而異，因此應依年齡選擇更有效率的攝取方式。

【鈣的吸收率】

食品	
乳製品	40～50%
小魚	約30%
黃綠色蔬菜、海藻	約20%

年代	
幼兒	約35%
成人	約25～30%

＊吸收率隨著年齡增加而下降

- 乳製品的吸收率之所以很高，是因為含有促進鈣吸收的酪蛋白磷酸胜肽（CPP）的蛋白質。
- 即使攝取進入人體、卻沒有被吸收的鈣，一般會經由糞便排出。即使被吸收了，不為人體利用的鈣質，則會隨著汗水、尿液、糞便排出體外。

促進鈣吸收的營養素

除此之外，也必須攝取可以促進鈣質吸收，以及有助於骨骼強健的營養素。

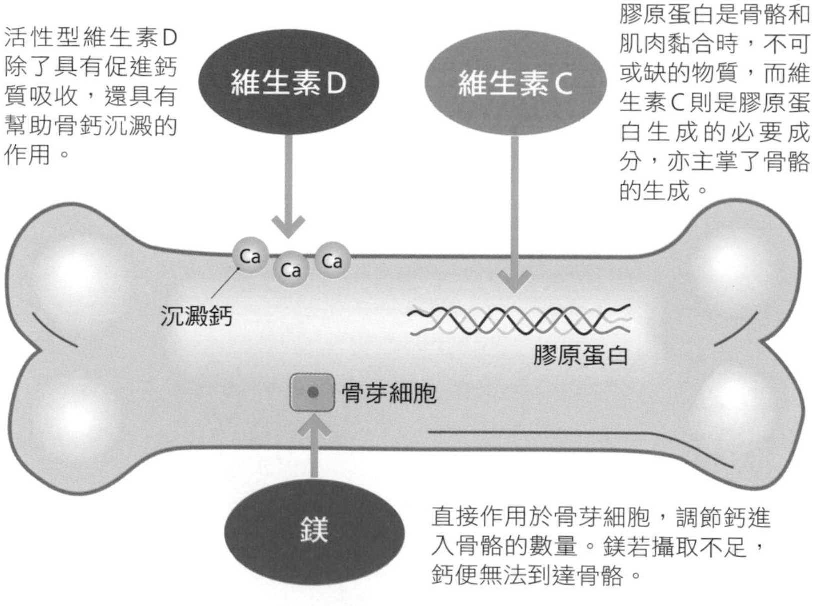
活性型維生素D除了具有促進鈣質吸收，還具有幫助骨鈣沉澱的作用。
維生素D
維生素C
膠原蛋白是骨骼和肌肉黏合時，不可或缺的物質，而維生素C則是膠原蛋白生成的必要成分，亦主掌了骨骼的生成。
Ca
Ca
Ca
沉澱鈣
膠原蛋白
骨芽細胞
鎂
直接作用於骨芽細胞，調節鈣進入骨骼的數量。鎂若攝取不足，鈣便無法到達骨骼。

鈣的飲食必需攝取量標準（mg／日）

性別	男性				女性			
年齡等	推估平均需要量	推薦量	建議攝取量	上限攝取量	推估平均需要量	推薦量	建議攝取量	上限攝取量
0～5（月）	—	—	200	—	—	—	200	—
6～11（月）	—	—	250	—	—	—	250	—
1～2（歲）	350	450	—	—	350	400	—	—
3～5（歲）	500	600	—	—	450	550	—	—
6～7（歲）	500	600	—	—	450	550	—	—
8～9（歲）	550	650	—	—	600	750	—	—
10～11（歲）	600	700	—	—	600	750	—	—
12～14（歲）	850	1,000	—	—	700	800	—	—
15～17（歲）	650	800	—	—	550	650	—	—
18～29（歲）	650	800	—	2,500	550	650	—	2,500
30～49（歲）	550	650	—	2,500	550	650	—	2,500
50～69（歲）	600	700	—	2,500	550	650	—	2,500
70以上（歲）	600	700	—	2,500	500	650	—	2,500
孕婦（附加量）初期					—	—	—	—
授乳婦（附加量）					—	—	—	—

（日本人飲食攝取標準2015年版）

富含鈣的食品

小魚乾	2,200mg
乾蘿蔔絲	540mg
西太公魚	450mg
炸山藥豆腐球	270mg
黃麻	260mg
厚油豆腐	240mg
小松菜（生）	170mg
低脂牛奶	130mg
一般牛奶	110mg

可食部分每100g的鈣含量。

重要詞彙

牛奶鹼症候群：牛奶鹼症候群乃是長期攝取牛奶和鹼，引發高血鈣症，而出現的症候群。症狀有嘔吐、口渴、倦怠感、食慾不振、便祕等。

05 鎂，人體離子均衡，維持代謝，神經傳導

成人體內約有二十五公克的鎂，其中的五成到六成在牙齒及骨骼，剩餘的則存在於腦、肌肉及神經。

鎂是骨骼中羥磷灰石（hydroxyapatite）的構成成分，具有維持骨骼彈力的作用。當鎂不足的時候，會透過副甲狀腺素（PTH）的機制，溶出骨骼中的鎂，以維持血液中鎂的濃度（一．八到二．三毫克／分升）。可是，鈣也會同時自骨骼中溶出，為了不讓鎂鈣不足，必須攝取富含鎂的食物。鎂有助於代謝維持生命不可或缺的熱量，是體內多種酵素的輔助因子，為人體重要的礦物質。

其中，細胞膜主動運輸時，不可或缺的ATP酶（ATPase；又稱三磷酸腺苷酶），如果不和鎂結合，離子幫浦的酵素便無法產生作用，因此鎂擔任維持細胞內外，離子濃度均衡的重要角色。而離子濃度則與血管、心肌等肌肉收縮作用（左頁圖），以及神經細胞的傳達作用有關。

迷你知識

消解便祕與鎂：鎂有助於消解便祕，氧化鎂常用來作為治療便祕的處方藥。另外，自古以來被視為便祕良藥的鹽滷，也含有很豐富的鎂。

鎂與鈣的拮抗作用

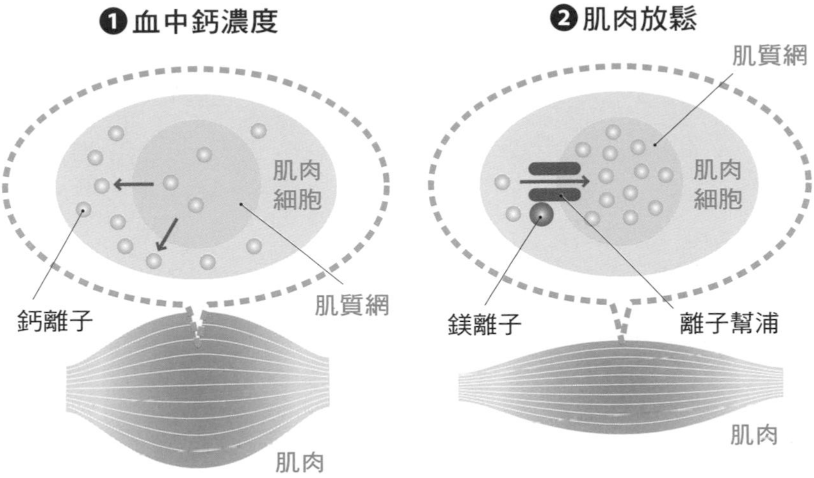
❶血中鈣濃度
肌肉
細胞
鈣離子
肌質網
肌肉
❷肌肉放鬆
肌質網
肌肉
細胞
鎂離子
離子幫浦
肌肉

❶ 鈣離子一旦流入肌肉細胞，會產生肌肉收縮。
❷ 由於鎂離子可運用離子幫浦，將鈣離子自肌肉細胞中取出，因此能讓肌肉達到放鬆的狀態。

透過上述作用，血管平滑肌得以維持血壓，而心肌則能恢復正常的收縮，此即為拮抗作用。

迷你知識

磷與鎂：磷會阻礙鎂和鈣的吸收，攝取富含磷的加工食品和零食餅乾時，也需特別注意。

缺乏症

鎂若不足，會引發神經興奮、心律不整、缺血性心臟病、疲勞感、肌肉痙攣、僵直性痙攣、頭暈目眩、焦慮不安等。

過剩症

攝取過量含鎂的健康食品或緩瀉劑時，可能會引起下痢。

迷你知識

酒精與鎂：攝取酒精會增加尿液的排出，鎂也會隨著尿液排出體外，因此大量飲酒時可能會造成鎂的不足。除此之外，鈣不足及糖尿病也容易引起鎂的不足。

鎂的飲食攝取標準（mg／日）

性別	男性				女性			
年齡等	推估平均需要量	推薦量	建議攝取量	上限攝取量	推估平均需要量	推薦量	建議攝取量	上限攝取量
0～5（月）	—	—	20	—	—	—	20	—
6～11（月）	—	—	60	—	—	—	60	—
1～2（歲）	60	70	—	—	60	70	—	—
3～5（歲）	80	100	—	—	80	100	—	—
6～7（歲）	110	130	—	—	110	130	—	—
8～9（歲）	140	170	—	—	140	160	—	—
10～11（歲）	180	210	—	—	180	220	—	—
12～14（歲）	250	290	—	—	240	290	—	—
15～17（歲）	300	360	—	—	260	310	—	—
18～29（歲）	280	340	—	2,500	230	270	—	—
30～49（歲）	310	370	—	2,500	240	290	—	—
50～69（歲）	290	350	—	2,500	240	290	—	—
70以上（歲）	270	320	—	2,500	220	270	—	—
孕婦（附加量）初期					＋30	＋40	—	—
授乳婦（附加量）					—	—	—	—

1 從一般食物中，攝取到的鎂含量之上限，成人為350mg／日，幼兒為5mg／公斤（體重）／日，但並沒有針對正常飲食之外的管道設定上限攝取量。

（日本人飲食攝取標準2015年版）

富含鎂的食品

精製度低的穀物、魚貝類、海藻、果實類含有豐富的鎂。

海帶芽乾	1,100mg
羊栖菜乾	620mg
西太公魚	310mg
大豆	220mg
玄米	110mg
厚油豆腐	100mg

可食部分每100g的鎂含量。

06 磷，輔助維生素B，促進成長

磷約占成人體重的一%，是人體中含量第二多的礦物質，僅次於鈣。其中有八成跟鎂和鈣結合，作為羥磷灰石的構成成分，形成骨骼和牙齒。剩餘的二成則是作為有機磷酸化合物，包含羥磷灰石於全部的細胞內，構成核酸及細胞膜等。

磷透過與腺苷、磷酸根結合的形式，具有將熱量貯存於體內的功效。ATP（三磷酸腺苷）在體內被分解，釋出一個磷酸根後，成為ADP（二磷酸腺苷），以釋放原本體內貯存的熱量，參與人體熱量代謝的機制。

除此之外，磷也是與代謝息息相關的維生素B群輔助因子。此外，血液中也存在著少量的磷，主要負責血液中酸和鹼的調節機能。

攝取過量的磷，會抑制腸道對鈣的吸收，造成血液中磷濃度上昇，而引起鈣離子減少。其結果會促使血液中的副甲狀腺素（PTH）濃度上昇，骨質之再吸收增加，骨骼的再形成功能則降低。補充說明一點，鈣和磷的理想攝取比例，為一到二比一。

迷你知識

ATP的熱量釋放：藉由ATP分解酵素的作用，每分離出1個和腺苷結合的磷酸根，便會釋放出約7.3kcal／mol的熱量。

骨骼的解離與再形成：所謂骨骼的再吸收，是藉由破骨以提高血鈣濃度。而所謂的再形成，則是指自血液中採取鈣以提高骨質密度。

缺乏症

缺磷會減緩成長，增加細胞鉀、鎂、氮流失，進而影響細胞的功能，不過磷存在於日常飲食中，一般來說，不需要擔心磷不足的問題。

過剩症

磷攝取過度，會引發成骨不全、低血鈣症、腎功能障礙等。

磷多被應用於食品添加物中，若常攝取含有磷酸化合物的加工食品，則有可能產生攝取過度的問題。

生理知識

植酸的螯合作用

植酸指的是肌醇上有6個磷酸根結合成的磷酸化合物，豆類及穀類等含有許多豐富的植酸。

植酸具有強而有力的螯合作用，「螯合」是希臘語，意思是螃蟹的螯。由2個以上的原子夾住金屬離子的結合狀態，即稱為螯合作用。螯合作用會影響金屬的吸收及排泄，但是除了有害金屬之外，連身體必需的礦物質也會一起被排掉，因此必須攝取可以提高礦物質吸收的動物性蛋白質等，維持均衡。

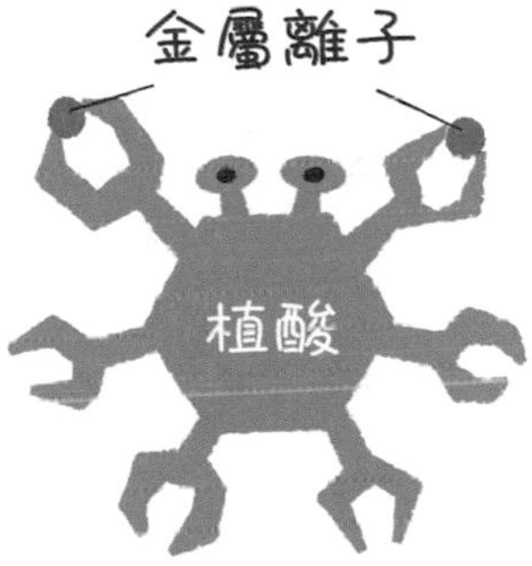

▲植酸為環狀結構，如同螃蟹的螯一般突出的6個磷酸根，捉住金屬離子。

迷你知識

副甲狀腺素的磷調節機能：副甲狀腺素刺激腎臟的腎小管，促進鈣的再吸收，進而使鈣濃度上昇。更進一步，抑制腎臟對磷酸離子的再吸收，增加磷酸離子隨著尿液的排泄。透過上述機制，提高鈣的濃度，並減少磷的濃度。

磷的飲食必需攝取量標準（mg／日）

性別	男性				女性			
年齡等	推估平均需要量	推薦量	建議攝取量	上限攝取量	推估平均需要量	推薦量	建議攝取量	上限攝取量
0～5（月）	—	—	120	—	—	—	120	—
6～11（月）	—	—	260	—	—	—	260	—
1～2（歲）	—	—	500	—	—	—	500	—
3～5（歲）	—	—	800	—	—	—	600	—
6～7（歲）	—	—	900	—	—	—	900	—
8～9（歲）	—	—	1,000	—	—	—	900	—
10～11（歲）	—	—	1,100	—	—	—	1,000	—
12～14（歲）	—	—	1,200	—	—	—	1,100	—
15～17（歲）	—	—	1,200	—	—	—	900	—
18～29（歲）	—	—	1,000	3,000	—	—	800	3,000
30～49（歲）	—	—	1,000	3,000	—	—	800	3,000
50～69（歲）	—	—	1,000	3,000	—	—	800	3,000
70以上（歲）	—	—	1,000	3,000	—	—	800	3,000
孕婦（附加量）初期					—	—	800	—
授乳婦（附加量）					—	—	—	—

（日本人飲食攝取標準2015年版）

富含磷的食品

磷廣泛的存在於動物性、植物性食品中，含磷的食品添加物常被使用於速食食品中。

魷魚乾	1,100mg
吻仔魚乾	860mg
加工乳酪	730mg
烤海苔	700mg
大豆粉（脫皮大豆）	630mg
大豆（日本製、乾）	580mg

可食部分每100g的磷含量。

07 鐵，茶、紅酒，膳食纖維，阻礙鐵吸收

成人體內的鐵含量約二公克到四公克，大部分集中在紅血球內的血紅蛋白內，其他則儲存在肝臟和肌肉中（下表）。特別是血紅蛋白，擔負運送體內氧氣的重大任務。血紅蛋白中的鐵在肺部和氧氣結合，變成鮮紅色；在末梢組織釋放出氧氣後，則呈現暗紅色或青紫色。

食物中的鐵有兩種，一種是叫做血基質鐵的二價鐵（Fe^{2+}），另一種則是被稱為非血基質鐵的三價鐵（Fe^{3+}）。血基質鐵的吸收率是非血基質鐵的好幾倍，前者的吸收率是一〇％到二〇％，後者是一％到六％。二價鐵可以直接在腸

鐵的吸收與代謝

所在位置	功能	分量	比例
紅血球	包含於血紅蛋白中，負責運送氧氣。	3,000mg	60～70%
肝臟、脾臟	以儲鐵蛋白及血鐵質的形態儲存。	1,000mg	20～25%
肌肉	包含於肌紅蛋白中，運送及儲存氧氣。	130mg	3～5%
骨髓	以儲鐵蛋白的形態儲存。	130mg	4%
血漿	和運鐵蛋白結合，藉此運輸鐵。	4mg	0.1%

重要詞彙

血基質和血紅蛋白：紅色的色素血基質（heme）是由二價鐵和紫質所結合而成的複合體，而血基質與蛋白質的血紅蛋白鏈（globin）結合而成的物質，則是血紅蛋白。血紅蛋白中的二價鐵和氧結合，負責運送氧氣。

血基質鐵和非血基質鐵：食物中的鐵有2種，分別為包含於肉（特別是肝臟）和魚等動物性食物中的血基質鐵，以及包含於蔬菜等植物性食物中的非血基質鐵。但是也有例外的時候，比方說雞蛋、乳製品雖然是動物性食物，卻含有豐富的非血基質鐵。

道中吸收，而非血基質鐵的三價鐵，必須結合成有機物，經由胃酸溶解，轉為離子型態分離之後，再透過維生素C等作用還原為二價鐵，最後才被腸道所吸收。

在腸道被吸收的鐵質，於小腸黏膜細胞再度變成三價鐵，與去鐵蛋白（apoferritin）結合成為儲鐵蛋白（見左頁圖）。

當血液中（紅血球除外）的鐵質減少時，儲鐵蛋白中的鐵，會與運送蛋白質的運鐵蛋白結合，隨著血液運送至其他器官。

鐵質若運送至骨髓，會被利用來製造紅血球。若運送至肝臟及脾臟，則以儲鐵蛋白的形式，以三價鐵的狀態儲藏起來，而且也會儲藏為血鐵質（儲鐵蛋白的聚集體）。

鐵的吸收促進與阻礙

食品中的鐵，大多屬於較難被吸收的三價鐵非血基質鐵，因此必須留意會影響鐵吸收的因子。

促進鐵吸收的物質

- 維生素C：將三價鐵還原為二價鐵，提高鐵的吸收。
- 檸檬酸：輕易溶解鐵。
- 動物性蛋白質：肉因子（Meat Factor）。

迷你知識

動物性蛋白質，具有助於血基質鐵之被利用，以及非血基質鐵之溶解的功效，這種機制被稱為肉因子。

鐵的吸收與代謝

鐵主要由小腸吸收，與紅血球中的血紅蛋白結合，負責運送氧氣，剩餘的鐵則被儲存於肝臟和脾臟。

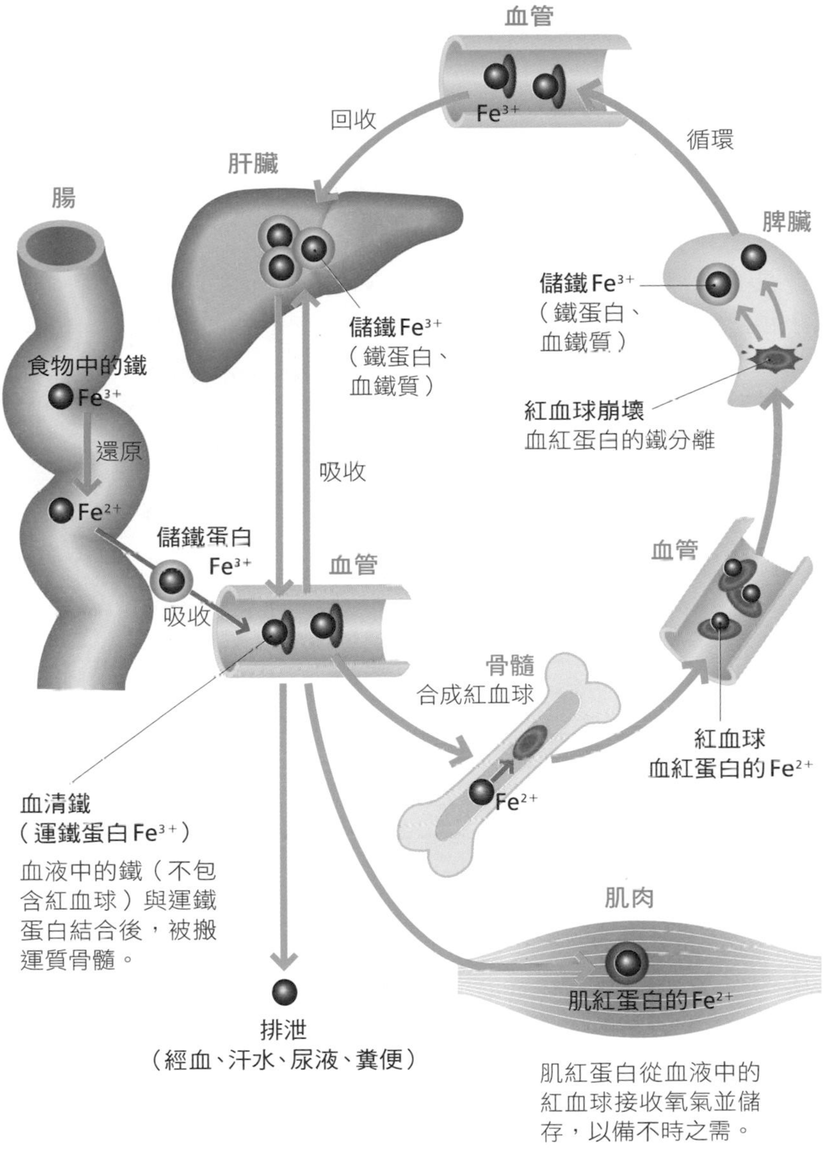

血管
Fe^{3+}
回收
循環
肝臟
腸
脾臟
儲鐵 Fe^{3+}（鐵蛋白、血鐵質）
儲鐵 Fe^{3+}（鐵蛋白、血鐵質）
食物中的鐵
Fe^{3+}
還原
Fe^{2+}
紅血球崩壞
血紅蛋白的鐵分離
吸收
儲鐵蛋白
Fe^{3+}
血管
血管
吸收
骨髓
合成紅血球
紅血球
血紅蛋白的 Fe^{2+}
Fe^{2+}
血清鐵
（運鐵蛋白 Fe^{3+}）
血液中的鐵（不包含紅血球）與運鐵蛋白結合後，被搬運質骨髓。
肌肉
肌紅蛋白的 Fe^{2+}
排泄
（經血、汗水、尿液、糞便）
肌紅蛋白從血液中的紅血球接收氧氣並儲存，以備不時之需。

生理知識

缺鐵性貧血的原因

缺鐵性貧血的生理因素如下：女性因為生理期的關係，造成鐵質定期流失，經血流失過多時尤其顯著。此外，腸胃較弱、或動過胃部切除手術者，由於胃酸分泌減少，導致二價鐵還原停滯，鐵的吸收也跟著減少。

如果是飲食造成的缺鐵性貧血，並非只是攝取量少，還有很多原因。比方說，光吃蔬菜僅能攝取到非血基質鐵；常吃富含植酸的玄米或常喝含單寧的紅酒，都會阻礙鐵質的吸收等。

▼紅酒及玄米會阻礙鐵的吸收，光吃蔬菜很容易造成鐵的不足。

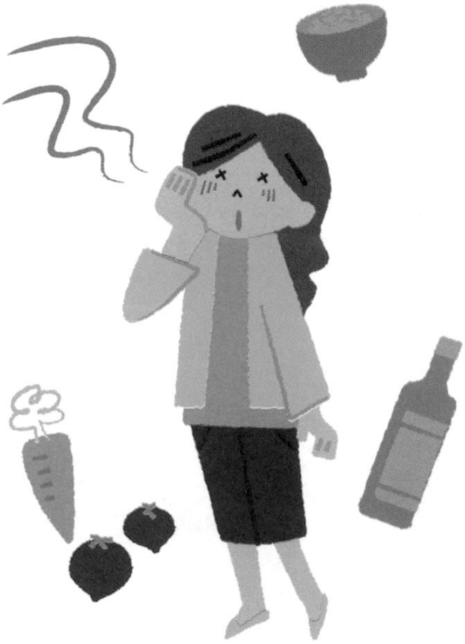

重要詞彙

缺鐵性貧血：鐵的攝取不足和吸收不良，會妨礙正常紅血球的生成。
血鐵沉積症：肝臟等器官的細胞，若有鐵異常沉積時，會引起肝功能障礙。

阻礙鐵吸收的物質

●單寧酸、植酸：三價鐵在被還原為二價鐵之前，單寧酸（茶最多）、植酸與鐵質結合成不溶性化合物，阻礙鐵的吸收。

●膳食纖維：膳食纖維在消化腸道內，和鐵等陽（金屬）離子結合，隨著糞便排泄出體外。

缺乏症

鐵不足時，會引發缺鐵性貧血、疲勞感、健忘等。

過剩症

鐵攝取過度，會引發便祕、腸胃不適等。

多餘的鐵雖然會被儲存在人體內，不過也會被排泄出體外，因此若正常飲食不須擔心會有攝取過量的問題。但很可能會因為食用鐵劑等保健食品，導致攝取過量，有可能導致鐵質沉積，而引發血鐵沉積症（hemochromatosis）。

鐵的飲食必需攝取量標準（mg／日）

性別	男性				女性					
年齡等	推估平均需要量	推薦量	建議攝取量	上限攝取量	有月經		無月經		建議攝取量	上限攝取量
					推估平均需要量	建議攝取量	推估平均需要量	建議攝取量		
0～5（月）	—	—	0.5	—	—	—	—	—	0.5	—
6～11（月）	3.5	5.0	—	—	3.5	4.5	—	—	—	—
1～2（歲）	3.0	4.5	—	25	3.0	4.5	—	—	—	20
3～5（歲）	4.0	5.5	—	25	3.5	5.0	—	—	—	25
6～7（歲）	4.5	6.5	—	30	4.5	6.5	—	—	—	30
8～9（歲）	6.0	8.0	—	35	6.0	8.5	—	—	—	35
10～11（歲）	7.0	10.0	—	35	7.0	10.0	10.0	14.0	—	35
12～14（歲）	8.5	11.5	—	50	7.0	10.0	10.0	14.0	—	50
15～17（歲）	8.0	9.5	—	50	5.5	7.0	8.5	10.5	—	40
18～29（歲）	6.0	7.0	—	50	5.0	6.0	8.5	10.5	—	40
30～49（歲）	6.5	7.5	—	50	5.5	6.5	9.0	10.5	—	40
50～69（歲）	6.0	7.5	—	50	5.5	6.5	9.0	10.5	—	40
70以上（歲）	6.0	7.0	—	50	—	6.0	—	—	—	40
孕婦（附加量）初期					+2.0	+2.5	—	—	—	—
中期、後期（附加量）					+12.5	+15.0	—	—	—	—
授乳婦（附加量）					+2.0	+2.5	—	—	—	—

（日本人飲食攝取標準2015年版）

富含鐵的食品

豬肉（豬肝）	13.0mg
雞肉（雞肝）	9.0mg
蜆仔	5.3mg
海瓜子	3.8mg
蘿蔔葉	3.1mg

可食部分每100g的鐵含量。

08 鋅，維持味覺，維護DNA

成人體內約含有二公克鋅，存在於肝臟、皮膚、眼球的玻璃體、攝護腺等。為碳酸酐酶、乳酸脫氫酶、羧肽酶、鹼性磷酸脢等，多種酵素的構成成分（輔助因子），參與人體內兩百種以上的酵素反應。

鋅也是DNA及RNA合成時的必要成分，鋅若不足，會抑制DNA的複製，細胞分裂亦將受到阻礙（見下圖）。因此，鋅也和細胞分裂旺盛之皮膚及黏膜的健康維繫有關。

此外，由於鋅是具有降血糖作用

鋅和細胞分裂

鋅是一種叫做鋅手指的蛋白質的成分，為DNA複製時不可或缺的元素。鋅攝取不足時，細胞將無法正常分裂。

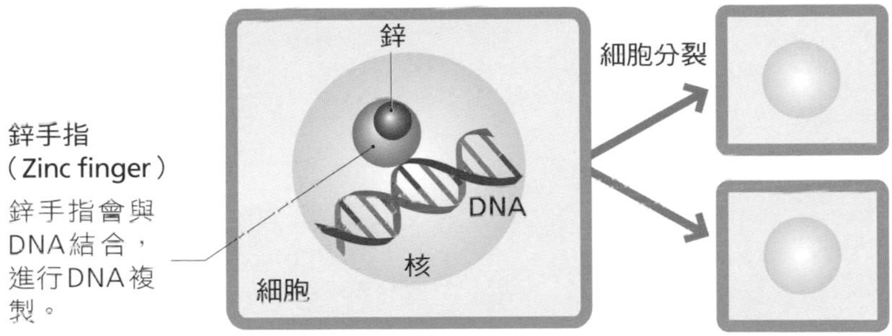
鋅
細胞分裂
鋅手指
（Zinc finger）
鋅手指會與DNA結合，進行DNA複製。
DNA
核
細胞

重要詞彙

胰島素：能幫助血糖值升高的荷爾蒙有好幾種，但是可以讓血糖下降的荷爾蒙，卻只有「胰島素」而已。胰島素好比是肌肉細胞生物膜的開關，具有將血糖吸收進入細胞內的作用。胰島素由位於胰臟胰島（蘭格爾翰斯島）的B（β）細胞所生成及分泌。

的荷爾蒙㗂吟合成時，不可或缺的成分，若缺乏鋅，則會導致糖耐量降低。

鋅也負責維持味覺正常的重大任務，人類舌頭表面約有九千個，被稱為味蕾的組織，其功能為感受味覺。味蕾細胞的更新週期很短，大約一個月替換一次，而鋅參與了味蕾細胞的更新，所以如果長期缺鋅，味蕾無法維持正常運作，會引發味覺異常。

鋅也是抗氧化酵素鋅型，超氧化物歧化酶（Zn-SOD）的重要成分。

鋅的吸收率約三〇％，並不是很高，由十二指腸和迴腸吸收。但是有時會因為膳食纖維和植酸、草酸等的攝取，導致螯合作用（見二四五頁）阻礙鋅的吸收。另外，和鐵、銅在腸道內的吸收相互抗拮。

缺乏症

鋅不足時，會引發慢性下痢、成長遲緩、性腺發育不良、皮膚病變、味覺異常等。

過剩症

一般的飲食幾乎不用擔心，會有鋅攝取過度的問題，但是有報告指出，長期食用含有鋅的保健食品，而導致過度攝取時，會阻礙銅的吸收等。

重要詞彙

糖耐量：使血糖隨時保持在一定穩定範圍內的能力。
超氧化物歧化酶（SOD）：還原活性氧的酵素，其構成要素有鋅和銅。
螯合作用：螯合作用為希臘文，意思是螃蟹的螯。由2個以上原子夾住金屬。離子的結合，即稱為螯合作用。螯合屬於不溶性，大多會被排泄出體外。（見P245）

鋅的飲食必需攝取量標準（mg／日）

性別	男性				女性			
年齡等	推估平均需要量	推薦量	建議攝取量	上限攝取量	推估平均需要量	推薦量	建議攝取量	上限攝取量
0～5（月）	－	－	2	－	－	－	2	－
6～11（月）	－	－	3	－	－	－	3	－
1～2（歲）	3	3	－	－	3	3	－	－
3～5（歲）	3	4	－	－	3	4	－	－
6～7（歲）	4	5	－	－	4	5	－	－
8～9（歲）	5	6	－	－	5	5	－	－
10～11（歲）	6	7	－	－	6	7	－	－
12～14（歲）	8	9	－	－	7	8	－	－
15～17（歲）	9	10	－	－	6	8	－	－
18～29（歲）	8	10	－	40	6	8	－	35
30～49（歲）	8	10	－	45	6	8	－	35
50～69（歲）	8	10	－	45	6	8	－	35
70以上（歲）	8	9	－	40	6	7	－	35
孕婦（附加量）					＋1	＋2	－	－
授乳婦（附加量）					＋3	＋3	－	－

（日本人飲食攝取標準2015年版）

富含鋅的食品	
牡蠣	13.2mg
松果（生）	6.9mg
豬肉（豬肝）	6.9mg
牛肩肉	5.6mg
牛腿肉	4.4mg

可食部分每100g的鋅含量。

09 銅，製造紅血球，減少自由基

人體內含有七十毫克到一百毫克的銅，其中約一半的銅存在於肌肉和骨胳中，肝臟中的銅約占一成，剩下的則分在於腦、心臟及肺部。

銅主要由小腸及十二指腸所吸收，一部分的銅被用來製造紅血球，大部分的銅，則經由肝門靜脈被運送至肝臟。銅在此與血漿銅藍蛋白（caeruloplasmin）的蛋白質結合，再度進入血液中被運送至各個器官。

銅是細胞色素C氧化酶的構成成分，也參與能量產生的電子傳遞鏈。

成人對銅的吸收率約二〇％到六〇％，攝取量越少，吸收率越能提高。被人體吸收的銅中，約八五％透過膽汁從肝臟被排泄於糞便中，五％以下的銅，則自腎臟隨著尿液排泄出體外。

銅約和十種銅依賴性酵素的活性有關，為人體帶來各種生理作用。骨髓中的血紅蛋白生成時，能促進鐵的吸收，亦有助於腸道內鐵的吸收。由於儲藏鐵的儲鐵蛋白，被當做血清鐵利用之際需要微量銅，銅若不足，容易引起缺鐵性貧血（見左圖）。

重要詞彙

血漿銅藍蛋白（ceruloplasmin）：為運送銅的蛋白質，由肝臟細胞所製造，亦跟鐵的造血作用有關。血紅蛋白含鐵就變成紅色，而加入銅的血漿銅藍蛋白則呈現藍色。

電子傳遞鏈：在生物體內經由產生能量的TCA（檸檬酸）循環，構成最終階段，使用氧氣，產生ATP（三磷酸腺苷）。由於在此過程中有電子的流轉和釋放，故稱為電子傳遞錬，又稱為呼吸鏈。

此外，銅也是銅型抗氧化酵素超氧化物歧化酶（Cu-SOD）的重要成分，藉由活性氧的清除，防止過氧化脂（自由基，導致老化）增加。

缺乏症

一般較少見，但是銅若攝取不足，會引發貧血、白血球及嗜中性球的減少、膽固醇及碳水化合物代謝異常等。先天性的銅代謝異常，稱為孟克斯氏症候群。

過剩症

在人體礦物質中，相較於其他金屬元素，銅的特

銅的預防貧血作用

銅具有促進骨髓中的鐵和血紅蛋白結合的作用，可以預防貧血。

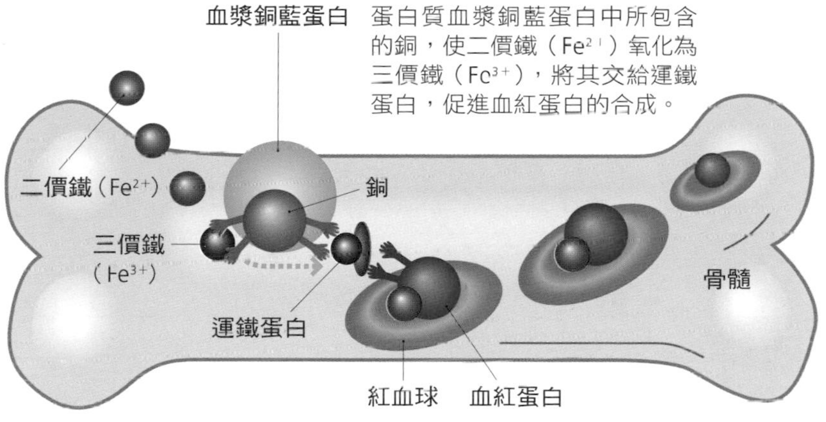
血漿銅藍蛋白
蛋白質血漿銅藍蛋白中所包含的銅，使二價鐵（Fe^{2+}）氧化為三價鐵（Fe^{3+}），將其交給運鐵蛋白，促進血紅蛋白的合成。
二價鐵（Fe^{2+}）
銅
三價鐵（Fe^{3+}）
運鐵蛋白
骨髓
紅血球
血紅蛋白

重要詞彙

孟克斯氏症候群（Menkes disease）：屬於X染色體隱性遺傳性疾病，造成男性特有的先天性銅代謝異常，會導致發育遲緩、智能低下及中樞神經障礙。

威爾森氏症（Wilson's disease）：為常染色體隱性遺傳性疾病，銅會蓄積於腦部、肝臟及角膜等，而導致肝功能障礙及神經障礙等。

徵為毒性低，而且較難產生攝取過度的問題。但是，遺傳性疾病威爾森氏症會導致過多的銅蓄積在體內。

銅的飲食必需攝取量標準（mg／日）

性別	男性				女性			
年齡等	推估平均需要量	推薦量	建議攝取量	上限攝取量	推估平均需要量	推薦量	建議攝取量	上限攝取量
0～5（月）	－	－	0.3	－	－	－	0.3	－
6～11（月）	－	－	0.3	－	－	－	0.3	－
1～2（歲）	0.2	0.3	－	－	0.2	0.3	－	－
3～5（歲）	0.3	0.4	－	－	0.3	0.4	－	－
6～7（歲）	0.4	0.5	－	－	0.4	0.5	－	－
8～9（歲）	0.4	0.6	－	－	0.4	0.5	－	－
10～11（歲）	0，5	0.7	－	－	0.5	0.7	－	－
12～14（歲）	0.7	0.8	－	－	0.6	0.8	－	－
15～17（歲）	0.8	1.0	－	－	0.6	0.8	－	－
18～29（歲）	0.7	0.9	－	10	0.6	0.8	－	10
30～49（歲）	0.7	1.0	－	10	0.6	0.8	－	10
50～69（歲）	0.7	0.9	－	10	0.6	0.8	－	10
70以上（歲）	0.7	0.9	－	10	0.6	0.7	－	10
孕婦（附加量）					＋0.1	＋0.1	－	－
授乳婦（附加量）					＋0.5	＋0.5	－	－

（日本人飲食攝取標準2015年版）

富含銅的食品	
牛肉（牛肝）	5.30mg
螢烏賊（生）	3.42mg
飯蛸章魚	2.96mg
炒芝麻	1.68mg
胡桃	1.21mg

可食部分每100g的銅含量。

10 錳，類帕金森氏症，造骨，吃太多保健食品

成人體內的錳總含量約十二毫克到二十毫克，骨骼中錳含量最高，約占整體的二五%，其他依序為肝臟、胰臟、腎臟等，遍布於全身的組織和器官中。錳和血清中的β-球蛋白（β-Globulin）結合，血漿中約含〇．五毫克到二毫克／升的錳。

食物中的錳經由胃酸變成二價離子（Mn^{2+}）而溶解，為小腸及十二指腸所吸收。在吸收細胞內被氧化為三價離子（Mn^{3+}），藉由主動運輸進入血液中運送至肝臟，大多數的錳藉由膽汁分泌至小腸，並隨著糞便排出體外，人體內的錳含量，可透過膽汁排泄進行調節。此外，由於錳和鐵經由相同的路線被人體吸收，因此飲食中的鐵含量如果較高，會阻礙到錳的吸收，吸收率亦會跟著降低。

錳和尿素循環

錳為酵素精胺酸酶的主要成分，擔負著尿素生成的重大機制。

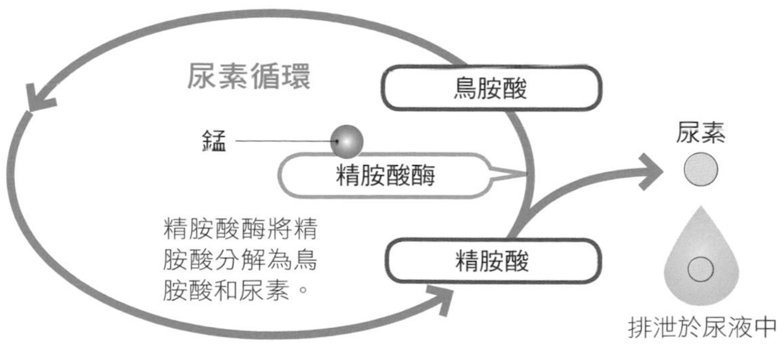
尿素循環
鳥胺酸
錳
精胺酸酶
精胺酸酶將精胺酸分解為鳥胺酸和尿素。
精胺酸
尿素
排泄於尿液中

錳也是丙酮酸羧化酶（Pyruvate carboxylase）等，各種酵素的構成成分（輔助因子），而丙酮酸羧化酶為葡萄糖新生時，不可或缺的重要酵素。

此外，在尿素循環最後階段，錳是將精胺酸分解為，鳥胺酸和尿素的精胺酸酶的必要構成成分。

錳亦參與抗氧化作用，為抗氧化酵素錳型，超氧化物歧化酶（Mn-SOD）的構成成分。

造骨時，錳也有促進磷酸鈣形成的功效。

缺乏症

錳不足時，會引發皮膚炎、骨骼代謝及碳水化合物、脂質等代謝低下、運動機能失調等。不過一般的正常飲食，不致於會有錳不足的問題。

過剩症

日常的攝取量，不用擔心造成錳攝取過度，可是仍需留意，因為食用保健食品，而導致攝取過量。

急性錳中毒會造成肺炎，慢性錳中毒則會引類帕金森氏症，導致中樞神經系統退化失調。

重要詞彙

丙酮酸羧化酶：促使丙酮酸轉化為合成羧化酶之糖質新生作用時，催化初發反應（從丙酮酸轉化為草乙酸的反應）的酵素。

用語解說

帕金森氏症：腦內一種稱多巴胺的神經傳達物質減少，造成運動指令無法傳遞至肌肉，手腳不停顫動或僵硬，步行障礙等。

錳的飲食必需攝取量標準（ug／日）

性別	男性		女性	
年齡等	建議攝取量	上限攝取量	建議攝取量	上限攝取量
0～5（月）	0.01	—	0.01	—
6～11（月）	0.5	—	0.5	—
1～2（歲）	1.5	—	1.5	—
3～5（歲）	1.5	—	2.0	—
6～7（歲）	2.0	—	2.5	—
8～9（歲）	2.5	—	3.0	—
10～11（歲）	3.0	—	4.0	—
12～14（歲）	4.0	—	3.5	—
15～17（歲）	4.5	—	3.5	—
18～29（歲）	4.0	11	3.5	11
30～49（歲）	4.0	11	3.5	11
50～69（歲）	4.0	11	3.5	11
70以上（歲）	4.0	11	3.5	11
孕婦（附加量）			3.5	—
授乳婦（附加量）			3.5	—

（日本人飲食攝取標準2015年版）

富含錳的食品	
牛肉（牛肝）	6.14mg
綠茶（玉露）浸出液	4.60mg
栗子（國產、生）	3.27mg
黃麻	1.32mg
玄米飯	1.04mg

可食部分每100g的錳含量。

迷你知識

以錳為構成成分的酵素：局部存在於精胺酸酶、醣基轉移酶、粒線體的錳型超氧化物歧化酶（Mn-SOD）、去酸羧化酶等。

11 碘，促進發育、代謝，臺灣普遍攝取不足

碘亦稱為碘酊，成人體內約含二十至二十五毫克左右。其中七〇%到八〇%存在於甲狀腺，為甲狀腺素的構成成分。甲狀腺素刺激交感神經，具有促進能量代謝、蛋白質合成等代謝的作用。

甲狀腺能控制發育、骨骼形成、生殖等生理機能，具有讓幾乎所有組織之能量代謝亢進的作用。亦負責細胞的新陳代謝，如提升全身的基礎代謝、增加氧氣的消耗量等，因此擔任人類成長期促進發育、成人期則是活絡代謝的任務。

從飲食中攝取的碘，在胃及小腸上半部幾乎全部被吸收，其中大多被甲狀腺所攝取。碘為甲狀腺素的四碘甲狀腺素（T_4）、及三碘甲狀腺素（T_3）的成分。

血漿中剩餘的碘，以及被甲狀腺素解離出來的碘，最後約九〇%以上被排泄於尿液中，因此尿液中的碘含量，也就是碘攝取量的指標。

重要詞彙

甲狀腺：位於喉結下方，形狀有如蝴蝶張開羽翼，指尖可以感覺到振動的器官。

甲狀腺素：有四碘甲狀腺素（T_4）、三碘甲狀腺素（T_3）。生理活性方面，T_4較強。但是循環於血液中的甲狀腺素幾乎都是T_4。

缺乏症

碘若不足，會引發甲狀腺刺激素之分泌亢進，導致甲狀腺肥大、甲狀腺腫、甲狀腺機能低下等。

有報告指出日本以外的國家，普遍存在碘攝取不足的現象（臺灣目前碘攝取量，平均一〇〇微克／升，僅達到世界衛生組織標準，一〇〇到一九九微克／升的低標）。若懷孕期間欠缺碘，會引起胎死腹中、流產、胎兒先天性甲狀腺機能低下症。碘攝取不足時，亦常見克汀病（Cretinism，先天性甲狀腺機能低下症）等精神遲緩、成長或發達異常。

過剩症

碘含量影響甲狀腺素的分泌。因此，碘攝取過量或不足時，會產生相同的症狀。

碘和甲狀腺素

碘的數量由二種甲狀腺素所構成。

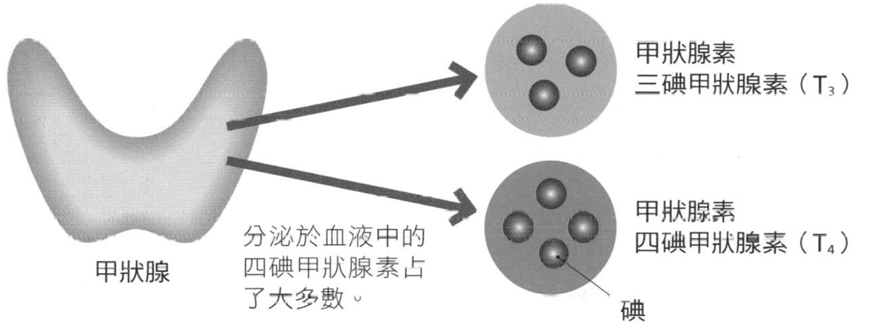
甲狀腺素
三碘甲狀腺素（T_3）
甲狀腺素
四碘甲狀腺素（T_4）
甲狀腺
分泌於血液中的
四碘甲狀腺素占
了大多數。
碘

迷你知識

國外的碘不足：世界各地有些地區，土壤中碘含量不足，尤其是離海洋的內陸地區。有報告指出，此類地區居民中，常出現甲狀腺腫的患疾。為預防發病，必須攝取添加含碘食鹽的食物。

碘的飲食必需攝取量標準（ug／日）

性別	男性				女性			
年齡等	推估平均需要量	推薦量	建議攝取量	上限攝取量	推估平均需要量	推薦量	建議攝取量	上限攝取量
0～5（月）	—	—	100	—	—	—	100	250
6～11（月）	—	—	130	—	—	—	130	250
1～2（歲）	35	50	—	—	35	50	—	250
3～5（歲）	45	60	—	—	45	60	—	350
6～7（歲）	55	75	—	—	55	75	—	500
8～9（歲）	65	90	—	—	65	90	—	500
10～11（歲）	80	110	—	—	80	110	—	500
12～14（歲）	100	140	—	—	100	140	—	1,200
15～17（歲）	100	140	—	—	100	140	—	2,000
18～29（歲）	95	130	—	10	95	130	—	3,000
30～49（歲）	95	130	—	10	95	130	—	3,000
50～69（歲）	95	130	—	10	95	130	—	3,000
70以上（歲）	95	130	—	10	95	130	—	3,000
孕婦（附加量）					＋75	＋100	—	—1
授乳婦（附加量）					＋100	＋140	—	—

1 孕婦的上限攝取量為2,000ug/日。

（日本人飲食攝取標準2015年版）

富含碘的食品

海藻、魚貝類、全部貝類皆含有豐富的碘。因此，日本飲食文化中，碘的攝取量遠高於其他各國。

昆布	240,000ug
羊栖菜乾	47,000ug
切段海帶芽	8,500ug
太平洋鱈魚	350ug
鮑魚	180ug

可食部分每100g的碘含量。

12 硒，太少或太多都不行的必需毒素

硒通常以和蛋白質結合的形式存在於人體內，總含量約十三毫克。含硒的蛋白質有二十五種。

硒是抗氧化酵素之一的麩胱甘肽過氧化酶（glutathione peroxidase，GP）的必要構成成分，保護人體內的細胞，免於過氧化物質的傷害。因此，硒和同樣具有抗氧化作用的維生素E，在生理作用方面具有很多的共同點。

除此之外，硒也是將四碘甲

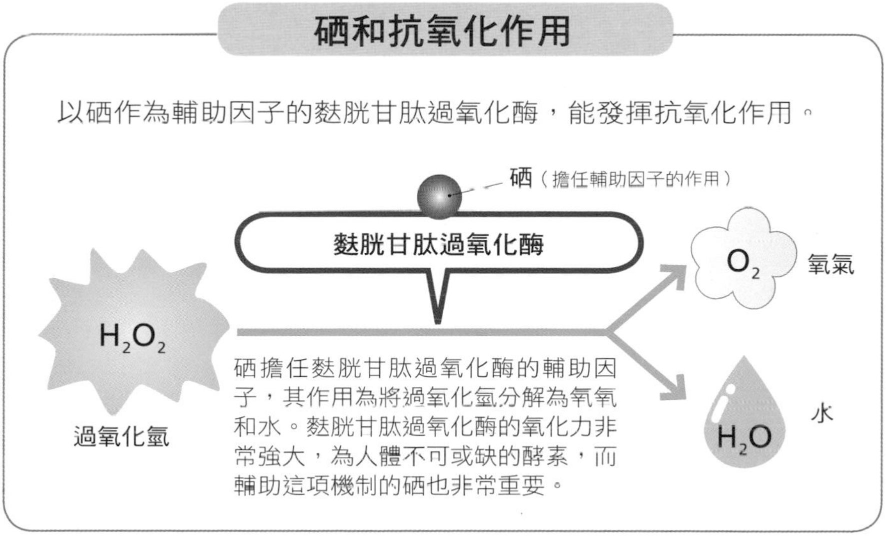
硒和抗氧化作用
以硒作為輔助因子的麩胱甘肽過氧化酶，能發揮抗氧化作用。
硒（擔任輔助因子的作用）
麩胱甘肽過氧化酶
H_2O_2
過氧化氫
O_2
氧氣
H_2O
水
硒擔任麩胱甘肽過氧化酶的輔助因子，其作用為將過氧化氫分解為氧氣和水。麩胱甘肽過氧化酶的氧化力非常強大，為人體不可或缺的酵素，而輔助這項機制的硒也非常重要。

重要詞彙

麩胱甘肽過氧化酶（glutathione peroxidase，GP）：麩胱甘肽過氧化酶是分解過氧化氫等過氧化物之活性氧之觸媒酵素。隨著硒攝取量的增加，血液中麩胱甘肽過氧化酶的活性值也跟著上升，但是當硒的攝取量超過一定的數值，活性值則會呈現持平的狀態。

狀腺素（T_4）轉化為三碘甲狀腺素（T_3）之甲狀腺素去碘酶（Iodothyronine Deiodinase）的成分，有助於甲狀腺素的活性化。另外，和硫、砷、鎘、水銀等在人體內產生抗拮作用，藉此使其毒性減輕，亦掌控維生素C的代謝作用。

硒的吸收率會因為含硒蛋白質種類的不同而有所差異，例如，硒甲硫胺酸的吸收率為八〇％到九〇％，硒半胱胺酸則是五〇％到七〇％。

缺乏症

硒不足時，會引發克山病、成長障礙、肝臟障礙、肌肉異常、關節炎、不孕症、免疫力低下等。

硒的攝取量極端少時，各種疾病發病的風險會提高，致癌風險也會增加。由於穀物等植物性食品的硒含量，是受到種植土壤硒濃度的影響，因此在土壤中硒濃度高的日本，很少會發生硒不足的問題。

過剩症

在人體必要的礦物質中，硒的毒性較強，攝取過度有害健康。慢性攝取過量，最常見的症狀有指甲變形及掉髮。其他則有皮膚病變、食慾不振、全身無力、貧血、嘔吐，急性硒中毒則會引發神經障礙、心肌梗塞、腸胃障礙、腎功能不全等。

用語解說

克山病：是一種流行於中國東北部的地方性疾病，原因是土壤中硒含量低。病患常見心肌纖維壞死。

硒的飲食必需攝取量標準（ug／日）

性別	男性				女性			
年齡等	推估平均需要量	推薦量	建議攝取量	上限攝取量	推估平均需要量	推薦量	建議攝取量	上限攝取量
0～5（月）	—	—	15	—	—	—	15	—
6～11（月）	—	—	15	—	—	—	15	—
1～2（歲）	10	10	—	—	10	10	—	70
3～5（歲）	10	15	—	—	10	10	—	110
6～7（歲）	15	15	—	—	15	15	—	150
8～9（歲）	15	20	—	—	15	20	—	180
10～11（歲）	20	25	—	—	20	25	—	240
12～14（歲）	25	30	—	—	25	30	—	320
15～17（歲）	30	35	—	—	30	25	—	350
18～29（歲）	25	30	—	10	20	25	—	330
30～49（歲）	25	30	—	10	20	25	—	350
50～69（歲）	25	30		10	20	25	—	350
70以上（歲）	25	30	—	10	20	25	—	330
孕婦（附加量）					＋5	＋5	—	—
授乳婦（附加量）					＋15	＋20	—	—

（日本人飲食攝取標準2015年版）

富含硒的食品

動物性食品中都含有硒，除了魚貝類之外，牛肉亦含有豐富的硒。

柴魚片	320ug
鮟鱇魚（肝）	200ug
鱈魚卵（生）	130ug
鰈魚（生）	110ug
鰹魚（秋季、生）	100ug

可食部分每100g的硒含量。

13 鉻，增強胰島素作用

人體中的鉻含量約二公克到六公克，具有營養素作用的三價鉻，沒有毒性。另一方面，被使用於電鍍的六價鉻，則是毒性劇烈的有毒物質。

可以增強胰島素作用的鉻調素（chromodulin），是由三價鉻結合而成的寡肽（oligopeptide）。增強胰島素受體酪胺酸酶（tyrosine kinase）的活性，使葡萄糖吸收至細胞內的葡萄糖轉運蛋白（glucose transporter），在細胞膜上更容易發現（見左圖）。而未和鉻結合的去鉻調素，因為不具有上述胰島素的活性化能力，因此鉻不足，導致耐糖量降低。

此外鉻調素具有，讓脂肪細胞之細胞膜上，磷酸酪胺酸磷酸酶的活性化的作用，因此，鉻亦參與了脂質的代謝。

由小腸吸收的三價鉻，與跟鐵結合的蛋白質，也就是運鐵蛋白結合後，透過血液運送至肝臟。大部分的鉻在被吸收之後，隨著尿液排泄出體外。藉由飲食攝取的三價鉻，吸收率非常低，不到三％。當鉻的攝取量少時，吸收率就會提高。

重要詞彙

胰島素：胰島素是由胰臟分泌，使血糖值降低的荷爾蒙，能促進全身細胞對葡萄糖的攝取和利用。

糖耐量：糖耐量指的是人體內部對葡萄糖的調節處理能力，判斷方式是量測飯後血糖值的變化。糖耐量如果正常，血糖值呈現穩定的下降，當糖耐量出現糖尿病般的異常時，則會持續出現高血糖的狀態。

缺乏症

鉻不足時，會引發糖耐量降低、運動失調、神經障礙、體重減少等。

由於鉻普遍存在於食品中，人體所需要的量也不多，因此飲食生活不至於產生鉻不足的問題。

過剩症

鉻的吸收率非常低，不需要擔心會因為攝取過度危害健康。但是，如果食用保健食而大量攝取，則造成鉻蓄積於各臟器中，會引發間質性肺炎等。

鉻和胰島素作用

由鉻結合成的鉻調素，和胰島素受體結合，更容易吸收葡萄糖。

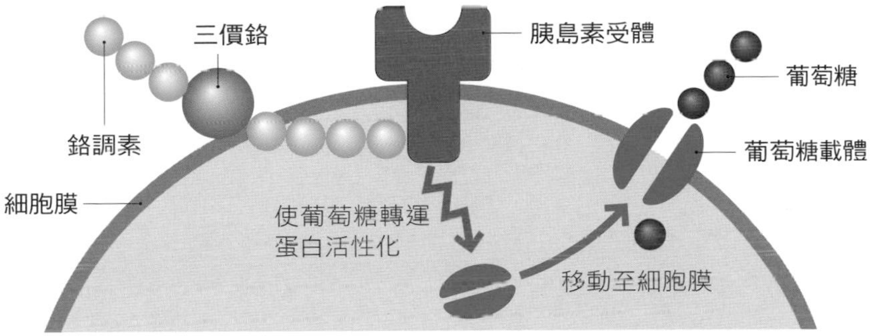
三價鉻
胰島素受體
葡萄糖
鉻調素
葡萄糖載體
細胞膜
使葡萄糖轉運
蛋白活性化
移動至細胞膜

用語解說

寡肽：由少數胺基酸結合而成的肽。
酪胺酸酶：胺基酸之一酪胺酸，催化磷酸酯（phosphate ester）化反應的酵素。
磷酸酪胺酸磷酸酶：使磷酸化蛋白質之酪胺酸，除去磷酸的酵素。

鉻的飲食必需攝取量標準（μg／日）

性別	男性	女性
年齡等	建議攝取量	建議攝取量
0～5（月）	0.8	0.8
6～11（月）	1.0	1.0
1～2（歲）	－	－
3～5（歲）	－	－
6～7（歲）	－	－
8～9（歲）	－	－
10～11（歲）	－	－
12～14（歲）	－	－
15～17（歲）	－	10
18～29（歲）	10	10
30～49（歲）	10	10
50～69（歲）	10	10
70以上（歲）	10	10
孕婦		10
授乳婦		10

（日本人飲食攝取標準2015年版）

富含鉻的食品	
青海苔（生）	41ug
昆布絲	33ug
羊栖菜	24ug
牛奶巧克力	24ug

可食部分每100g的鉻含量。

14 鉬，代謝尿酸普林，不痛風

成人體中鉬含量約有九毫克，大多存在於肝臟、腎臟、副腎。

鉬為黃嘌呤氧化酶（將黃嘌呤分解為尿酸）的構成成分（輔助因子），而黃嘌呤氧化酶則是核酸代謝中啟動嘌呤（purine，又稱普林，也就是嘌呤鹼基）分解過程之重要酵素（見下圖）。尿酸是嘌呤代謝的

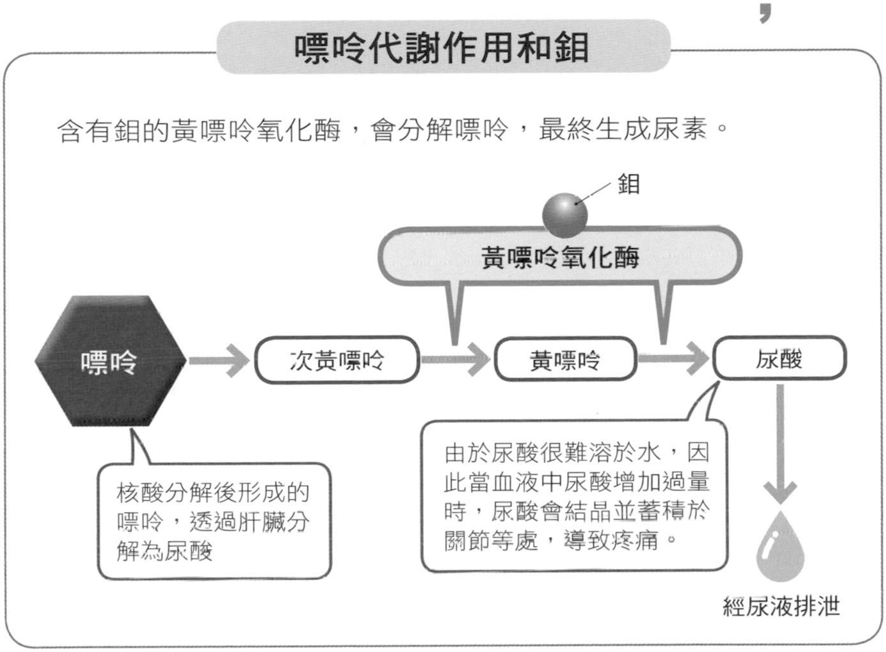
嘌呤代謝作用和鉬
含有鉬的黃嘌呤氧化酶，會分解嘌呤，最終生成尿素。
鉬
黃嘌呤氧化酶
嘌呤
次黃嘌呤
黃嘌呤
尿酸
核酸分解後形成的嘌呤，透過肝臟分解為尿酸
由於尿酸很難溶於水，因此當血液中尿酸增加過量時，尿酸會結晶並蓄積於關節等處，導致疼痛。
經尿液排泄

重要詞彙

嘌呤代謝：鉬具有促進嘌呤核苷酸代謝中，最終老廢物尿酸產生的功效。

最終產物，經由尿液排泄出體外。由於尿酸很難溶於水，因此當體內產生過剩尿酸時，會沉積於關節等處，導致發炎等，也就是所謂的痛風（見二九四頁）。

此外，鉬是醛基氧化酶（aldehyde oxidase）及亞硫酸鹽氧化酶（sulfite oxidase）的成分，和有害的乙醛（acetaldehyde）、亞硫酸無毒化有關等，是各種物質氧化，及解毒化的必要礦物質。

鉬也是菸醯胺腺嘌呤二核磷酸氧化酶（NADPH oxidase）的成分，亦參與粒線體（mitochondrion）中的熱量生成。

被人體攝取的鉬，大約有九〇%藉著主動運輸及被動運輸，很容易被胃及小腸所吸收，鉬和血漿蛋白質結合後運送至血液中，傳遞至人體內各個組織。

缺乏症

除去遺傳因素，一般的飲食生活並不用擔心會產生鉬不足的問題。人體若缺鉬，常見嘌呤代謝障礙。

過剩症

通常不會有過量的問題，但若攝取過多易生腎結石、致癌，引發腎功能受損。

用語解說

遺傳因素：遺傳性缺乏鉬輔酶（鉬的相關酵素），會因為亞硫酸的蓄積，導致腦部萎縮和機能障礙等。

迷你知識

鉬的欠缺：如果長期經由靜脈施打不含鉬的高熱量補給液等，會造成鉬攝取不足，可能出現神經過敏、昏睡、頻脈等神經症狀。

鉬的飲食必需攝取量標準（ug／日）

性別	男性				女性			
年齡等	推估平均需要量	推薦量	建議攝取量	上限攝取量	推估平均需要量	推薦量	建議攝取量	上限攝取量
0～5（月）	—	—	2	—	—	—	2	—
6～11（月）	—	—	10	—	—	—	10	—
1～2（歲）	—	—	—	—	—	—	—	—
3～5（歲）	—	—	—	—	—	—	—	—
6～7（歲）	—	—	—	—	—	—	—	—
8～9（歲）	—	—	—	—	—	—	—	—
10～11（歲）	—	—	—	—	—	—	—	—
12～14（歲）	—	—	—	—	—	—	—	—
15～17（歲）	—	—	—	—	—	—	—	—
18～29（歲）	20	25	—	550	20	20	—	450
30～49（歲）	25	30	—	550	20	25	—	450
50～69（歲）	20	25	—	550	20	25	—	450
70以上（歲）	20	25	—	550	20	20	—	450
孕婦（附加量）					—	—	—	—
授乳婦（附加量）					＋3	＋3	—	—

（日本人飲食攝取標準2015年版）

富含鉬的食品	
大豆（巴西產、乾）	660ug
綠豆（乾）	410ug
牽絲納豆（生）	290ug
豬肉（豬肝）	120ug

可食部分每100g的鉬含量。

專欄五

注意鈣質吸收，別忘了鎂

為什麼有人認為，鈣不足會引起焦躁不安呢？因為無論是腦部或末梢神經，神經細胞間的資訊傳遞，都和鈣及鎂等礦物質息息相關。

鈣會促使神經細胞間，或神經細胞和肌肉細胞接合部位的突觸（synapse）活性化。由於神經細胞傳達興奮時，鈣離子會流入突觸，釋放出神經傳達物質，藉此將興奮傳遞至下一個神經細胞或肌肉細胞。因此，大家才會認為鈣若攝取不足，便會產生焦躁不安等神經症狀。但是，血鈣濃度其實嚴密的維持在一定的程度（見二三五頁），除非健康出問題，否則鈣濃度並不會降低。由於鈣充足的儲存在骨骼裡，所以幾乎不可能因為食物攝取不足，而影響到神經傳達的作用。

鎂也跟神經的傳達作用有關，神經細胞傳達興奮之動作電位的發生調節（見二二七頁），完全仰賴鎂。動作電位是利用鈉離子進入細胞內外而產生，而負責進出的鈉離子幫浦，缺鎂便無法作動。也就是說，如果鎂不足，才真的會出現焦躁不安、暈眩、神經興奮等症狀。鎂也儲存於骨骼中，一般的飲食攝取幾乎不會有鎂不足的問題，但是患有神經疾患的人等，必須留意有鎂不足的問題。

第七章

怎麼吃，疾病不上身

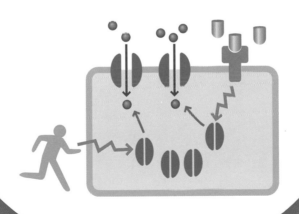

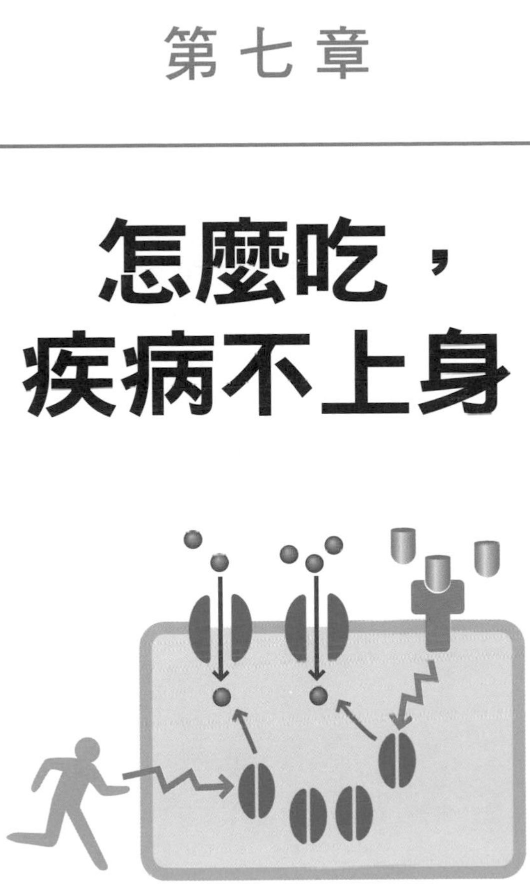

01 何謂營養障礙？

營養障礙，是指身體裡所需的營養素，供應不平衡的狀態。當進食量不足或偏頗時，身體就無法攝取足夠的營養素，導致體內產生營養素吸收障礙，或利用障礙等異常發生，即為形成營養障礙的主要原因。

從營養素攝取狀態來看，可將營養障礙分為以下幾種：

1. 缺乏特定營養素（見左頁表）。
2. 缺乏多重營養素。
3. 特定營養素過剩（見左頁表）。
4. 肥胖等多重營養素過剩。
5. 各營養素間失衡。

營養障礙的程度可藉由體位測量、血液生化檢驗、臨床檢查、飲食歷史等方式進行判定。

體位測量中，以體重與身高測量最重要（見二七九頁表）。

迷你知識

每日熱量需求預估量（身體活動量為中度情況下）：

男性

18～49歲　2,650kcal
50～59歲　2,450kcal
70歲以上　2,200kcal

女性

18～29歲　1,950kcal
30～49歲　2,000kcal
50～59歲　1,900kcal
70歲以上　1,750kcal

血液生化檢驗指標：包含臟器蛋白質指標「血清白蛋白」（albumin）和「血清運鐵蛋白」（transferrin，TRF）的數值，以及淋巴球總數（Total Lymphocyte count，TLC）等。

維生素、礦物質缺乏及攝取過量症狀

種類	名稱	缺乏症狀	過量症狀
脂溶性維生素	維生素A（Retinol）	胎兒異常、免疫力低落、視紫質不足（夜盲症）、角膜乾燥症	急性中毒（腦脊髓液壓上升）、慢性中毒症（頭痛、噁心嘔吐感、皮膚脫屑、毛髮脫落、肌肉痛）
脂溶性維生素	維生素D	佝僂症（嬰幼兒、兒童）、軟骨症（成人）、骨質疏鬆症	高鈣血症（食慾不振）、腎臟疾病、異位性鈣化
脂溶性維生素	維生素E（Tocopherol）	溶血性貧血（胎兒）、脂質過氧化、神經或肌肉症狀	未發現任何過量症狀
脂溶性維生素	維生素K	新生兒血便（消化管出血）、新生兒特發型維生素K缺乏症（顱內出血）、出血症狀	影響抗凝血劑效果（Warfarin）、肝功能障礙
水溶性維生素	維生素B_1（Thiamin）	腳氣病（倦怠感、下肢麻痹、腱反射消失、浮腫、動悸、呼吸困難）、韋尼克式氏腦病變（眼球運動麻痹、無法行走）	未發現任何過量症狀
水溶性維生素	維生素B_2（Riboflavin）	口角炎、口脣發紅、結膜炎、脂漏性皮膚炎	未發現任何過量症狀
水溶性維生素	菸鹼素（Niacin）：菸鹼酸（nicotinic acid）、菸鹼醯（nicotinamide）	癩皮病（皮膚炎、腹瀉、癡呆）	皮膚發紅、消化道與肝臟疾病
水溶性維生素	維生素B_6	脂漏性皮膚炎、溼疹、古炎	末梢感覺神經機能障礙、陽光性皮膚炎
水溶性維生素	維生素B_{12}	細胞分化不良（巨球性貧血－惡性貧血）、疲倦感	未發現任何過量症狀
水溶性維生素	葉酸	巨球性貧血、胎兒神經管發育不全、尿症高同半胱胺酸血症	未發現任何過量症狀
水溶性維生素	泛酸（Pentothenic acid）	體重降低、皮膚炎、毛髮脫落、低血壓	未發現任何過量症狀
水溶性維生素	生物素（Biotin）	皮膚炎、毛髮脫落、神經異常	未發現任何過量症狀
水溶性維生素	維生素C（Ascorbic acid）	壞血病、皮下出血	未發現任何過量症狀

＜續下頁

種類	名稱	缺乏症狀	過量症狀
巨量元素	鈉（Sodium，Na）	低血壓、循環血量不足、倦怠無力、刺激蝕骨細胞作用釋出鈉	口渴、浮腫、高血壓、腎臟疾病
	氯（Chlorine，Cl）	消化不良、胃酸分泌不良	未發現任何過量症狀
	鉀（Kalium，K）	疲勞、低鉀血症、心跳停止、肌肉無力	腎功能不全造成高鉀血症
	鈣（Calcium，Ca）	骨質流失、發育不良、抽搐（肌肉硬直或痙攣）	鈣質沉著症（軟組織鈣化沉積、結石）、牛奶－鹼症候群
	鎂（Magnesium，Mg）	高血壓、末梢血管擴張、血液循環不良、新陳代謝不良、刺激蝕骨細胞作用釋出Mg、發育不良、脂肪便、便祕	腹瀉、腎功能不全造成高血鎂症
	磷（Phosphorum，P）	發育不良、骨質流失	腎功能不全造成高磷血症
	硫（Sulfur，S）	發育不良	未發現任何過量症狀
微量元素	鐵（Iron，Fe）	缺鐵性貧血、發育不良、肌肉無力	血鐵沉著症（因常服用鐵質或大量輸血造成）
	鋅（Zinc，Zn）	皮膚炎、味覺障礙、貧血、免疫力低落、成長遲緩、精神疾病、生殖疾病、創傷癒合遲緩	未發現任何過量症狀
	銅（Copper，Cu）	孟克斯症候群（Menkes Disease）、貧血	威爾森氏症（Wilson Disease）、肝硬化、腦部疾病
	錳（Manganese，Mn）	軟骨發育不全	腦部疾病
	碘（Iodine，I）	發育遲緩、地方性甲狀腺腫、呆小病（cretin）、甲狀腺機能低下	甲狀腺腫
	硒（Selenium，Se）	碘缺乏情況加劇、心臟疾病（克山症）、細胞過氧化、大關節病（Kashin Beck disease）	疲勞、焦躁、毛髮脫落、指甲變形、消化系統與神經疾病
	鉻（Chromium，Cr）	糖類代謝異常	未發現任何過量症狀
	鉬（Molybdenum，Mo）	成長遲緩、普林代謝異常	未發現任何過量症狀
	鈷（Cobalt，Co）	惡性貧血	未發現任何過量症狀

營養不足症

營養障礙中，因營養素攝取不足，導致各式症狀發生的情形，稱為營養不足症。一般而言，營養不足症又可分為蛋白質——能量營養不良（PEM）和微量營養素攝取不足。

在蛋白質——能量營養不良裡，世界衛生組織（WHO）特別關注非洲熱帶地區常出現的瓜西奧科兒症（Kwashiorkor）和消瘦症（marasmus）等兩種病症（見二十頁）。

瓜西奧科兒症為熱量攝取足夠，但缺乏蛋白質的營養不良狀態，患有此症時，腹部會明顯的突出。另一方面，消瘦症為長期缺乏熱量與蛋白質的營養不良狀態。

營養障礙程度

透過計算目前體重與理想體重（標準體重）的比例（%IBW），即可評估出營養障礙程度。

%IBW：現在體重（kg）÷IBW（kg）×100

IBW（ideal body weight）：理想體重（標準體重）。身長（m）2×22

正常	輕度營養不良	中度營養不良	重度營養不良
	90%	80%	70%

重要詞彙

蛋白質——能量營養不良（PEM）：因蛋白質和熱量攝取不足，引起的營養不良狀態。

微量營養素攝取不足：因維生素和礦物質攝取不足，引起的營養不良狀態。

蛋白質——能量營養不良，經常發生於減重過度的年輕女性，或是長期臥床的住院病患、獨居長者等。

再餵食症候群

即使長期處於營養不足狀態，若突然給予高熱量營養素，也是非常危險的。當絕食或營養不良狀態，持續一段時間時，身體會因醣類攝取量減少，而減少分泌胰島素，改以肝臟利用脂肪酸，或透過分解脂肪製作出的酮體（見一三二頁）取代醣類當作熱量來源。

在這狀態下細胞內的電解質會逐漸枯竭，尤其是磷。如果此時突然補充糖類，熱量來源會立即從脂質轉成醣類，胰島素的分泌也會增加，加速醣類吸收的同時，細胞內也開始進行醣類分解作用。

跟著醣類分解作用出現的併發症，即為再餵食症候群。因血液中的磷、鉀和錳突然大量被細胞吸收利用，造成低磷血症、低錳血症、低鉀血症等情形（見左圖）。

其中要特別注意的就是低磷血症。若低磷血症狀況加重，會造成心臟衰竭、呼吸衰竭、心律不整等多重器官衰竭情況發生，可能會有生命危險。

用語解說

酮體：乙醯乙酸（Acetoaccetate），β－羥丁酸（β hydroxybutylate）及丙酮酸（acetone）等合稱為酮體。是在醣類不足的情況下，由分解脂肪後產生的乙醯輔酶A（Acetyl CoA）形成的。

低磷血症：在營養不良的狀態下突然補充營養的話，血中的磷會因為熱量代謝中消耗過多的磷而不足。

再餵食症候群

再餵食症候群是指，處於營養缺乏狀態的人突然獲得大量營養補充，導致體內電解質分布異常的情形。

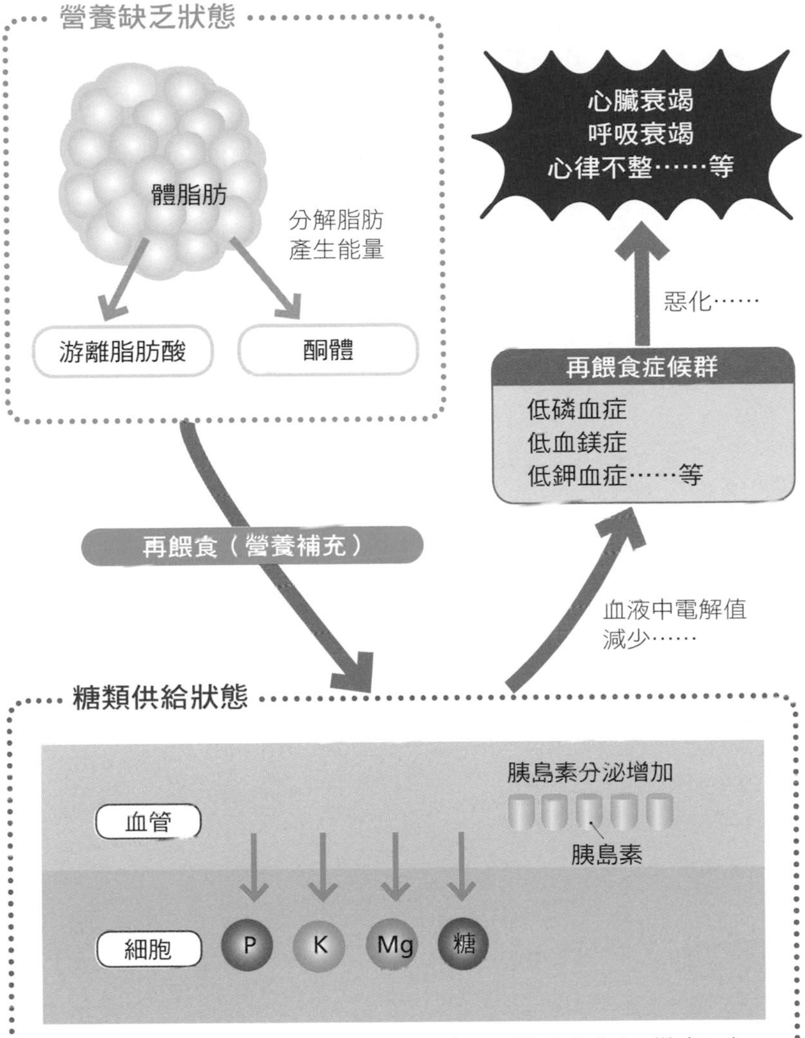
營養缺乏狀態
體脂肪
分解脂肪
產生能量
游離脂肪酸
酮體
心臟衰竭
呼吸衰竭
心律不整……等
惡化……
再餵食症候群
低磷血症
低血鎂症
低鉀血症……等
再餵食（營養補充）
血液中電解值
減少……
糖類供給狀態
胰島素分泌增加
胰島素
血管
細胞
P
K
Mg
糖

葡萄糖和電解質突然被加速吸收至細胞內，導致磷（P）、鎂（Mg）、鉀（K）濃度下降。

02 代謝症候群的標準

糖尿病等生活習慣相關的疾病裡，很多都是長期飲食過量、運動不足等，不良生活習慣造成的。而且，最近發現每個病症絕非只是單獨發病，它們的發病原因，都與囤積在腹部的內臟脂肪（內臟脂肪型肥胖）有著絕大的關連。在這之後開始受到關注的，即為代謝症候群（內臟脂肪症候群）。

代謝症候群的定義

代謝症候群指的是，內臟脂肪型肥胖的人，同時在高血糖、高血壓、高血脂之中，擁有兩項以上症狀的狀態。雖然被診斷出代謝症候群後，每個症狀相較之下都很輕微的狀況不少，不過當這些病症同時存在時，引發心肌梗塞、腦中風等，造成生命危險疾病的可能性相當高。

診斷標準篩選目標

代謝症候群的篩選目標，是從除了肥胖之外，還帶有多個動脈硬化危險因

迷你知識

脂肪細胞激素（adipocytokine或adipokine）：由脂肪細胞分泌的脂肪細胞激素，可分為對身體有益和對身體有害兩種。當處於肥胖狀態時，對身體有害的脂肪細胞激素的濃度會增加，導致糖類與脂質的代謝出現異常，或是血壓上升、動脈硬化情況惡化等症狀。

WHO讓命名統一：2005年，世界衛生組織（WHO）將該病症的名稱統一命名為代謝症候群。

子（高血壓、高血糖、高三酸甘油酯血症、低HDL膽固醇血症）的人們裡，篩出主要因內臟脂肪累積，才導致這些危險因子存在的個案（見下圖）。

這是因為現在已清楚了解到，與其為了事先預防動脈硬化，針對剛剛提到的那些危險因子，一一進行藥物治療，不如直接減少造成這些因子的內臟脂肪，才是治根本的治療方式。

另外，雖然可以透過BMI判定肥胖程度，不過也有BMI在正常值內卻累積許多內臟脂肪的個案，所以也可以說診斷標準，是為了不漏篩這些個案才建立的（見二十三頁）。

代謝症候群基本概念

代謝症候群是將由於內臟脂肪累積造成的肥胖，導致容易引起糖尿病、高血脂症、高血壓等生活習慣疾病，或是動脈硬化（心肌梗塞、腦中風）等疾病的情況統稱而成的症候群

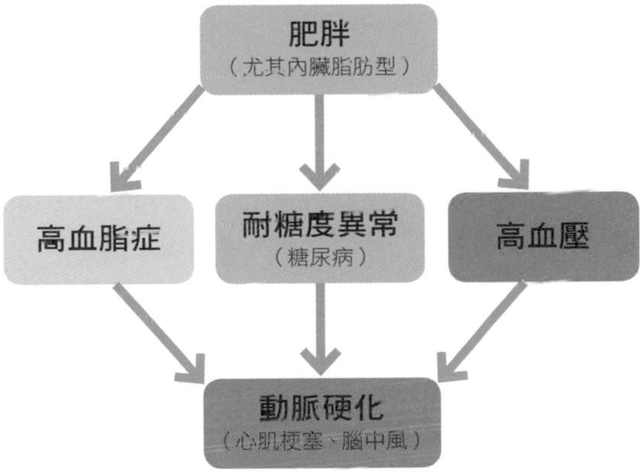
肥胖
（尤其內臟脂肪型）
高血脂症
耐糖度異常
（糖尿病）
高血壓
動脈硬化
（心肌梗塞、腦中風）

迷你知識

診斷標準值：作為診斷標準的血壓及血糖值，比起專為高血壓或糖尿病設定的診斷標準值還要嚴苛，這是為了事先篩選出有罹患高血壓或糖尿病疑慮的人，以預防疾病的發生。

特別健康檢查、特別衛教輔導：日本從2008年4月起，針對40歲到74歲、有罹患代謝症候群疑慮的民眾，進行義務性特別健康檢查和特別衛教輔導。

預防和治療基礎

預防代謝症候群以及治療基礎就是，改善內臟脂肪型肥胖。內臟脂肪比皮下脂肪更容易累積，也更容易減少，所以只要改善吃太多或運動不足等不良生活習慣，即能減少內臟脂肪。

代謝症候群診斷標準

①的內臟脂肪累積加上②至④項目中擁有2個以上症狀即為罹患代謝症候群。

① **腰圍**（內臟脂肪累積）
男性85cm以上
女性90cm以上

＋

② **高血脂症**
三酸甘油酯（中性脂肪）150mg／dL以上
HDL（好）膽固醇低於40mg／dL
其中之一或兩者皆是

③ **高血壓**
收縮壓130mmHg以上
舒張壓85mmHg以上
其中之一或兩者皆是

④ **高血糖**
空腹血糖值110 mg／dL以上

迷你知識

肥胖標準的差異：在世界衛生組織訂定的診斷標準中，BMI（身體質量指數）超過30以上的人屬肥胖，但依據日本肥胖學會的標準，BMI超過25以上的人即為肥胖。

03 糖尿病和被忽視的隱性糖尿病

糖尿病是由於胰島素作用不佳，導致血糖值上升，且高血糖狀態是，長期持續代謝異常的疾病。罹病後造成的最大問題，就是引起視網膜、腎臟或神經等方面的併發症。

糖尿病大致上可分成一型和二型，第一型糖尿病大多在青春期或兒童期發病，主要是因為分泌胰島素的胰臟β細胞被破壞，導致胰島素永久缺乏，治療時需持續注射胰島素（見下表）。

另一方面，第二型糖尿病多因成年後生活習慣不良造成的，是需要特別注意營養的類型（見下表）。

糖尿病的分類

分類	病徵
第一型	80％以上的胰臟β細胞被破壞，平時即處於胰島素缺乏狀態，容易引起糖尿病昏迷。又分成免疫型和原發型。
第二型	主要因胰島素分泌量不足或胰島素拮抗，導致胰島素相對不足而發症。
因特定疾病或生理機制造成的糖尿病	因基因缺陷或是胰臟外分泌細胞疾病、內分泌病變等其他疾病併發引起。
妊娠糖尿病	懷孕時期出現血糖耐受異常或血糖代謝異常，導致糖尿病發症。

迷你知識

糖尿病種類：第一型和第二型糖尿病，幾乎占了所有糖尿病病因的95％以上，但糖尿病裡還有妊娠糖尿病或是因特定疾病或生理機制造成的糖尿病。

日本人與糖尿病：日本人的胰島素分泌能力比歐美人低，容易罹患糖尿病。

糖尿病臨床診斷圖表

欲診斷糖尿病需先確認有無慢性高血糖狀況。

糖尿病型	●血糖值（空腹≧126mg／dL，OGTT 2小時≧200mg／dL，隨時≧200mg／dL中任一種） ●糖化血紅蛋白（HbA1c）≧6.5%

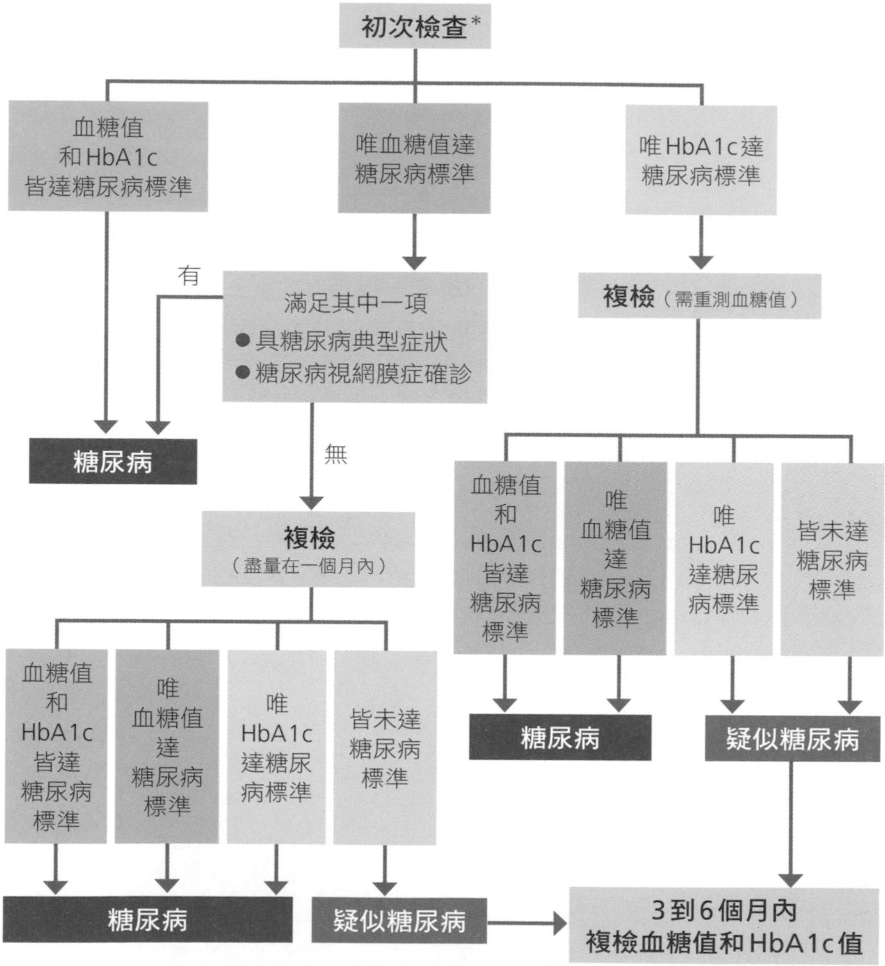

初次檢查*
血糖值和HbA1c皆達糖尿病標準
唯血糖值達糖尿病標準
唯HbA1c達糖尿病標準
有
滿足其中一項
●具糖尿病典型症狀
●糖尿病視網膜症確診
無
糖尿病
複檢（需重測血糖值）
血糖值和HbA1c皆達糖尿病標準
唯血糖值達糖尿病標準
唯HbA1c達糖尿病標準
皆未達糖尿病標準
糖尿病
疑似糖尿病
複檢
（盡量在一個月內）
血糖值和HbA1c皆達糖尿病標準
唯血糖值達糖尿病標準
唯HbA1c達糖尿病標準
皆未達糖尿病標準
糖尿病
疑似糖尿病
3到6個月內
複檢血糖值和HbA1c值

＊疑似罹患糖尿病的情況下須同時檢測血糖值和HbA1c。若當日檢測結果皆顯示為達糖尿病標準，即可確診為糖尿病，不須複檢。

胰島素作用和胰島素拮抗性

胰島素是能控制血糖的荷爾蒙，不僅可以讓上升的血糖，進入肌肉和脂肪細胞中，同時可抑制肝臟釋放出升糖素。

飲食過後，經由消化道吸收的葡萄糖（Glucose）會進入血液中，提高血中葡萄糖濃度（血糖值），這時候為了抑制血糖值上升，胰臟會開始分泌胰島素。

第二型糖尿病的患者，大多可分為胰島素分泌不足，和胰島素分泌量足夠，但作用不佳。胰島素拮抗性被認為是受到TNF-α（腫瘤壞死因子）、阻抗素（resistin）等脂肪細胞激素（Adipo-cytokine）的影響引起的。

糖尿病診斷標準

糖尿病是以空腹血糖值和HbA1c值為診斷標準。不過，想要診斷出日本人最常罹患的「隱性糖尿病」，診斷標準裡，還要加上七十五公克口服葡萄糖耐量測驗（OGTT）。

糖尿病的併發症

糖尿病的併發症分成，會讓人意識不清的胰島素休克，和糖尿病昏迷等急

重要詞彙

TNF-α：是由脂肪細胞分泌的脂肪細胞激素的其中一種。當內臟脂肪增加，TNF-α 的分泌量也會增加，引起胰島素拮抗。

HbA1c（Hemoglobin A1c）：紅血球中的血色素和葡萄糖結合成的物質。在血液裡所含的比例可反應出1到2個月內的血糖平均值，所以被用來當作控制血糖時的長期指標，它比血糖值更不容易受到飲食和運動的影響。

性併發症，還有長期高血糖狀態下造成的慢性併發症。

慢性併發症包括，糖尿病視網膜病變、糖尿病腎臟病變、糖尿病神經病變等三大併發症，還有糖尿病足部病變、牙周病等。

糖尿病的治療和血糖控制

糖尿病治療目標包含良好的控制血糖、體重、血壓、血清脂質，防止糖尿病併發症發病或持續發展，以及和未罹患糖尿病的人一樣生活、延續生命（見下表）。

血糖控制目標

	控制目標值注[4]		
目標	以血糖正常化為目標[注1]	以預防併發症為目標[注2]	難以治療改善時的目標[注3]
HbA1c（%）	低於6.0	低於7.0	低於8.0

治療目標需考慮年紀、罹病年數、內臟器官病變狀況、發生低血糖危險性、支援制度等，依個人狀況制訂。

注1：純以適當的飲食療法和運動療法即可改善的情況，或是服用藥物後不會引發低血糖等副作用，即可達成的情況為目標。
注2：HbA1c目標訂為低於7%是從預防併發症的角度制訂的。此時血糖值約為空腹血糖值低於130mg／dL、飯後2小時血糖值低於180mg／dL。
注3：因低血糖等副作用，或是其他理由導致難以協助治療改善的情況下制訂的目標。
注4：每一項都是針對成人訂定的，且不適用於妊娠糖尿病。

用語解說

隱性糖尿病：雖然空腹血糖值正常，但飯後血糖值卻異常上升的狀態。健康檢查時通常是測量空腹血糖，因此容易忽略掉隱性糖尿病的存在，等到發現時大多已發展成糖尿病。
診斷標準為空腹血糖值低於126mg／dL，飯後血糖值落在140到199mg／dL之間。

雖然無法完全根治，但依據個人症狀搭配飲食療法、運動療法、藥物療法，並一生持續治療的話，可因良好的控制血糖值，過著跟常人無異的生活。

飲食療法要點

飲食療法中除了注意營養均衡外，還要避免攝取，讓血糖值突然上升的食物與吃法，以降低胰島素需要量，並抑制身體加快糖的吸收速度。不只要攝取熱量，同時須參考GI值，和膳食纖維的基本攝取量，隨時採取減少身體負擔的飲食生活。一般來說因膳食纖維多、偏酸或是食物形狀等原因，使得消化較困難的食物都屬低GI值。

運動療法要點

運動以後，即使沒有胰島素，身體也能藉由第四型葡萄糖轉運蛋白的作用，讓葡萄糖進入肌肉組織中，所以可抑制高血糖的發生（見下頁圖）。另外，胰島素拮抗性也可藉由運動改善，或降低發生率。

運動療法的效果有分短期和長期，用餐後高血糖的狀態下，最容易發展成動脈硬化，防止此狀況發生最有效的方法，就是餐後運動。

迷你知識

禁行運動療法：一般情況下，大多會配合糖尿病病因，選擇適當的運動療法（通常為運動後心跳數不超過120次／分的有氧運動），但若出現酮酸中毒症狀的話，需禁止所有運動療法並安靜靜養。

運動與GLUT4

雖然GLUT4平常是受到胰臟分泌的胰島素刺激活化，將葡萄糖（Glucose）吸收至肌肉細胞內，但也會受到運動影響而活化。

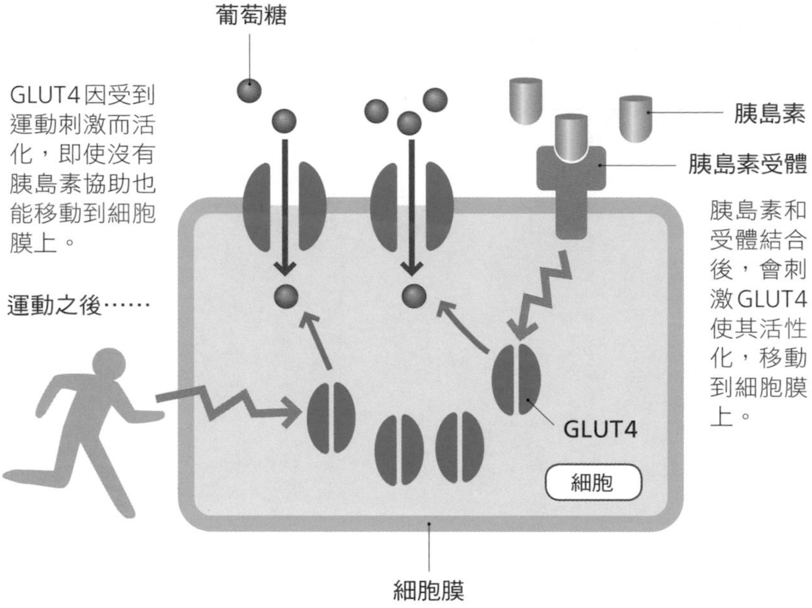

葡萄糖
GLUT4因受到運動刺激而活化，即使沒有胰島素協助也能移動到細胞膜上。
運動之後……
胰島素
胰島素受體
胰島素和受體結合後，會刺激GLUT4使其活性化，移動到細胞膜上。
GLUT4
細胞
細胞膜

重要詞彙

GI值（glycemic index）：碳水化合物消化後會在體內轉變為糖，把該糖讓血糖上升的速度與標準值對比後推算出的數值即為GI值。

第四型葡萄糖轉運蛋白（GLUT4）：葡萄糖（glucose）欲進入肌肉細胞時，需要透過細胞內的葡萄糖轉運蛋白GLUT4協助。即使胰島素作用不佳，GLUT4仍會因受到運動後肌肉收縮的刺激，增加浮上細胞表面的數量。另外，持續運動的話細胞內的GLUT4數量也會增加，讓葡萄糖得以順利的進入細胞中。

04 高血脂的數字標準

血液中脂質（血清脂質）變過多的狀態，稱為高血脂症，若病症持續發展下去，血管會因此阻塞並演變成動脈硬化，成為罹患心肌梗塞、腦梗塞的原因之一。

高血脂症大多是因為，各種不良生活習慣累積導致發病，具體來說像是吃太多、攝取過多高脂食物、運動不足等不良生活習慣，最後的結果就是肥胖。

為了防止高血脂血症發生，保持適當的飲食生活，是所有預防方法裡最重要的。

血清脂質的種類

血清脂質主要由膽固醇、三酸甘油酯（中性脂肪）、磷脂質、游離脂肪酸構成的。脂質幾乎不溶於水，所以除了游離脂肪酸外，血清脂質都會和被稱為去輔基蛋白的蛋白質團，結合後形成脂蛋白（lipoprotein），化作水溶性粒子在血液中流動。

重要詞彙

血清：把血液放在容器內，過一段時間後血漿和血球成分會分離出來，留下帶有淡黃色的透明液體。這液體即為血清，組成物質除了水分外，還有血液中的抗體跟各種營養素、代謝廢物等。

另外，游離脂肪酸是藉由跟白蛋白結合，轉成水溶性後存在於血液中。

高血脂症的診斷標準

只要擁有高膽固醇血症、低膽固醇血症、高三酸高油酯血症，其中一種症狀，即會被診斷為罹患高血脂症（見左圖）。

飲食生活重點

有關高血脂症的飲食生活重點如下：

1. 時常注意飲食的營養均衡與否。
2. 抑制攝取的總熱量數，維持適當體重。
3. 比起攝取動物性脂肪裡，含量較高的飽和脂肪酸，要多攝取植物及魚油中含量較多的不飽和脂肪酸。
4. 要攝取足量的維生素、礦物質和膳食纖維。
5. 低密度脂蛋白（LDL）膽固醇高的人，要減少攝取膽固醇含量高的食物。三酸甘油酯高的人要減少砂糖、含糖加工品等糖類以及酒精的攝取。

迷你知識

促進脂質代謝的維生素：維生素E會讓血流變更流暢，並減少LDL、增加HDL。另外維生素C是製造能讓血管維持彈性的膠原蛋白的原料。

膽固醇的合成：每一天從飲食中攝取的膽固醇約為0.3g到0.5g，在體內也會合成約0.8g到1.0g的膽固醇。因此，即使飲食中不攝取任何膽固醇，血液裡也含有微量的膽固醇。

高血脂症診斷標準

日本動脈硬化學會訂定的高血脂症診斷標準和症狀如下。

＊血清脂質是採用空腹時血液量測

高膽固醇血症

LDL膽固醇增加，導致膽固醇易堆積在血管壁上引起動脈硬化。

低密度脂蛋白（LDL）膽固醇
高於140mg／dL

注：LDL膽固醇是以以下方式計算。

- 三酸甘油酯低於400mg／dL的情況

  LDL膽固醇＝
  總膽固醇 HDL膽固醇－三酸甘油酯÷5

- 三酸甘油酯高於400mg／dL或飯後採血的情況使用non–HDL膽固醇，其值為

  LDL膽固醇＋30mg／dL non–HDL膽固醇＝總膽固醇－HDL膽固醇

近高膽固醇血症

LDL膽固醇增加，需注意是否已在罹患高LDL膽固醇血症的高風險族群中，並考慮進行治療的必要性。

LDL膽固醇
介於120~139mg／dL

注：顯示近高LDL膽固醇血症症狀時需注意是否已在罹患高LDL膽固醇血症的高風險族群中，並考慮進行治療的必要性。

低膽固醇血症

高密度脂蛋白（HDL）膽固醇減少，導致動脈硬化惡化風險上升。

HDL膽固醇
低於40mg／dL

高三酸甘油酯血症

含有較多三酸甘油酯（中性脂肪）的極低密度脂蛋白（VLDL）增加，導致血清混濁，血液容易凝結，易形成血栓。

HDL膽固醇
低於40mg／dL

05 痛風：多喝咖啡多走路，忌口高普林食物

痛風是因血液中尿酸變多，形成高尿酸血症後引起的關節炎。當高尿酸血症症狀持續，血液裡溶解不了的尿酸，便會沉積在關節中（尿酸結晶），引起帶有劇痛的炎症。

血清尿酸值超過七公克／分升的話，就會被診斷為高尿酸血症。另外，罹患痛風的幾乎都是男性，多發於腳部與膝蓋關節，尤其是腳的大拇指指根部分最常見。

高尿酸血症和生活習慣

和痛風不同，高尿酸血症幾乎不會出現任何病徵，不過該疾病與代謝症候群息息相關，也是引起動脈硬化的主要原因之一。

要預防高尿酸血症和痛風的發生，需要以飲食為主，重新檢視自己的生活習慣。

迷你知識

尿酸與普林：尿酸是構成細胞中的核酸（DNA、RNA）和ATP等能量傳導物質的普林在代謝過後的最終產物。肝臟在代謝普林後產生尿酸的同時，腎臟就會將尿酸當成代謝廢物，跟著尿一起排出體外。不過，尿酸排泄量也有一定的極限，只要排泄量低於生產量時，尿酸就會堆積在血液中。

高尿酸血症類型：高尿酸血症可因成因不同分成「尿酸生產量過剩型」、「尿酸排泄不良型」以及合併這兩種病因的「混合型」。

有關飲食的注意事項

飲食方面的注意事項如下：

1. 適當的熱量攝取。
2. 限制攝取內含許多會產生尿酸的普林的食物（見下頁表）。
3. 適量飲酒（尤其含許多普林的啤酒）。
4. 為了讓尿酸能溶入尿液中，攝取足量蔬菜、薯類、海藻類等食物（促進尿液鹼化）。
5. 攝取足量水分（增加排尿量）。不過要避免碳酸飲料、果汁等糖分高、熱量高的飲料。
6. 控制鹽分攝取。
7. 飲食要特別注意營養均衡。

其中比起限制普林攝取量，最需要注意的莫過於適當的熱量攝取。有肥胖傾向的人，最好以糖尿病飲食的熱量攝取量為參考，重新審視自己的飲食習慣是重要的第一步。

雖然說要限制普林的攝取，不過嚴格的只以低普林食物過生活，根本近乎不可能，所以只要盡力控制高普林食物的攝取即可。

迷你知識

女性與痛風：由於雌激素（卵巢分泌的荷爾蒙）可促進尿酸排泄，因此女性罹患高尿酸血症和痛風的機率較低。

痛風的併發症：包含腎臟病變（痛風性腎病變）、尿道結石等病症。

尿酸溶解度：尿酸不易溶於酸性尿中，較易溶於鹼性尿裡。

另外，不管有沒有含普林，酒精本身就會因代謝導致血清尿酸值上升。雖然要特別注意普林含量多的啤酒，不過不管是哪種酒都要小心，不要攝取過量。

含量有普林的食物

	含量（100g中）	主要食物種類
極多	300mg～	雞肝、柳葉魚乾、三線雞魚精囊、酒蒸魚肝
多	200～300mg	豬肝、牛肝、鰹魚、柳葉魚、花蝦、竹筴魚乾、秋刀魚乾
少	50～100mg	鰻魚、香魚、豬里肌肉、豬腹肉、牛舌、牛肩里肌肉、嫩羔羊肉、煙燻火腿、火腿、培根、肉丸子、菠菜、白花椰菜
極少	～50mg	罐頭牛肉、魚肉香腸、魚板、烤竹輪、甜不辣、鯡魚卵、鮭魚卵、德國香腸、豆腐、牛奶、起司、奶油、雞蛋、玉米、馬鈴薯、番薯、白飯、麵包、烏龍麵、蕎麥麵、水果、高麗菜、番茄、紅蘿蔔、白蘿蔔、白菜、海藻類

迷你知識

運動與高尿酸血症：過度運動或是進行無氧運動，會讓血清尿酸值上升，因此只要進行每週約三次的輕度運動即可。此外，有氧運動不會雖與血清尿酸值上升與否無關，但可改善代謝症候群的各種病徵。

容易痛風的人跟不容易痛風的人：攝取較多酒精、肉類、含糖飲料或果糖的人，以及BMI值偏高的人容易罹患痛風；多喝咖啡或常走遠路的人，還有平常有在做適度運動的人，不容易罹患痛風。

06 動脈硬化：怎麼讓他變軟，參考法國日本

因動脈硬化而發病的狹心症、心肌梗塞等冠狀動脈疾病，以及腦梗塞、腦中風等腦血管疾病、閉鎖性動脈硬化症等，統稱為動脈硬化疾病（見下頁圖）。

動脈硬化指的是，動脈血管壁失去彈性變硬的情況，常見的發病原因是，膽固醇進入血管內膜中，形成粥狀的粥狀硬化斑塊（plaque），導致動脈粥狀硬化（Atherosclerosis）。動脈粥狀硬化若持續發展，會讓血管內側越來越狹隘，導致血液流動不順。

若同時擁有像是吸菸、運動不足等不良生活習慣，還有年紀大、肥胖、高血壓、高血脂症、糖尿病等多項危險因子，就非常容易發病。

動脈硬化的症狀與誘發病症

粥狀硬化發生的地方包含大動脈、腦動脈、圍繞心臟的冠狀動脈、腎動脈開口或近端、股動脈等大、中動脈。

重要詞彙

閉鎖性動脈硬化症：動脈硬化症持續發展，讓腳血管越來越細或阻塞，導致血流量不足的疾病。

迷你知識

氧化LDL和動脈硬化：LDL氧化後會被白血球（巨噬細胞）判定為異物並開始將其吞噬分解，吞了氧化LDL的巨噬細胞會轉變為泡沫細胞，並堆積在血管壁上，進而引起動脈硬化。

動脈硬化引起的疾病

動脈硬化持續發展讓血流量下降，使得營養和氧氣無法通過，引起下列疾病。

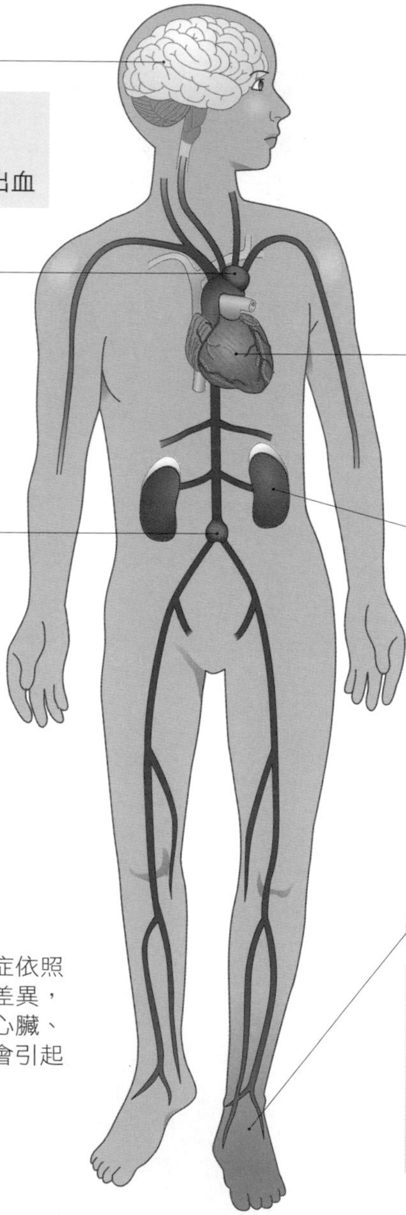
腦
腦梗塞
腦出血
蜘蛛膜下腔出血
心臟
狹心症
心肌梗塞
大動脈
大動脈瘤
弱化的血管承受不住高血壓，因此像瘤一般脹起，若破裂易造成大失血。
腎臟
腎硬化
腎血管性高血壓
下肢
阻塞性動脈硬化症
下肢血管變窄後營養和氧氣難以傳到腳尖，引起麻痺或疼痛。

動脈硬化誘發的病症依照發病部位不同而有差異，像是腦、大動脈、心臟、腎臟、下肢等，各會引起不同的症狀。

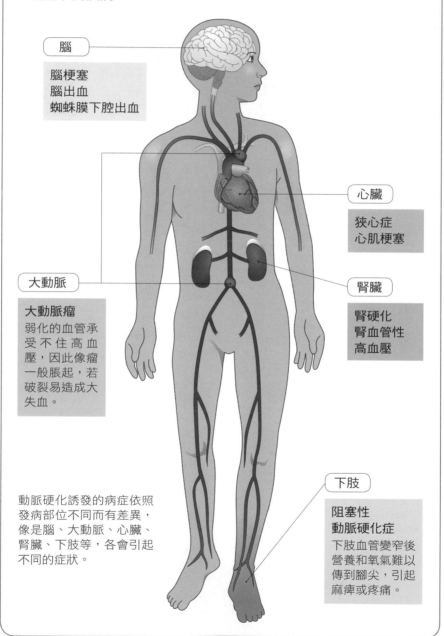

主要誘發出的病症，會因動脈硬化的發病位置不同而有差異，像是頸動脈或腦動脈硬化的話，會引起腦梗塞、冠狀動脈硬化引起冠狀動脈疾病、腹部大動脈硬化，引起動脈瘤或剝離性動脈瘤等。

另外，下肢動脈硬化，是造成間歇性跛行的原因之一，腎動脈硬化則會引起腎血管性高血壓，和缺血性腎臟病。

動脈硬化的營養治療

為了抑止動脈硬化發生，進行營養治療的目的在於安定血壓、降低總膽固醇值並抑制血液凝固。營養治療重點如下：

1. 適量飲酒。
2. 改善肥胖狀況（體重管理）。
3. 控制鹽分攝取。
4. 積極補充鉀質（黃綠色蔬菜、水果）。
5. 控制膽固醇量。
6. 攝取大豆蛋白質和n－3多元不飽和脂肪酸。
7. 增加膳食纖維攝取。

加上改善運動不足、吸菸等不良生活習慣，還有不累積壓力跟疲勞等，都是改善的重點之一。

重要詞彙

間歇性跛行：因下肢動脈硬化，造成走動一段距離後小腿會微痛或發麻。該病症最大特徵為休息一陣子後情況會改善，而且每次可走動的距離都差不多長。

動脈硬化形成機制

由於多餘的膽固醇堆積在血管壁內側，導致血流通過的範圍變窄，且讓血管壁變硬的狀態即為動脈硬化。

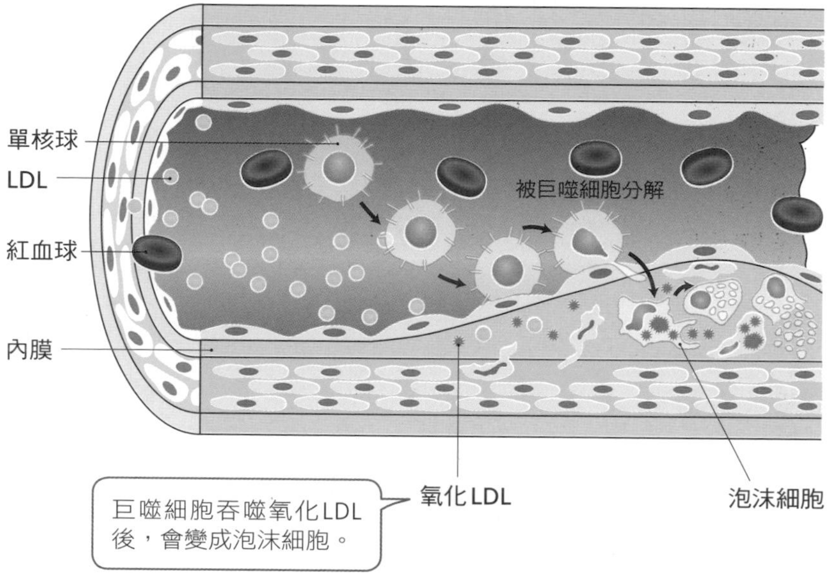
單核球
LDL
紅血球
內膜
被巨噬細胞分解
氧化LDL
泡沫細胞
巨噬細胞吞噬氧化LDL後，會變成泡沫細胞。

迷你知識

n−3多元不飽和脂肪酸的作用：從n−3脂肪酸「二十五碳烯酸」（eicosapentaenoic acid，EPA）生成的類花生酸（eicosanoid）可調節血壓，抑制血小板凝聚以及發炎症狀發生。還可以減少LDL膽固醇，預防冠狀動脈疾病的發生。

反式脂肪酸：人造奶油或洋芋片等食物裡含有的反式脂肪酸，因會增加LDL膽固醇，被認為是引起動脈硬化的危險因子之一。

鈣與鎂：肌肉吸收或能量代謝時需要鎂的協助，鎂和鈣在血中的平衡關係也很重要。當鎂不足時，Ca／Mg比過大會造成血管鈣化，讓罹患心肌梗塞的風險大大增加。

其他動脈硬化疾病的營養治療

營養治療重點除了以動脈硬化的重點為基準，還需要注意以下幾點：

1. 治療狹心症、心肌梗塞、腦梗塞等症狀時，有時會服用抗凝血劑華法林。此時，富含有凝血作用的維生素K的黃綠色蔬菜，攝取量要維持在正常範圍內，並禁食綠藻、納豆。

2. 狹心症、心肌梗塞等缺血性心臟病，要留意鈣和鎂的攝取。

3. 因心臟衰竭等疾病，導致浮腫或肺積水時，要限制水分攝取。

此外，若併有糖尿病症狀時，也要確實的進行血糖控制。

生理知識

日本和法國的飲食小事

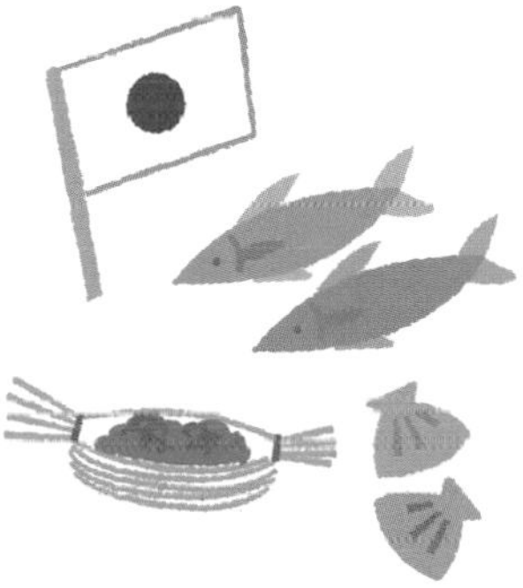

日本人自古以來比起肉類更常攝取黃豆、海鮮類，海鮮類裡含有較多能減少中性脂肪的n−3多元不飽和脂肪酸，而屬n−3多元不飽和脂肪酸之一的二十碳五烯酸（EPA）可抑制動脈硬化發展。從脂質管理方面來看，採取傳統日本飲食是相當有益的。

另一方面，喜歡吃肉類的歐美人難道就比較容易罹患動脈硬化嗎？其實並不然。

以法國人為例，他們很喜歡吃奶油，總脂肪攝取量確實也很多，但是總膽固醇值卻是歐美最低的，缺血性心臟疾病的罹病率也不算高。這是因為他們烹調時使用的橄欖油裡含的單元不飽和脂肪酸「油酸」（oleic acid），以及紅酒裡的苯酚化合物作用造成的。

07 長期慢性肝炎與脂肪肝，如何改變營養攝取

肝臟是體內最大的器官，主要作用於營養素代謝（儲存、再合成）、代謝毒素與解毒、生成膽汁等，又被稱為「體內化學工廠」（見五十頁）。

肝臟會因各式各樣的原因發生障礙，病狀也有很多種，但在進行營養管理時特別要注意的是，肝硬化、酒精性肝炎和脂肪肝這三種。

肝硬化與飲食

肝硬化是由長期慢性肝炎轉變而來的，受傷的肝細胞在修復時，產生的纖維蛋白（膠原蛋白），擴散到整個肝臟（肝纖維化），肝臟會變得像岩石一樣堅硬且體積變小。

變成肝硬化之後，熱量消耗會變快，同時因胰島素阻抗，導致葡萄糖耐受不良以及高升糖素血症等，這些症狀會讓體內蛋白質不足，氮也會流失（見三〇四頁圖）。

重要詞彙

膽汁：肝臟製造的褐色液體。可幫助分解脂質及消化吸收脂溶性維生素。膽汁會暫時儲放在膽囊中，由十二指腸分泌使用。

升糖素：主要讓血糖上升的荷爾蒙，由胰臟裡的 α 細胞製造。儲放在肝臟的升糖素用於促進葡萄糖（glucose）分解，或促進胺基酸合成葡萄糖。

飲食方面的重點如下：

1. 藉由消夜補充熱量，防止早上的營養不良狀態。
2. 蛋白質補充要參考費雪比（Fischer ratio，BCAA／AAA），若蛋白質攝取不足，造成BCAA缺乏，有可能引發肝性腦病。
3. 控制脂質攝取（脂質熱量比約為二十到二十五公克／日）。
4. 調整水分並減少鹽量。
5. 攝取軟質食物。
6. 考慮到便祕狀況來決定菜色。

酒精性肝炎與飲食

無論如何，最重要的就是限制飲酒量，若以罹患酒精性肝炎，且影響到整體肝臟機能就必須禁酒。

脂肪肝與飲食

脂肪肝是指，肝細胞內累積過多中性脂肪的狀態，會因為肥胖、飲食過度、糖尿病、飲酒過度等引起。脂肪肝大多時候不會出現任何症狀，只要進行營養管理和運動就能改善，不過有時也會出現非酒精性脂肪肝炎（NASH）的情況，像酒精性肝炎一樣引起發炎症狀，並轉化成肝硬化。

用語解說

費雪比（Fischer ratio）：支鏈胺基酸（branched-chain amino acid，BCAA）和芳香族胺基酸（aromatic amino acid，AAA）的比值。目前發現肝硬化時會引起胺基酸代謝異常，使支鏈胺基酸變少、芳香族胺基酸增加。

失代償期：肝硬化裡又分為代償期（前期）和失代償期（後期）。代償期時硬化部分較小，其餘尚未病變的肝細胞會代替硬化後的細胞繼續維持肝功能；失代償期時硬化部分較大，即使留有些許尚未病變的肝細胞，仍不足以繼續維持肝功能。

有關飲食的重點如下：

1. 減少寡糖類（oligosaocharide）攝取。
2. 抑制熱量攝取。
3. 若有肥胖狀況則改善。
4. 採取高蛋白飲食（約一．二到一．三公克／公斤／日）。
5. 控制脂質攝取量，並增加n-3多元不飽和脂肪酸比例。
6. 飲酒適量。
7. 避免晚餐攝取過量。

肝硬化症狀

罹患糖尿病脂肪肝後，絕對要控制血糖。而罹患NASH的情況下為了防止惡化成肝硬化或肝癌，必須要更嚴格的執行營養管理和運動療法。

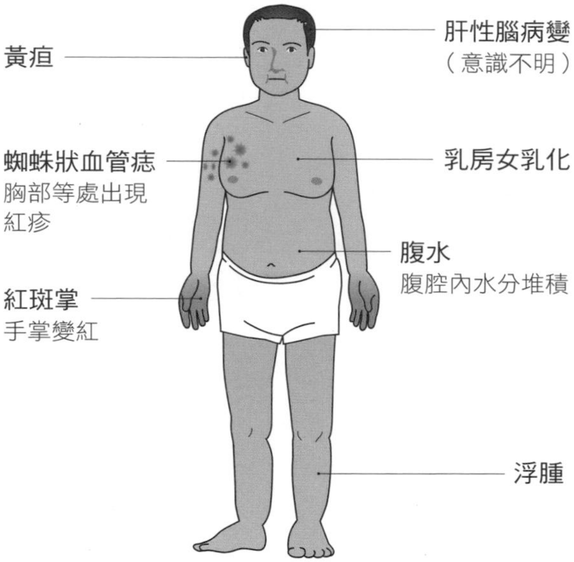
黃疸
肝性腦病變
（意識不明）
蜘蛛狀血管痣
胸部等處出現紅疹
乳房女乳化
腹水
腹腔內水分堆積
紅斑掌
手掌變紅
浮腫

迷你知識

糖尿病脂肪肝和NASH的營養照護：罹患糖尿病脂肪肝後絕對要控制血糖。而罹患NASH的情況下為了防止惡化成肝硬化或肝癌，必須要更嚴格的執行營養管理和運動療法。

08 三高的人通常腎不好，厲行營養管理吧

腎臟為位於腹部大動脈，左右兩側的一對拳頭大的器官，主要作用為藉由尿液排出，從血管裡過濾出的代謝廢物，還有調節體液（水分含量、電解質）、製造調節血壓必需的荷爾蒙。

腎臟病是讓腎臟作用變差的疾病，注意高血壓、高血糖、高血脂等腎臟病的同時，也要戒掉會讓腎臟惡化的不良生活習慣，如吸菸、過度飲酒、運動不足等，才是抑止發病或惡化的第一步。

腎臟病若轉為慢性，有必要進行蛋白質等的飲食限制，若病情持續發展，有可能需要進行透析。

腎臟生理功能

主要分成排泄機能和內分泌機能兩大項。

迷你知識

腎功能檢查標準：

① 肌酸酐廓清率（Creatinine Clearance，Ccr）
男性　90～130mL／分／1.73m²　　女性　80～110mL／分／1.73m²
② 血清肌酸酐（Creatinine，Cr）
男性　0.7～1.1mg／dL　　女性　0.5～0.9 mg／dL
③ 血中尿素氮（BUN）　7～19mg／dL
④ 血清尿酸值（UA）　男性　4.0～7.0mg／dL　　女性　3.0～5.5 mg／dL
⑤ 腎絲球過濾率（GFR）　100mL／分／1.73m²

一、排泄機能（維持體液恆定）

- 排除代謝廢物（尿）。
- 調整水分、電解質。
- 調整體液、滲透壓（見一五九頁）。
- 維持酸鹼平衡（見一六二頁）。

二、內分泌機能

- 調節血壓（見左圖）。腎臟分泌的腎素（renin）透過腎素—血管收縮素—醛固酮（renin-angiotensin-aldosterone，RAA）系統讓血壓上升，增加流入腎臟的血流量。
- 產生紅血球。腎臟會分泌紅血球生成素（Erythropoietin）促進紅血球生成。當腎臟功能低落，紅血球生成素的分泌量也會下降，導致貧血。
- 活化維生素D（骨骼代謝）。

慢性腎臟病與營養管理

所有讓腎臟功能慢慢變差的腎臟病，都稱為慢性腎臟病（CKD），初期幾乎沒有任何症狀，但若持續發展會變成末期腎衰竭，不只需要進行透析或移

重要詞彙

腎絲球過濾率（GFR）：指腎絲球每分鐘所過濾的血量。正常值為100mL／分／1.73m^2

酸鹼平衡：體液的PH值未達7.35（偏酸）時稱為酸中毒，超過7.45時（偏鹼）稱為鹼中毒（見P162）。血液的酸鹼平衡是依據肺（呼吸性）和腎臟（代謝性）的作用反應來調節的。

維持血壓機制

雖然血壓會上升是因為腎臟分泌出會讓血壓上升的荷爾蒙「腎素」（renin），不過，真正血壓上升的是源自於腎素分泌後引起的連鎖反應。

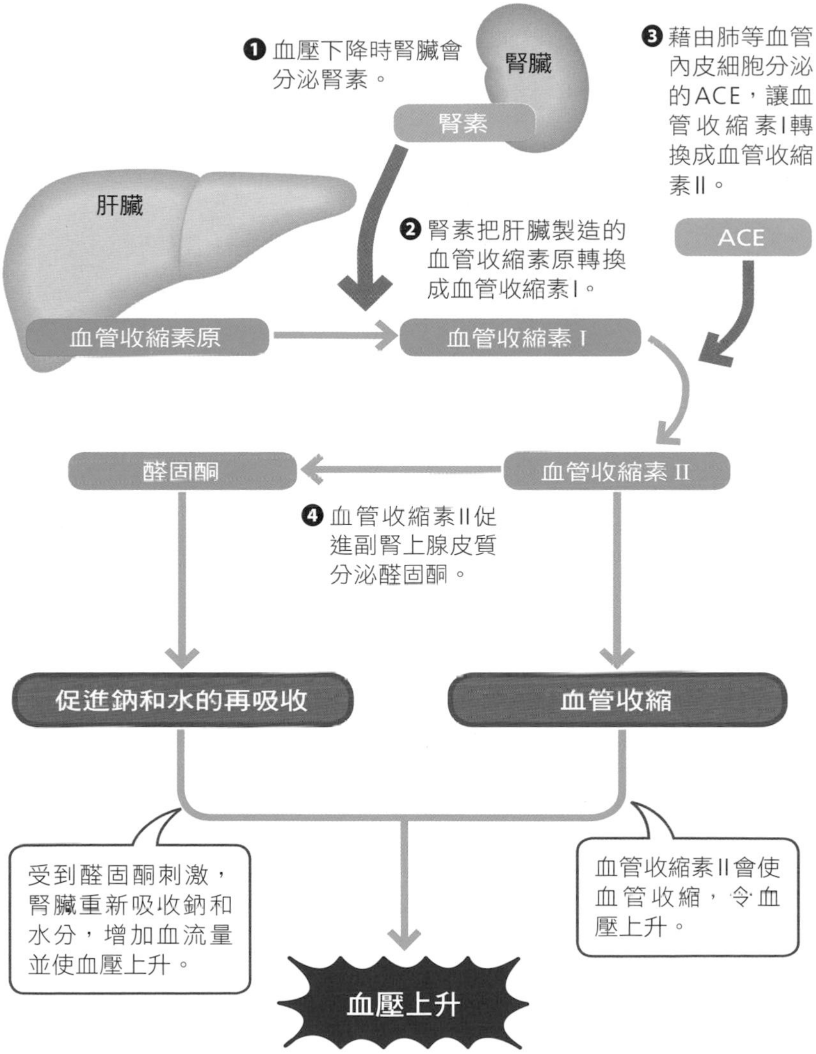

❶ 血壓下降時腎臟會分泌腎素。
腎臟
腎素
❸ 藉由肺等血管內皮細胞分泌的ACE，讓血管收縮素I轉換成血管收縮素II。
肝臟
❷ 腎素把肝臟製造的血管收縮素原轉換成血管收縮素I。
ACE
血管收縮素原
血管收縮素 I
醛固酮
血管收縮素 II
❹ 血管收縮素II促進副腎上腺皮質分泌醛固酮。
促進鈉和水的再吸收
血管收縮
受到醛固酮刺激，腎臟重新吸收鈉和水分，增加血流量並使血壓上升。
血管收縮素II會使血管收縮，令血壓上升。
血壓上升

植，還有可能誘發動脈硬化，引起腦中風跟心肌梗塞。

想抑止腎臟功能持續低下，必須進行營養管理。在日本腎臟學會的指導手冊中，根據腎絲球過濾率（GFR）可將病程分成六階段，每一階段都定有相對應的飲食標準（見左表）。

避免過量水分攝取，即使採取低蛋白質飲食，也要增加碳水化合物跟脂質的攝取，確保能攝取足夠熱量。為了抑止高血壓，鹽分要控制在一日最多六公克，另外隨時記得要禁菸、飲酒適量、預防肥胖等。

腎病症候群與營養管理

腎病症候群指的是，因腎絲球受損，導致尿中還有大量蛋白質的疾病，由於罹病後尿中會出現大量泡泡，也有不少人因此查覺到自己得病。

健康的人尿蛋白量約為〇・一五公克／日以下，但腎病症候群的人卻多達三・五公克／日以上。這種情況導致血中蛋白質濃度降低（低白蛋白血症），維持血中水量的膠質滲透壓也降低，讓水分滲透至血管外，導致全身性水腫。

罹患腎病症候群時，為了改善水腫狀況，需限制鹽分攝取，另外因蛋白質通過腎臟時會造成腎臟負擔，所以在「腎臟疾病患者生活指導・飲食療法指導手冊」中推薦採取「蛋白質輕度限制飲食」。

迷你知識

腎病症候群的診斷標準（成人）：

① **蛋白尿**　3.5g／日的情況持續多日（即使隨機尿液檢體中尿蛋白／尿肌酸酐比高於3.5g／gCr，還是以此標準為準）。

② **低白蛋白血症**　血清白蛋白質低於3.0g／dL。若血清總蛋白量低於6.0g／dL也可當做判斷參考。

③ **浮腫**。

④ **高血脂症**（高LDL膽固醇血症）。

腎臟病減退程度階段表與重症度

慢性腎臟病（CKD）依據腎絲球過濾率（GFR）數值可將功能減退程度分為六階段，重症程度是基於罹病原因、腎功能、蛋白尿等判定。

CKD的定義

① 尿液異常（尤其注重蛋白尿）、超音波或電腦斷層掃描等、血液、生理數值等診斷出有無腎臟疾病。
② 腎絲球過濾率（GFR）低於60mL／分／$1.73m^2$
①、②其中一種情形或兩者皆有的情況持續3個月以上

CKD的重症度分類

罹病原因	蛋白尿判斷標準	A1	A2	A3
糖尿病	尿白蛋白量（mg／日） 尿白蛋白／肌酸酐比（mg／gCr）	正常	微量白蛋白尿	重度白蛋白尿
		低於30	30～299	300以上
高血壓 腎炎 多發性腎囊腫 腎移植 不明 其他	尿蛋白量（g／日） 尿蛋白／肌酸酐比（g／gCr）	正常	微量白蛋白尿	重度白蛋白尿
		低於0.15	0.15～0.49	0.50以上

階段	腎功能	A1	A2	A3	A4
G1	正常或略上升	90以上			
G2	正常或輕度降低	60～89			
G3a	輕度～中度降低	45～59			
G3b	中度～重度降低	30～44			
G4	重度降低	15～29			
G5	腎衰竭	低於15			

以A1格內顏色為標準，顏色越深代表越有可能因腎衰竭或心血管疾病死亡。

09 所謂免疫力，就是腸道健康

免疫是指分辨出病毒，和細菌等體外異物，以及腫瘤細胞等，異常細胞後排除的機制。免疫系統若失衡可能會轉變成過敏、自體免疫疾病等疾病。

負責免疫的細胞，包括在骨髓分化生成的B細胞（B淋巴球）、在骨髓生成後，於胸腺分化成熟的T細胞（T淋巴球）等（見左圖）。要活化免疫細胞，需要補充適量的營養，換句話說當免疫機能低落時，可能發生了營養不良、營養偏差等情形。

免疫與營養素

1. 蛋白質（胺基酸）：在體內由蛋白質分解而成的胺基酸，會用在免疫細胞分泌出的細胞激素中，或是用於肝臟合成補體時。另外，各種胺基酸作用處也不同，像是精胺酸主要增強細胞性免疫、麩醯胺酸改善消化道黏膜上皮細胞、支鏈胺基酸促進免疫細胞吞噬作用及活化淋巴球。

2. 脂質：來自食物的必需脂肪酸，會用於生成維持免疫系統，不可或缺

用語解說

補體：為蛋白質分解酵素，由血中所含的20多種蛋白質組成。可和侵入體內的異物結合。

免疫系統作用過程

身為免疫系統司令官的輔助T細胞分2種，第一型（Th_1）負責細胞型免疫、第二型（Th_2）負責體液型免疫。T細胞分泌的細胞激素是為了傳達情報的化學物質，被稱為介白素（interleukin）。

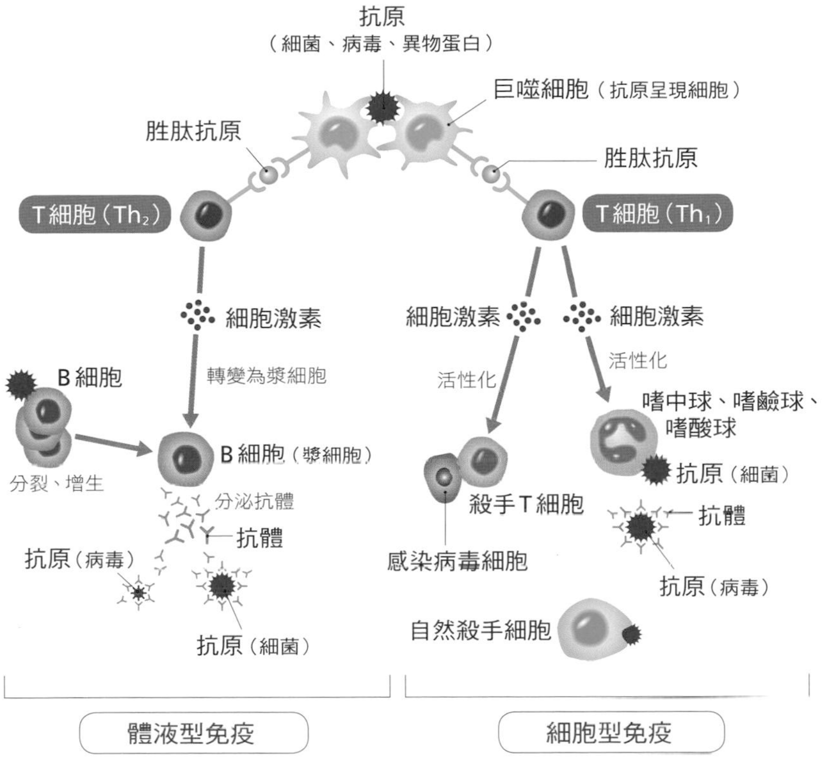

迷你知識

自律神經與免疫：嗜中性顆粒球的表面，有著可接收交感神經末端分泌出的正腎上腺素的受體。另一方面，淋巴球表面有可接收副交感神經末端分泌出的乙醯膽鹼的受體。因此，若自律神經失調，顆粒球和淋巴球間也會跟著失衡。

的類二十碳烯酸（Eicosanoid）。

3. 維生素：維生素A、維生素B_6、維生素E、類胡蘿蔔素等跟免疫有關。

4. 礦物質：礦物質裡鋅、鐵、銅、硒等和免疫相關。

腸道免疫系統

腸道免疫系統，透過腸道只排除掉病原體與細菌，並吸收食物等安全物質進體內的系統，被稱為是最大的免疫系統。

對身體有害的病原體，和細菌的組成成分，跟營養素一樣都是蛋白質、脂質和醣類，進入腸道後若被免疫系統判定為病原體和細菌，免疫球蛋白A（IgA）就會生成且引起防禦反應，將病原體和細菌排除。

另一方面，若被判定為安全的情況下，口服免疫耐受性，這項免疫抑制作用即會啟動。如果經口攝入的物質，全都被判定為有害的話，免疫系統會變得過於敏感，引起過敏反應。為了防止該反應發生，身體就會啟動口服免疫耐受性來對應。

迷你知識

免疫反應的分類：

① 體液性免疫反應

使用抗體排除異物的免疫反應。

② 細胞性免疫反應

發動巨噬細胞和T細胞直接攻擊異物的免疫反應。

專欄六

兩顆蛋的膽固醇，對哪種人好？哪種人壞？

蛋是膽固醇含量很高的食物，一顆蛋裡約含有二百三十五毫克的膽固醇。日本人每一天從飲食中，攝取到的膽固醇量平均為三百毫克，所以吃兩個蛋就會超過平均值。因此，許多人都擔心吃蛋會讓膽固醇值上升，增加自己罹患動脈硬化和狹心症的風險。究竟每天吃蛋危不危險呢？

膽固醇是組成細胞膜的成分之一，是身體非常需要的重要物質，每一天體內都會自行合成五百到一千毫克左右的膽固醇。而且為了不讓膽固醇合成過多，也會啟動調節機制來控制（見一三八頁）。因此即使吸收了蛋裡的膽固醇，也不會立刻讓體內膽固醇值上升。另外，在以日本人為對象研究的「NIPPON DATA80」裡，也顯示出缺血性心臟疾病患者，即使每天吃兩顆蛋，也不會增加死亡率。健康的人更不用說，即使每天吃一到兩顆蛋也不會有問題。

蛋裡的蛋黃部分營養相當豐富，裡頭富含的不飽和脂肪酸油酸（Oleic acid）被認為能降低體內的LDL膽固醇。另一種也存在於蛋黃裡的卵磷脂

（Lecithin），是組成ＨＤＬ膽固醇的成分之一，和減少細胞內多餘膽固醇的機制有關。總而言之，吃蛋也有可能會減少動脈硬化的可能性。

不過，對於高血脂症的人來說，由於他們體內調節膽固醇量的機制，已無法有效運作，所以從飲食裡攝取的膽固醇量，就要跟著減少（二百毫克／日以下），也要留意蛋的攝取量才行。

第八章

懷孕、成長、增齡，人生各階段的營養管理

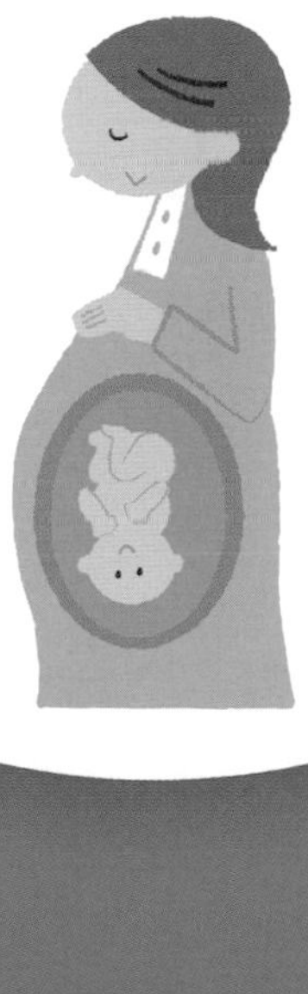

01 懷孕

從卵子在子宮內膜著床後，到生產的這段期間就稱為懷孕。受精後的卵子經過多次細胞分裂，分化生成各器官。人類自受精起到出生的這段期間內，會從直徑僅有約〇・一毫米的受精卵，成長到身高約五十公分、體重三公斤的個體。受精後滿七週以前為胚胎，之後稱為胎兒。在日本人飲食攝取標準（二〇一五年版）裡把懷孕十三週又六日以前歸為初期、十四週零日到二十七週六日為中期、二十八週零日之後為後期。

懷孕十六週時，胎盤會在子宮內膜上形成，透過臍帶運輸來自母體的營養和氧氣給胎兒，並將胎兒體內的代謝廢物運回母體內。此時，母體和胎兒的血液並不會因此混合在一起。

孕期裡常發生的疾病與症狀包含缺鐵性貧血、妊娠高血壓症候群、妊娠糖尿病（見左表）等疾病。

迷你知識

各胚層形成的器官與組織：受精後開始的細胞分裂會逐漸形成胚層，胚層分成外胚層、內胚層、中胚層，每種胚層都會各自發展成以下的器官。

外胚層：腦、神經系統、眼、鼻、口、皮膚上皮組織、指甲、汗腺、皮脂腺、毛髮等。

內胚層：呼吸系統、甲狀腺、腸道和腺體上皮組織、胸腺、膀胱等。

中胚層：心臟、血管、淋巴、腎臟、卵巢、精巢、骨骼、肌肉、韌帶等。

懷孕期營養概要

懷孕期時，母體的體內循環會隨著胎兒成長變化，身體所需的熱量及各營養素的量，也會和未懷孕時不同。有關孕期時理想的飲食生活，都詳細的寫在「專為孕產婦設計的均衡飲食指南」（資料來源：厚生勞動省・農林水產省，見下頁圖）和「專為孕產婦設計的飲食生活指南」（資料來源：厚生勞動省，見三二三頁）中。

孕產婦需要的必需營養素

要加上胎兒發育時，必需的能量和蛋白質（見三一九頁），不過為預防肥胖或妊娠高血壓症候群，適當的體重管理也是必要的。為此，在「專為孕產婦設計的飲食生活指南」裡，有依未懷孕時體型來分類的孕婦建議增重量（見三二一頁上方

妊娠期易引起的特有病症

病名	病徵、定義等
缺鐵性貧血	雖然不會因月經損失鐵質，但由於胎兒和胎盤的發育以及母體紅血球增加等，大量使用體內儲存的鐵，造成缺鐵。
妊娠高血壓症候群	定義為「受孕後20週後至分娩後12週的期間內，被診斷為高血壓或是高血壓伴有蛋白尿症狀，且這些症狀非因懷孕而偶發的併發症。」（日本婦產科學會），需要飲食減鹽並進行體重管理。
妊娠糖尿病	定義為「懷孕時期內首次診斷或發病、未達糖尿病標準的糖類代謝異常症」（日本糖尿病、妊娠學會），可能會造成母體、胎兒、新生兒異常或增加未來罹患糖尿病的可能性。患有糖尿病的女性懷孕的情況被稱為妊娠合併糖尿病。

迷你知識

胎兒附屬物：胎盤、臍帶、羊水合稱為胎兒附屬物，會在生產（分娩）時胎兒出生後排出。

害喜（惡阻，中醫用語）：指隨著懷孕發生的喜好改變、食慾不振、噁心嘔吐等症狀。

均衡飲食指南（厚生勞動省・農林水產省）

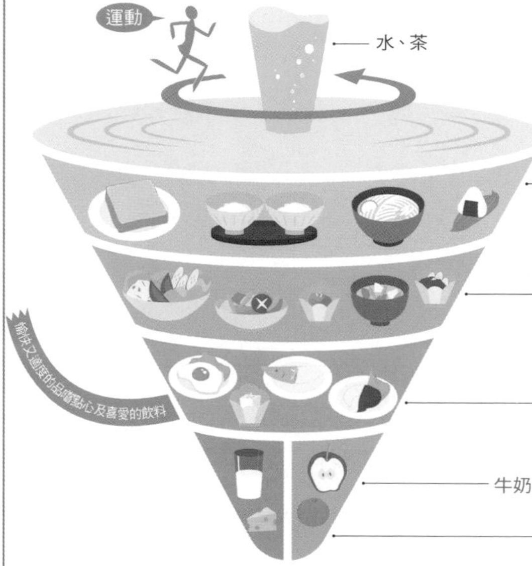

	未懷孕	1日添加量 懷孕初期	懷孕中期	懷孕後期 哺乳期
主食	5～7份（SV）	—	—	+1
副菜	5～6份（SV）	—	+1	+1
主菜	3～5份（SV）	—	+1	+1
牛奶、乳製品	2份（SV）	—	—	+1
果物	2份（SV）	—	+1	+1

以未懷孕及懷孕初期的每日所需量為基本，懷孕中期、懷孕後期跟哺乳期的女性各需要補充如欄內所示的份量。

均衡飲食指南：料理和食品分成「主食」、「小菜」、「主菜」、「牛奶、乳製品」、「水果」5種，一天要怎麼吃才好，以下以代表物為基準。

	1SV（一份）的量
主食	碳水化合物大約40g（約市售御飯糰一顆等）
副菜	蔬菜大約70g（約小盤沙拉等）
主菜	蛋白質大約6g（約納豆一盒等）
牛乳、乳製品	鈣質100mg（約牛奶半杯等）
水果	大約100g（約橘子一顆等）

各料理的標準量單位以SV（～份）表示

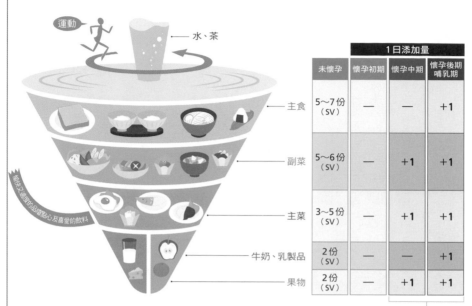

表）。另外，最近低出生體重兒人數逐漸增加，引起新問題發生，所以在小心不要增重過多的同時，也要注意不要過瘦。

脂質方面，無論是脂肪的熱量比例，還是飽和脂肪酸需求量都和未懷孕時一樣。n－3系脂肪酸（如花生四烯酸、DHA等）是胎兒形成器官時所需，需要多攝取一些。

孕產婦需要的維生素、礦物質

飲食攝取標準中，有許多維生素、礦物質都制定了孕婦專用的添加量（見三二〇頁表），其中特別需要注意的維生素、礦物質如下：

- **葉酸**：懷孕初期若缺乏葉酸，會造成胎兒發生神經管缺陷，因此需要多攝取。
- **鐵**：為防止缺鐵性貧血，除了增加鐵的攝取外，還需要多攝取加速蛋白質、鐵質吸收的維生素C。
- **鈣**：懷孕時，胎盤會分泌出大量活性維生素D_3（1，25-dihydroxyvitamin D_3），讓鈣的吸收率明顯提升，因此沒有特別制定鈣質添加量。不過，許多人未懷孕時，已有輕微鈣不足現象，所以孕期時多攝取也沒問題。

迷你知識

低出生體重兒與生活習慣病：懷孕期體重增加量明顯偏少的情況下，會增加產出低出生體重兒、先兆性流產、急迫性早產的風險。也有研究顯示低出生體重兒未來罹患活習慣病的風險較高。

n-3系脂肪酸建議攝取量：根據「飲食攝取標準」，1天的建議攝取量為1.8g。

n-6系脂肪酸建議攝取量：根據「飲食攝取標準」，1天的建議攝取量為9g。

重要詞彙

神經缺陷：在生成腦或脊髓等中樞神經系統的神經管時期發生的先天性疾病。該時期大致為懷孕4到5週時，因此特別建議孕婦在懷孕初期時選擇含有大量葉酸的營養均衡飲食，尤其是對懷孕有著高度期待的孕婦。

維生素、礦物質的添加量與標準量

	未懷孕時的建議量或標準量	添加量或標準量
維生素A	建議量18～29歲 650μgRAE／日 30～49歲 700μgRAE／日	懷孕後期添加量 80μgRAE／日
維生素D	標準量5.5μg／日	標準量7.0μg／日
維生素E	標準量6.0mg／日	標準量6.5mg／日
維生素B_1	建議量1.1mg／日	添加量0.2mg／日
維生素B_2	建議量1.2mg／日	添加量0.3mg／日
維生素B_6	建議量1.2mg／日	添加量0.2mg／日
維生素B_{12}	建議量2.4μg／日	添加量0.4μg／日
葉酸	建議量240μg／日	添加量240μg／日
泛酸	標準量4mg／日	標準量5mg／日
維生素C	建議量100mg／日	添加量10mg／日

鎂	建議量18～29歲 270mg／日 30～49歲 290mg／日	添加量40mg／日
鐵	建議量18～29歲（無月經） 6.0mg／日 30～49歲（無月經） 6.5mg／日	懷孕初期添加量 2.5mg／日 懷孕中期、後期添加量 15.0mg／日
鋅	建議量8mg／日	添加量2mg／日
銅	建議量0.8mg／日	添加量0.1mg／日
碘	建議量130μg／日	添加量110μg／日
硒	建議量25μg／日	添加量5μg／日

（日本人飲食攝取標準2015年版）

蛋白質和熱量添加量

孕婦熱量添加量（kcal／日）	
懷孕初期	＋50
懷孕中期	＋250
懷孕後期	＋450

孕婦蛋白量添加量（g／日）		
	推估平均需求量	建議量
懷孕初期	＋0	＋0
懷孕中期	＋5	＋10
懷孕後期	＋20	＋25

＊熱量為參考值
（日本人飲食攝取標準2015年版）

依未懷孕時體型分類的孕婦建議增重量[1]

未懷孕時體型	BMI	建議增重量
體重偏低（過瘦）	低於18.5	9～12kg
普通	18.5以上 未滿25.0	7～12 kg
肥胖	25.0以上[2]	依個人不同

1 體型為「普通」但BMI值接近「體重偏低（過瘦）」的情況下，建議增重量最好落於逼近上限12kg的範圍內。BMI值接近「肥胖」的情況則最好落於靠近下限7kg的範圍內。

2 若BMI只是稍微超過25.0，建議增重量約為5kg，大幅超過25.0的情況下需考慮其他風險再個別做判斷。

生理知識

懷孕週期的計算法

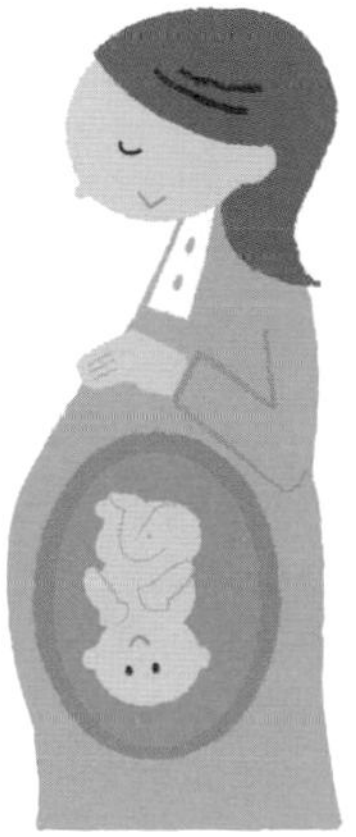

日本婦產科學會跟WHO一致（臺灣同），都以最後一次月經的開始日當作懷孕週期的第一天來計算，把最後一次月經的第一天當0日，一直計算到生產當天。在日本，這種方式稱為「月經後胎齡」，將7天稱為1週、4週（28天）為1個月，以「懷孕○週」、「懷孕○個月」來計算。月數雖然從1個月開始計算，但週數卻從0週開始。由於排卵日（受精日）是從月經開始約兩週後，所以懷孕週期、月數和受精開始計算的時間（受精後胎齡）會不一樣。

懷孕月數	1個月	2個月	3個月	4個月	5個月	6個月	7個月	8個月	9個月	10個月
懷孕週數	0週～13週6日				14週0日～27週6日			28週0日以後		
分期	初期				中期			後期		

02 哺乳

以母乳餵食嬰兒的六個月期間稱為哺乳期，包括生產後約六至八週的產褥期。有關哺乳期的營養，可分成哺乳婦女本身的營養需求，和母乳營養成分來思考。

哺乳婦女的營養

哺乳婦女需要恢復分娩時消耗的體力，再加上分泌乳汁、育兒等勞動量增加，所以在哺乳期時所需的熱量會比較多。為了保持母體健康並提供優質母乳，哺乳婦女需攝取高熱量、高蛋白質，同時維生素、礦物質豐富的飲食（見左表）。但是，即使在生產後六個月內，若未進行哺乳或是中途停止哺乳的話，還是要注意不要攝取過多熱量。

另外，雖然鈣質沒有特別標示添加量，但生產後的鈣質吸收率比懷孕期還要低，而且鈣會隨著母乳泌出，所以需要足量補充。二〇〇六年，在健全親子21推廣檢討會（厚生勞動省）上制定的「專為孕產婦設

迷你知識

哺乳婦女和飲酒、吸菸：酒精和尼古丁會移轉至母乳中。另外來自雙親的二手菸可能會造成嬰兒罹患呼吸道疾病。

重要詞彙

產褥期：母體回復至產前狀態的期間。產褥期時會從子宮和產道裡排出分泌物（惡露），可從排惡露的情況推估子宮內膜的恢復狀態。

健全親子21：在2001年～2014年的14年間舉行的母子保健國民運動計畫。內容為強化青春期保健對策，以減少10幾歲的青少年自殺率、性病感染率及墮胎率。

孕婦的添加量

熱量與蛋白質添加量	
推估熱量需求量（kcal／日）	＋350
蛋白質（g／日）	推估平均 需求量＋15 推薦量＋20

※熱量為參考值

	未懷孕時的建議量或標準量	添加量或標準量
維生素A	建議量18～29歲 650μgRAE／日 30～49歲 700μgRAE／日	添加量450μgRAE／日
維生素D	標準量5.5μg／日	標準量8.0μg／日
維生素E	標準量6.0mg／日	標準量7.0mg／日
維生素B_1	建議量1.1mg／日	添加量0.2mg／日
維生素B_2	建議量1.2mg／日	添加量0.6mg／日
菸鹼酸	建議量18～29歲 11mgNE／日 30～49歲 12mgNE／日	添加量3 mgNE／日
維生素B_6	建議量1.2mg／日	添加量0.3mg／日
維生素B_{12}	建議量2.4μg／日	添加量0.8μg／日
葉酸	建議量240μg／日	添加量100μg／日
泛酸	標準量4mg／日	標準量5mg／日
維生素C	建議量100mg／日	添加量45mg／日

鉀	標準量2000mg／日	標準量2200mg／日
鐵	建議量18～29歲（無月經） 6.0mg／日 30～49歲（無月經） 6.5mg／日	添加量2.5mg／日
鋅	建議量8mg／日	添加量3mg／日
銅	建議量0.8mg／日	添加量0.5mg／日
碘	建議量130μg／日	添加量140μg／日
硒	建議量25μg／日	添加量20μg／日
鉬	建議量18～29歲 20μg／日 30～49歲 25μg／日	添加量3μg／日

（日本人飲食攝取標準2015年版）

計的飲食生活指南」裡即明示著九項營養目標。

母乳的營養

以母乳育兒在防止新生兒感染疾病，以及促進親子間互動等方面，都是非常重要的。在「健全親子21」（厚生勞動省）中將增加產後一個月仍以母乳育兒的比例作為未來努力目標。此外，於「協助哺乳、離乳手冊」（厚生勞動省）裡的「推廣哺乳協助五要點」與「母乳哺育成功十條規」（世界衛生組織和聯合國兒童基金會）中也註明，推廣母乳哺育的要點（見三二六頁）。

乳汁分泌與成分

乳汁的分泌、和催乳素及催產素等、荷爾蒙有關。乳汁裡蘊含蛋白質、乳糖、脂質等，其中蛋白質含量多寡依序為酪蛋白、

專為孕產婦設計的飲食生活指南（2006年厚生勞動省）

① 懷孕前就要維持健康的身體。
② 以「主食」為中心，確實攝取足夠熱量。
③ 容易缺乏的維生素、礦物質用「副菜」大量攝取。
④ 適量攝取「主菜」，打好健全身體基礎。
⑤ 透過牛奶、乳製品等多樣食品組合補充足夠鈣質。
⑥ 懷孕時的體重增加量，對母體跟寶寶來説有益而不過多。
⑦ 以母乳育兒要建立在營養均衡的飲食生活基礎上。
⑧ 遠離菸酒等有害物質，守護寶寶。
⑨ 媽媽和寶寶開心又健康的每一天，是來自於身心愉悦放鬆的生活。

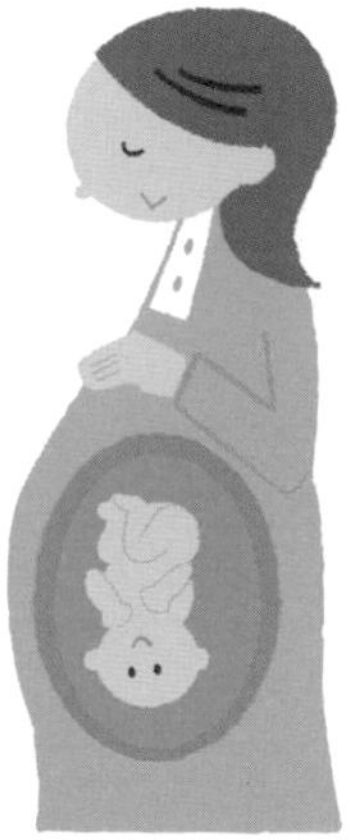

乳清蛋白、乳鐵蛋白等。另外，乳汁內還含有IgA等免疫球蛋白（見三二一頁表）。

母乳和牛乳間的成分差異如右表。乳汁又分成初乳（分娩後數日）和成熟乳等，成分皆有所差異。

●初乳成分

含有乳鐵蛋白等的蛋白質，牛磺酸、γ-胺基丁酸（γ-AminoButyricAcid，GABA）、鈉、氯化物、IgA、溶菌酶等。此外，也富含和免疫相關的嗜中性白血球、巨噬細胞、淋巴球等。

●成熟乳成分

和初乳相比，成熟乳含的乳糖和脂質較多。雖然乳汁內的免疫細胞濃度會下降，不過乳汁分泌量也會增加，也就是說，嬰兒攝取到的免疫細胞量不會改變。還有，乳汁的脂肪酸組成，會隨著母體的飲食內容改變。

母乳乳量不足的原因與對策

母乳乳量不足，是藉由新生兒體重增加的狀況來判斷的，新生兒在出生後二到三天，會發生體重下降的現象，但之後會逐漸增加，大約出生後七天到十天內會回升到出生時的體重。如果此時體重持續減

重要詞彙

催乳素：由腦下垂體前葉分泌的荷爾蒙。每當嬰兒吸吮母親的乳房時，就會造成哺乳刺激，促進催乳素分泌。

催產素：由腦下垂體後葉分泌的荷爾蒙，會在分娩時促進子宮收縮，或是刺激乳腺周圍的肌肉纖維收縮，促進乳汁分泌。

用語解說

牛磺酸：嬰兒的腦部及視網膜發育時必需的半胱胺酸。

γ-胺基丁酸（γ-AminoButyricAcid，GABA）：在腦等部位裡的其中一種神經傳導物質。

推廣哺乳協助五要點

1. 從懷孕時期開始選擇適當的哺乳方式，並輔助其實行。
2. 好好體諒媽媽的狀態，並觀察寶寶的狀況，協助哺育寶寶。
3. 哺乳時，盡可能協助媽媽在安靜的環境下，一邊抱緊寶寶、一邊以溫柔的聲音與寶寶交談。
4. 為了讓更多人在媽媽哺乳時提供協助，提供爸爸、家人、親近的朋友相關的哺乳資訊。
5. 盡可能打造出媽媽遇到哺乳困難時可尋求協助的場所，或是在哺乳期間也能輕鬆外出、方便工作的環境。

（厚生勞動省）

母乳哺育成功十條規

1. 時常告知所有醫療相關人員有關母乳育兒的方針。
2. 教導所有醫療人員有關母乳育兒的必要知識。
3. 常告知所有孕婦有關母乳育兒的優點和方法。
4. 母親分娩後，協助母親在30分鐘內以母乳哺育寶寶。
5. 對母親進行充分的哺乳指導，並教導即使寶寶不在身邊該如何維持母乳分泌量的方法。
6. 除了醫療需要外，不給寶寶母乳以外的營養來源。如水、糖水、配方奶等。
7. 讓母子同房。讓寶寶跟媽媽24小時都能在一起。
8. 在寶寶要喝奶時，滿足他對母乳的需求。
9. 不給喝母乳的寶寶奶嘴，也不用奶瓶餵食。
10. 協助營造支援母乳育兒的團體，並告知即將出院的媽媽相關團體的存在。

（WHO〔世界衛生組織〕和UNICEF〔聯合國兒童基金會〕）

少，或是沒有回升到出生時的體重，即可推測為母乳不足。

母乳不足的原因包括，乳頭外型異常（乳頭扁平、乳頭凹陷、乳頭過小）或是乳腺炎等，若是在產後幾天乳量較少的時候，給予多次哺乳刺激的話，血液中的催乳素即會上升，促進乳汁分泌，乳量也會因此增加。另外，哺乳後將殘乳完全擠出，並進行乳房按摩的話，也是非常好的改善方式。如果無論如何都無法增加母乳分泌量的話，用配方乳來補充即可。

用語解說

新生兒體重下降：新生兒在出生後2到3天，比剛出生時的體重減少大約5%到7%的體重。剛出生的新生兒還無法順利吸吮乳汁，再加上水分流失量大，因此造成一時體重減輕的現象。

迷你知識

母乳與藥物：由於藥物會移轉至母乳中，所以需特別小心用藥。不過，根據藥物種類不同移轉的程度也都不一樣，所以也不需要因用藥而停止哺乳。

母乳中的免疫因子

免疫因子	作用
比菲德氏菌	促進腸道內比菲德氏菌增生，達到抑制病原菌滋生效果
體液型IgA	在腸道內進行免疫作用
溶菌酶	破壞細菌細胞壁以殺菌
乳鐵蛋白	抑制細菌增生，對大腸桿菌尤其有效
補體	可幫助腸道內免疫
淋巴球	參與細胞性免疫
巨噬細胞	吞噬細菌等異物

母乳和牛奶的成分差異

母乳內含量較多的成分	乳糖白蛋白、乳鐵蛋白、乳糖
含量幾乎相同的成分	熱量、乳清蛋白
母乳內含量較少的成分	酪蛋白、乳球蛋白、鈉、鈣、維生素K

03 嬰幼兒營養

出生後未滿二十八日稱為新生兒，出生後未滿一年稱為嬰兒（含新生兒期間），滿一歲起至上小學前稱為幼兒。

在人類的生命階段中，嬰幼兒期是成長最顯著的時期。體重在滿一歲的時候大約是剛出生時的三倍（約九公斤）、滿四歲時約五倍（約十五公斤），滿一歲時身高約是剛出生時的一．五倍（約七十五公分）、滿四歲時約二倍（約一百公分）。剛出生時只會睡覺的嬰兒，過了一歲就會自己一個人走路，二歲的時候就會跑了。像這樣急遽成長與發展的速度，在其他時期幾乎看不到。

嬰兒期營養

嬰兒期前半段（出生後五到六個月前）的營養來源，主要來自乳汁，乳汁又分成母乳、配方乳、兩者混搭等三種。其中可給嬰兒必要營養素同時兼顧免疫力的母乳，是最理想的營養來源（見

迷你知識

嬰兒的胃：新生兒的胃容量為20到60mL，1歲時的胃容量大約為460mL。成人的胃裡雖然屬酸性，但新生兒的胃卻是介於中性至弱鹼性，胃酸的分泌量也不多。由於胃的形狀不像成人一樣彎曲，所以容易嘔吐。

母乳和維生素K：由於母乳裡的維生素K含量不足，所以用糖漿補充。新生兒維生素K若不足，會造成新生兒血便（頭顱出血、腸胃道出血）。

各種營養哺乳法比例：

出生後1個月

母乳	42.4%
配方乳	5.1%
兩者混搭	52.5%

出生後3個月

母乳	38.0%
配方乳	21.0%
兩者混搭	41.0%

7～8個月左右	9～11個月左右	12～18個月左右
● 1天餵食2次，並培養規律的用餐時間。 ● 為了讓孩子品嘗到多種味道和食物觸感，增加餵食的食物種類。	● 遵照規律用餐時間，用餐次數改為1天3次。 ● 讓孩子體驗的全家人一起吃飯的樂趣。	● 遵照1天3次的規律用餐時間。 ● 從「用手抓著吃」開始讓孩子體驗自己吃飯的樂趣。
單用舌頭可弄碎的硬度	**用牙齦可弄碎的硬度**	**用牙齦可嚼碎的硬度**
● 普通白米粥。 ● 增加食物種類如各種蔬菜、豆類和海藻等。 ● 魚類從白肉魚開始，之後依紅肉魚、亮皮魚順序增加。 ● 低脂肉類。 ● 適量豆腐。 ● 從水煮蛋蛋黃開始吃，再給全蛋。 ● 優格和低脂乳酪。	● 從白米粥慢慢改為軟飯。 ● 各種蔬菜、豆類。 ● 因容易缺鐵所以開始餵紅肉魚、肉跟肝。 ● 適量豆腐。 ● 給全蛋。 ● 優格和乳酪。 ● 根據孩子飲食狀況也可餵些嬰兒食品。	● 從軟飯慢慢改成普通白飯。 ● 各種蔬菜、豆類。 ● 適量豆腐、魚、肉。 ● 給全蛋。 ● 優格和乳酪。

（資料來源：厚生勞動省「協助哺乳、離乳手冊」）

餵食離乳食步驟

「協助哺乳、離乳手冊」是為了推廣透過哺乳養育出健全孩子的「育兒」方式並提供協助，由厚生勞動省製作而成的。

離乳開始

指「第一次餵食柔軟食物泥的時候」。若只餵米湯、果汁等不算「離乳開始」。

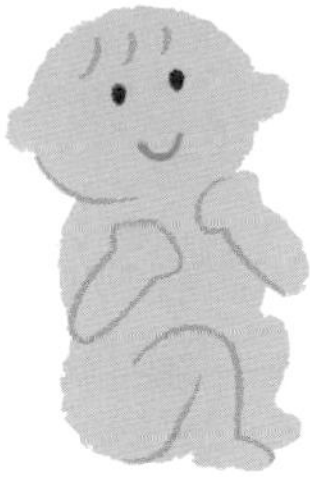

離乳結束

指「大多從母乳和配方乳以外的食物獲得熱量及營養素的時候」。即使離乳結束，也可以持續給予母乳和配方乳。

5～6個月左右

吃法

- 一邊觀察孩子情況，1天1次餵食1茶匙。
- 母乳跟配方乳只有在孩子想喝時才給。

調理後狀態

柔軟、磨成泥的狀態

飲食內容

- 從不易引起過敏的米粥開始餵，一開始最好給還帶有些飯粒的粥。
- 開始習慣之後多給馬鈴薯、蔬菜、水果，也可以開始嘗試給豆腐跟白肉魚。
- 一開始不需要任何調味，之後再慢慢加些清淡的調味。

注意　為了預防肉毒桿菌感染，滿1歲前不得餵食蜂蜜。這是因為蜂蜜曾被肉毒桿菌孢子感染，滿1歲後大腸內菌叢已長成，可抑制肉毒桿菌繁殖，所以吃蜂蜜也不會有問題。

三二四頁）。

隨著嬰兒成長，單靠乳汁給予的營養也會逐漸不夠用，所以約五到六個月時，開始給予離乳食品，約在出生後十二到十八個月時，嬰兒會進入完全離乳期。餵離乳食的目的是，為了刺激嬰兒咀嚼能力和味覺，讓嬰兒能從乳汁以外的食物補充營養，有關離乳食品的進食步驟，可參考厚生勞動省編寫的「協助哺乳、離乳手冊」（見三三一頁圖）。不過，離乳期的發展因人而異，不用完全照手冊上寫的來安排，觀察嬰兒進食過程與樣子之後，做決定是最重要的。

幼兒期營養

幼兒的體型比起成人要小，但需要的熱量和營養素卻相對較多。幼兒一公斤體重需要的熱量，跟蛋白質等是成人的兩到三倍。尤其組成肌肉、器官的蛋白質特別重要，還有組成血液的鐵質、和骨頭與牙齒發育相關的鈣跟維生素D，都要避免不要攝取不足（見左表）。另外，也別忘了攝取足夠水分。

這階段的孩子每次的進食量都不多，有可能無法只靠一天三餐就攝取到足夠的量，所以最好備妥一到兩餐的餐間點心，讓一天能吃進四至五餐。餐間點心的熱量大約為一天所需熱量的一〇％到二〇％是最合適的。

每次用餐時要注意飲食均衡，備齊主食、主菜、配菜等。由於這階段也是刺激味覺發展的時期，盡量給予調味偏淡、帶有食材原味的食物，而且不挑種

迷你知識

卡普指數（Kaup index）：判斷3個月以上的嬰幼兒肥胖或瘦弱的指數，以體重（g）÷身高（cm）^{2}×10來計算。

嬰幼兒期的牙齒：出生後6個月開始長乳牙，2歲半左右上下會各長好10顆。因此，在離乳期結束後，乳牙仍有可能尚未長全。

類，讓孩子品嘗到各式各樣的食物味道。同時，這階段也是打好未來用餐習慣基礎的重要時期，所以用餐時間要固定，打造出正確的生活步調。還有，這階段孩子對自行用餐特別積極（見下頁表），最好準備方便孩子自己進食的餐具，並注意用餐時的桌椅高度。

食物過敏

嬰幼兒的消化道尚未發達，所以容易引起食物過敏。容易成為過敏原的食物包括蛋、牛奶、小麥、大豆等，但隨著孩子成長，易過敏的情況也會跟著減輕。

幼兒期熱量、營養素飲食攝取標準

	1～2歲		3～5歲	
	男	女	男	女
推估熱量必需量（kcal／日）	950	900	1300	1250
蛋白質 推薦量（g／日）	20	20	25	25
脂肪熱量比例 目標量（%熱量）	20以上未滿30	20以上未滿30	20以上未滿30	20以上未滿30
維生素D 標準量（μg／日）	2.0	2.0	2.5	2.5
鈣 建議量（mg／日）	450	400	600	550
鐵 建議量（mg／日）	4.5	4.5	5.5	5.0

※熱量為參考值。身體活動程度達中度的情況下。　（日本人飲食攝取標準2015版）

用語解說

食物過敏：攝取特定食物後，皮膚出現溼疹或是發癢，或出現流鼻水、氣喘、嘔吐、腹瀉等症狀的疾病。

用餐行為的發展情況

年齡	用餐行為	
1歲前半	• 用手抓著吃。	• 用杯子喝。
1歲後半	• 想自己動手吃東西。	• 用湯匙跟叉子吃。
2歲前半	• 能好好喊我開動了、我吃飽了。	• 能拿著湯匙跟碗吃。
2歲後半	• 幾乎能自己用餐。	• 能單手拿杯子喝。
3歲以上	• 能自己好好用餐。	• 用筷子吃。

生理知識

小孩跟大人，哪裡不一樣？

小孩並非只是縮小的大人，從全身體型來看，嬰幼兒跟成人就大大不同，所有嬰幼兒都是「大頭」。身高與頭部的比例，成人大約是1／7到1／8（7到8頭身），新生兒是1／4（4頭身）。新生兒的頭圍比胸圍還大。

孩子跟大人體內狀態也不同，體重裡水分占的比例，成人約為60%，但嬰兒卻是77%。此外，體溫也是，成人約是36.5℃，嬰兒則是37℃左右，嬰幼兒的呼吸次數和心跳數也比成人多。新陳代謝活躍的嬰幼兒期雖然體型不大，但熱量、營養素、水分的必需量都非常多，需要特別注意。

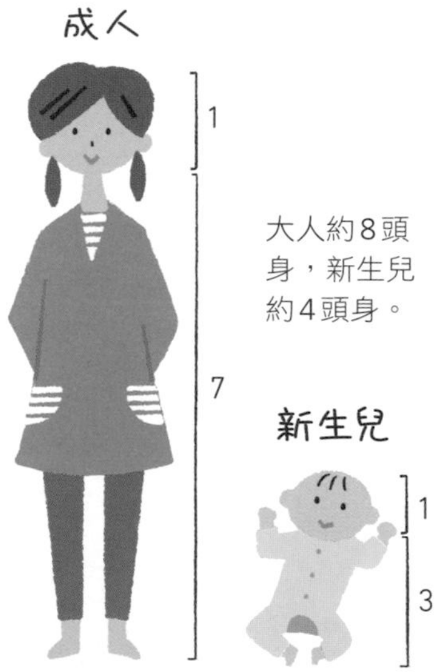

04 兒童與青春期營養管理

人類從精子與卵子結合之後就開始成長發育，身體各部分的成長發育速度並不一定（下頁圖）。

這節裡我們專講兒童期與青春期（嬰幼兒期，請見三三三頁圖）。兒童期是指小學一到六年級這段期間，青春期階段男女各有不同，女生大約是八到九歲的時期開始，到十七到十八歲左右為止，男生大約是十到十一歲的時期開始，到十八到十九歲左右為止。由此可知，兒童期期間有部分跟青春期是重疊的。

兒童期、青春期時身高跟體重都會大幅增加（見三三七頁圖），女生比男生發育的早，顛峰時期大約早了一到二年，十到十一歲的身高、體重也是女生的發育幅度較大。在這段期間第二性徵會逐漸出現，顯現出男女之間的生理差別。

迷你知識

成長與發育：「成長」是指身高、體重等物理量的增長，「發育」指的是身體機能和精神成熟。現在使用成長與發育兩詞時的帶有的含意幾乎無差異。

重要詞彙

第二性徵：

男孩：受到睪固酮的影響，肌肉與骨骼開始發展成熟，同時引起變聲等現象。

女孩：受到卵巢分泌的荷爾蒙（雌激素）影響，皮下脂肪開始堆積、月經來潮（初經）、乳房開始發育等。

人體各系統的成長發育

人體的成長發育速度並不是固定的，腦部與神經系統會在嬰幼兒期急遽發展，生殖系統則主要集中在青春期才開始發展。

斯開蒙（Scammon）的成長發育曲線圖

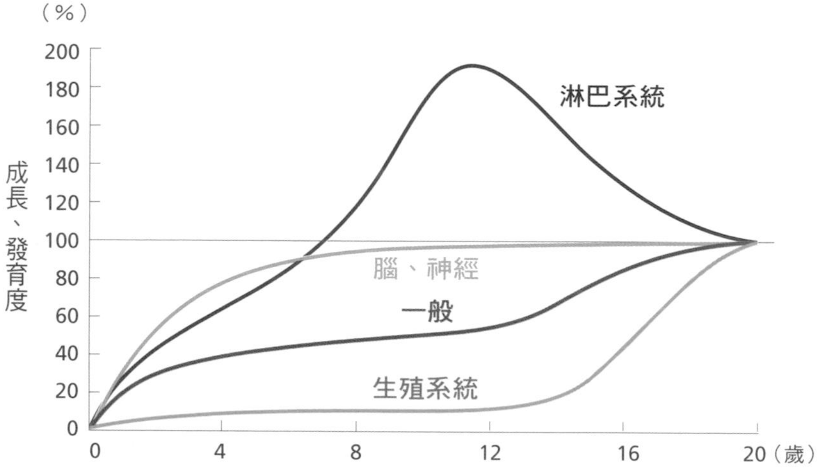

一般　　：身高、體重等
腦、神經：腦、神經系統
淋巴系統：胸腺、淋巴腺、扁桃腺等
生殖系統：睪丸、卵巢、子宮等（第二性徵）

各年齡身高的平均值與偏差值

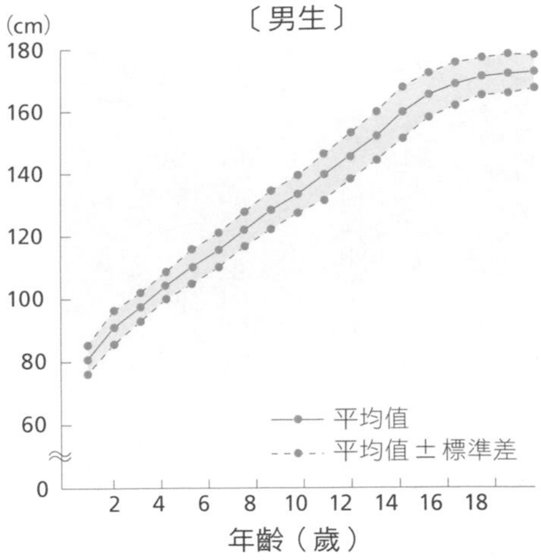

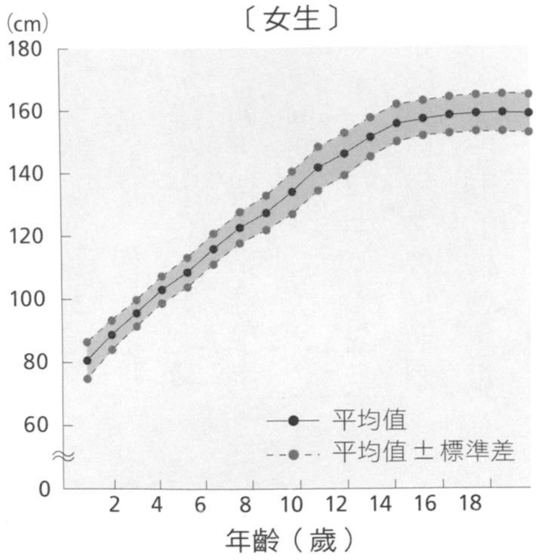

（以厚生勞動省「國民健康、營養調查報告」中數值製表）

各年齡體重的平均值與偏差值

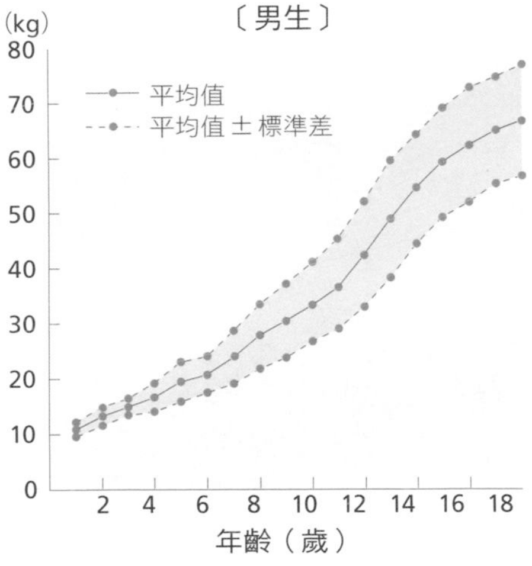

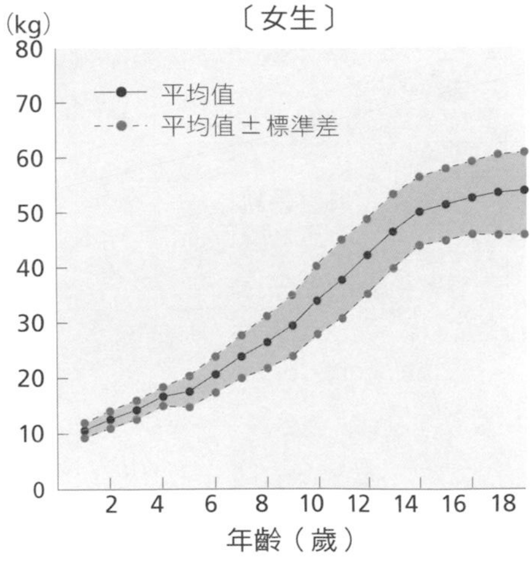

（以厚生勞動省「國民健康、營養調查報告」中數值製表）

成長期營養

青春期的必要熱量需求，是人一生中高的時候，而且很需要蛋白質、維生素跟礦物質（見下表）。其中又以合成甲狀腺素的重要材料碘、骨骼生長必備的鈣、生成紅血球必需的鐵最為重要。

尤其是鈣，體內儲存鈣幾乎都在一到十九歲這段期間進行，一天的體內鈣儲存量，在青春期時達到最高峰。維生素也是發育必需，像是維生素D、維生素A、維生素C、維生素K都和骨骼生長有關，特別是維生素D不足有可能造成佝僂症。

隨著成長，孩子的生活範圍，會逐漸擴展到家庭與學校之外，他們自己選擇用餐內容與時間的機會，也

成長期飲食攝取標準

<table>
<tr><th colspan="2" rowspan="2"></th><th colspan="2">6～7歲</th><th colspan="2">8～9歲</th><th colspan="2">10～11歲</th><th colspan="2">12～14歲</th><th colspan="2">15～17歲</th></tr>
<tr><th>男</th><th>女</th><th>男</th><th>女</th><th>男</th><th>女</th><th>男</th><th>女</th><th>男</th><th>女</th></tr>
<tr><td colspan="2">推估熱量必需量（kcal／日）</td><td>1,550</td><td>1,450</td><td>1,850</td><td>1,700</td><td>2,250</td><td>2,100</td><td>2,600</td><td>2,400</td><td>2,850</td><td>2,300</td></tr>
<tr><td colspan="2">蛋白質 建議量（g／日）</td><td>35</td><td>30</td><td>40</td><td>40</td><td>50</td><td>50</td><td>60</td><td>55</td><td>65</td><td>55</td></tr>
<tr><td colspan="2">n-6系脂肪酸 標準量（g／日）</td><td>7</td><td>7</td><td>9</td><td>7</td><td>9</td><td>8</td><td>12</td><td>10</td><td>13</td><td>10</td></tr>
<tr><td colspan="2">n-3系脂肪酸 標準量（g／日）</td><td>1.4</td><td>1.3</td><td>1.7</td><td>1.4</td><td>1.7</td><td>1.5</td><td>2.1</td><td>1.8</td><td>2.3</td><td>1.7</td></tr>
<tr><td colspan="2">維生素B_1 建議量（mg／日）</td><td>0.8</td><td>0.8</td><td>1.0</td><td>0.9</td><td>1.2</td><td>1.1</td><td>1.4</td><td>1.3</td><td>1.5</td><td>1.2</td></tr>
<tr><td colspan="2">維生素C 建議量（mg／日）</td><td>55</td><td>55</td><td>60</td><td>60</td><td>75</td><td>75</td><td>95</td><td>95</td><td>100</td><td>100</td></tr>
<tr><td colspan="2">鈣 建議量（mg／日）</td><td>600</td><td>550</td><td>650</td><td>750</td><td>700</td><td>750</td><td>1,000</td><td>800</td><td>800</td><td>650</td></tr>
<tr><td rowspan="2">鐵 建議量（mg／日）</td><td>無月經</td><td rowspan="2">6.5</td><td rowspan="2">6.5</td><td rowspan="2">8.0</td><td rowspan="2">8.5</td><td rowspan="2">10.0</td><td>10.0</td><td rowspan="2">11.5</td><td>10.0</td><td rowspan="2">9.5</td><td>7.0</td></tr>
<tr><td>有月經</td><td>14.0</td><td>14.0</td><td>10.5</td></tr>
<tr><td colspan="2">碘 建議量（μg／日）</td><td>75</td><td>75</td><td>90</td><td>90</td><td>110</td><td>110</td><td>140</td><td>140</td><td>140</td><td>140</td></tr>
</table>

※熱量為參考值。身體活動程度達中度的情況下。

（日本人飲食攝取標準2015版）

會增加。所以在成長期培養出良好的飲食習慣，和規律的用餐時間是非常重要的。

為此，國中小學推行了營養午餐制度。在文部科學省（編按：相當於臺灣的教育部）訂定的「兒童或學生每一人、每一次的學校營養午餐攝取標準」裡，寫明了午餐裡應具備每日營養需求量的熱量三三％、蛋白質與鈣質五〇％、維生素B群四〇％。另外，小學的營養午餐分成低學年、中學年、高學年。營養午餐的相關指導，都由營養老師負責。

成長期中容易發生的營養問題

成長期中容易發生的營養問題，包含肥胖、神經性食慾不振（厭食症）、貧血、類腳氣病症狀、不吃早餐等。

●**肥胖**：兒童期肥胖很容易延續到成年期，所以要特別注意。體型肥胖與否的判定會採用羅列指數（Rohrer index），和兒童與青少年肥胖定義（BMI標準）。

●**神經性食慾不振（厭食症）**：神經性食慾不振是青春期的心理疾病之一，尤其女性容易因太注意體重的增加，開始進行激烈減重而發症。過度的減重和神經性食慾不振，都容易引起骨質密度下降、停經、貧血等症狀，要特別小心。

重要詞彙

羅列指數（Rohrer index）：
以體重（kg）÷身高（m）^{3}×10來計算。
130：標準
160以上：肥胖

判定小兒肥胖：
以（實際體重－標準體重）÷標準體重×100來計算。
＋20～29％：輕度肥胖
＋30～49％：中度肥胖
＋50％以上：重度肥胖

●**貧血**：特別是女性容易因生理期到來流失鐵質，導致缺鐵性貧血發生。另外，男性也會出現貧血情況。

●**類腳氣病症狀**：該症狀多發於男性，容易腳部浮腫、疼痛等。主要是因熱量消耗時，維生素B_1相對不足引起的。

●**不吃早餐**：因為熬夜，導致生活節奏被打亂，不吃早餐的孩子越來越多。早餐是大腦開始一天活動，最初的能量來源。若不吃早餐，體內沒有足夠的血糖消耗，會造成精神不濟、疲勞等情況。

迷你知識

學校營養午餐實施率：（資料來源：2012年日本「學校營養午餐實施現況等調查」）

國小

正餐	98.2%
點心	0.5%
牛奶	0.5%
合計	99.2%

國中

正餐	78.1%
點心	0.5%
牛奶	6.8%
合計	85.4%

正餐：麵包或是飯＋配菜＋牛奶
點心：配菜＋牛奶
牛奶：牛奶

未吃早餐率：（資料來源：2012年「學校營養午餐實施現況等調查」）

7～14歲 男→3.6%
女→4.5%

15～19歲 男→12.3%
女→10.7%

05 增齡者營養對策

增齡引起的生理變化

因年屆高齡，除了心臟以外，幾乎所有內臟器官的細胞數都會下降，體重、骨量、身體含水量也會減少。另一方面，體脂肪量因為不會產生太大變化，所以體脂肪率會增加，免疫能力則會降低，容易感染其他疾病。不過，因增齡引起的生理變化因人而異，差別相當大。

增齡引起的生理變化，會發生在身體各個部位（見下圖），尤其是跟營養有關的消化系統，和感覺系統。

消化系統中，消化液的分泌量，以及消化酵素的活性都會減少，消化器官機能也逐漸低落。口腔內由於唾液分泌量減少，牙齒也會因此受損，導致容易引起咀嚼和吞嚥困難。感覺系統裡因為味覺減退，對鹹味感受度降低，所以開始偏好重口味的食物。

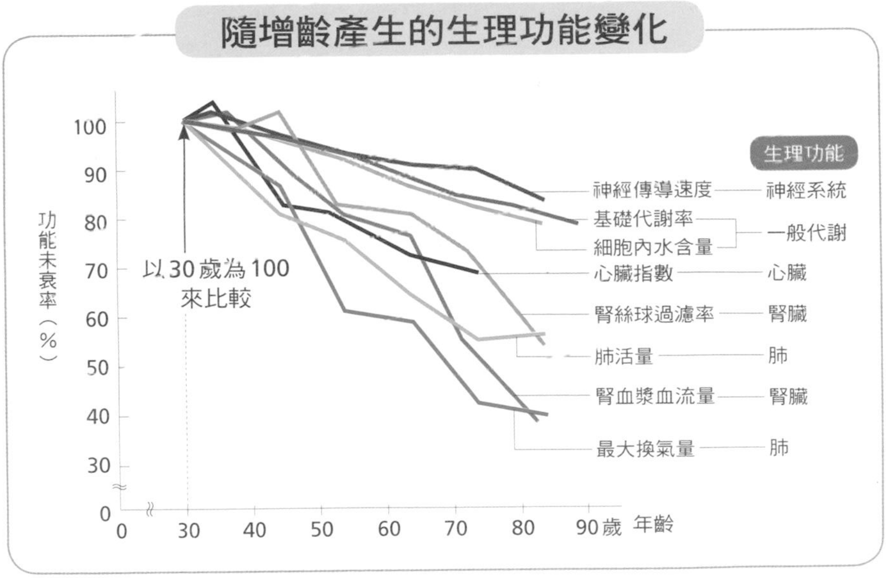
隨增齡產生的生理功能變化
功能未衰率（%）
100
90
80
70
60
50
40
30
0
0
30
40
50
60
70
80
90歲
年齡
以30歲為100
來比較
生理功能
神經傳導速度
神經系統
基礎代謝率
細胞內水含量
一般代謝
心臟指數
心臟
腎絲球過濾率
腎臟
肺活量
肺
腎血漿血流量
腎臟
最大換氣量
肺

分子老化

有各式各樣有關老化的學說，但現在被認為，最值得採信的學說分別是「染色體學說」跟「自由基學說」（見左頁圖）。

染色體學說：「壽命是基因重新被設定的一種系統。」動物有一定的壽命極限，細胞也有。在染色體末端有端粒（Telomere，DNA重複序列），每當細胞分裂時端粒就會變短一些，因此被認為，是由於端粒變短才引起細胞老化。現在有關人類壽命基因的研究，正如火如荼的進行中。

自由基學說：「由於細胞上累積了活性氧等，造成的損傷，導致老化發生。」活性氧是粒線體合成能量時，產生的副產物，會氧化細胞膜、蛋白質、DNA造成損傷。結果讓DNA在轉譯時發生問題，像是出現細胞修復作用也無法修復的損傷，導致細胞或器官功能異常，這些情況被認為是老化的原因之一。

高齡者營養

高齡者中，有營養過剩和營養偏不足的狀況，營養過剩以女性的膽固醇，和血糖值都偏高的比例特別高。另一方面，食慾和咀嚼能力衰退，還有不易購物與下廚等情形，讓許多高齡者營養偏不足。

迷你知識

高齡期年齡區段：在「國勢調查」等將人口分成3區段的調查裡，高齡者為65歲以上；「日本人飲食攝取標準」（2015年版）中，70歲以上才是高齡者。另外，75歲以上被稱為高齡後期。

老化與增齡：「增齡」是指年齡增加，「老化」指身體機能降低。

染色體學說和自由基學說

有關老化成因的學說包含染色體學說跟自由基學說等。

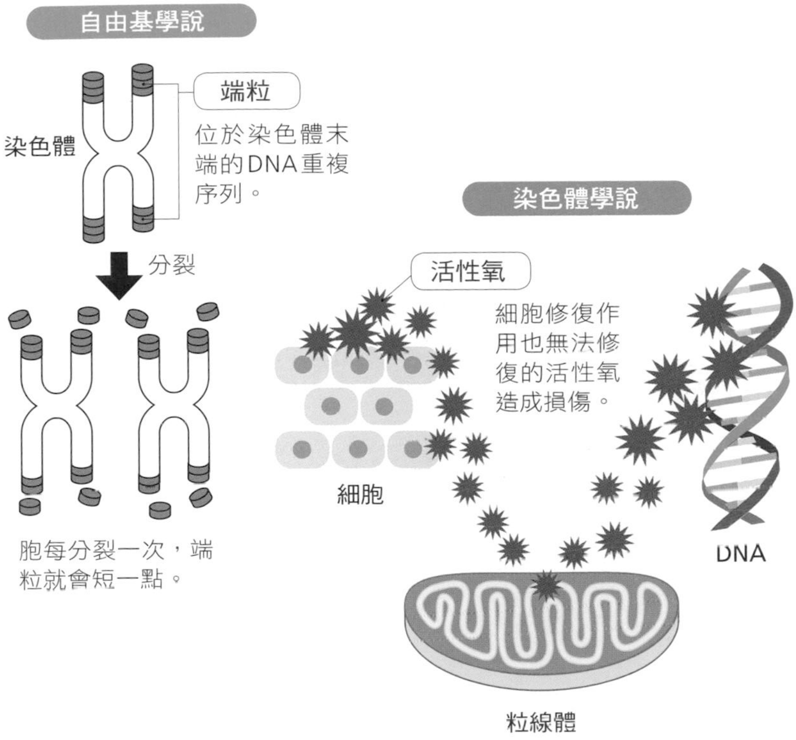

自由基學說
端粒
染色體
位於染色體末端的DNA重複序列。
分裂
胞每分裂一次，端粒就會短一點。
染色體學說
活性氧
細胞修復作用也無法修復的活性氧造成損傷。
細胞
DNA
粒線體

重要詞彙

端粒（Telomere）：染色體末端有個，名為端粒的DNA重複序列。每當細胞分裂時端粒就會變短一些，短到一定的長度後細胞會停止增殖，最終死亡。最近認為是因為端粒變短導致老化。

用語解說

免疫力低落：負責免疫細胞（T細胞）分化與成熟的胸腺隨著年齡增長萎縮，導致免疫力低落。

高齡期營養需配合身體活動量，攝取需要的熱量，還有一定要攝取優質蛋白質和維生素、礦物質、膳食纖維等（見下表）。「日本人飲食攝取標準」（二〇一五年版）裡的蛋白質建議攝取量（一公斤體重），高齡者（一・〇六公克／日）就比成年人（〇・九公克／日）還要多。

礦物質部分鈣質，特別容易攝取不足，因此要格外注意。另一方面，要小心不要攝取過量的鈉（食鹽）。

高齡期飲食攝取標準

	50～69歲		70歲以上	
	男	女	男	女
推估熱量必需量（kcal／日）	2,450	1,900	2,200	1,750
蛋白質　建議量（g／日）	60	50	60	50
鈣　建議量（mg／日）	700	650	700	650
膳食纖維　目標量（g／日）	20以上	18以上	19以上	17以上
鈉（食鹽量）　目標量（g／日）	低於8.0	低於7.0	低於8.0	低於7.0

※熱量為參考值。身體活動程度達中度的情況下。　（日本人飲食攝取標準2015版）

迷你知識

高齡者每日平均食鹽攝取量：

60～69歲　男　11.8g
　　　　　女　10.2g
70歲以上　男　11.1g
　　　　　女　9.8g

（資料來源：2012年日本「國民健康、營養調查」）

牙齒缺損狀況：

現在牙齒數量（平均）

70～74歲　17.3顆
75～79歲　15.6顆

擁有20顆以上牙齒的比例

70～74歲　52.3%
75～79歲　47.6%

擁有20顆牙齒以上的人數是歷年最多。

（資料來源：2011日本「牙科疾病現況調查」）

總膽固醇值240mg/dL以上的情況：

70歲以上　男　6.1%
　　　　　女　11.8%

（資料來源：2012年日本「國民健康、營養調查」）

還有，也要特別留意補充水分。高齡者常因飲食攝取量減少，再加上害怕尿失禁，所以減少喝水量等情況，導致水分攝取量非常不足。

用餐時的姿勢要特別注意，即使是長期臥床，也要在用餐時撐起上半身，讓高齡者可看清楚菜色。另外，可教導高齡者能簡單做出的料理，或是提供配餐服務也不錯。

高齡期營養問題與對策

高齡期裡容易引起的問題中，和營養有關的包含營養不均衡、脫水、骨質疏鬆症、吞嚥困難、褥瘡等。

● **營養偏不足**：透過體重減少幅度，和血清白蛋白值判定（見下頁表）。若血清白蛋白值偏低，則以動物性蛋白質為主，增加蛋白質攝取量。

● **脫水**：高齡者不易有喉嚨口渴的感覺，容易引起脫水現象（特別是高張性脫水症，見下頁表）。脫水現象會讓意識不清，容易跌倒導致骨折。

● **骨質疏鬆症**：女性容易因停經，導致雌激素分泌量驟減，讓骨量也跟著減少。要補充足量的鈣質、維生素D、維生素K等。

● **吞嚥困難**：需特別用心在把食物切細碎、多勾芡和用餐姿勢（角度）上，並採取防止噎到的方法。不容易噎到的食物像是布丁狀、果凍狀的食物，容易噎到的包含海帶、海苔、黃豆、芝麻、蜂蜜蛋糕等。

迷你知識

老年症候群：老年期眾多症狀裡需特別處理對應的部分。像是噎到、吞嚥困難、跌倒、椎體骨折、長期臥床、失智症、褥瘡、骨質疏鬆症等。
口腔保健：沒有牙齒或是裝假牙的情況下，也要注重刷牙、漱口等口腔保健。
巴氏量表：從用餐、換衣、洗澡、上廁所、步行等日常生活動作評估照護的必要程度。
增齡引起的動脈硬化：因脂質、鈣質沉澱，加上彈性蛋白（elastin）減少、膠原蛋白堆積，導致血管彈性下降，發展成動脈硬化。

●**褥瘡：**補充足量的蛋白質、鋅、鈣、維生素C、精胺酸。

營養偏不足的判斷標準

	判斷標準
體重減少率	體重減少率1週達3%以上、1個月達5%以上、3個月達7.5%以上、6個月達10%以上
血清白蛋白質	3.5g／dL以下

體重減少率＝（平時體重－現在體重）÷平常體重×100

脫水症分類

種類	狀態	病因
高張性脫水	水分不足。	發燒、發汗、腹瀉等。
等張性脫水	水分與鈉不足。	腹瀉、嘔吐等。
低張性脫水	鈉不足。	等張性脫水時只補充水分。

重要詞彙

褥瘡：又稱壓瘡，是因睡覺時長時間維持同一姿勢，使得身體接觸床面的部分長時間承受壓力，導致局部血流不順、組織壞死的情況。需要進行以蛋白質為主的營養治療，並需改變姿勢、定時消毒等。

國家圖書館出版品預行編目（CIP）資料

看得見的營養學／川島由起子監修；林思吟、高宜汝譯
--初版, -- 臺北市：大是文化，2020.08
352頁；17×23公分. --（Easy；92）

ISBN 978-986-94432-0-3（平裝）

1. 營養學

411.3 109009286

EASY 92
看得見的營養學

監　修　者／川島由起子
譯　　　者／林思吟、高宜汝
責任編輯／陳竑悳
校對編輯／郭亮均
副總編輯／顏惠君
總　編　輯／吳依瑋
發　行　人／徐仲秋
會　　　計／林妙燕、陳嬅娟、許鳳雪
版權專員／劉宗德
版權經理／郝麗珍
行銷企畫／徐千晴、周以婷
業務助理／王德渝
業務專員／馬絮盈、留婉茹
業務經理／林裕安
總　經　理／陳絜吾

STAFF
插圖／石山綾子、寺平京子、村上綾、村上郁
設計／バベット
編輯協力／桂樹社グループ

出　　　版／大是文化有限公司
臺北市 100 衡陽路7號8樓
編輯部電話：（02）2375-7911
讀者服務／購書相關資訊請洽：（02）2375-7911　分機212
24小時讀者服務傳真：（02）2375-6999
讀者服務E-mail：haom@ms.hinet.net
郵政劃撥帳號／19983366　戶名：大是文化有限公司

法律顧問／永然聯合法律事務所
香港發行／豐達出版發行有限公司 Rich Publishing & Distribution Ltd
地址：香港柴灣永泰道70 號柴灣工業城第2 期1805 室
Unit 1805,Ph .2,Chai Wan Ind City,70 Wing Tai Rd,Chai Wan,Hong Kong
Tel：2172-6513　Fax：2172-4355
E-mail：cary@subseasy.com.hk

封面設計／孫永芳
內頁排版／Winni
印　　　刷／緯峰印刷股份有限公司

■ 2020年08月二版一刷
ISBN 978-986-94432-0-3

Printed in Taiwan
定價／新臺幣399元
（缺頁或裝訂錯誤的書，請寄回更換）

COLOR ZUKAI EIYOUGAKU NO KIHON GA WAKARU JITEN